カラーアトラス

臨床解剖学に基づいた

新版 産婦人科手術

シリーズ I

総監修／責任著者 **藤井信吾**
北野病院 病院長・京都大学名誉教授

共著者 **落合和徳**
東京慈恵会医科大学産婦人科教授

関山健太郎
京都医療センター婦人科

診断と治療社

著者略歴

藤井信吾（ふじい　しんご）
1971 年　京都大学医学部卒業
1971 年　京都大学医学部産婦人科入局
1973 年　市立伊勢総合病院婦人科医長
1980 年　京都大学助手（産婦人科）
1985～86 年　ジョンズ・ホプキンス大学留学
1985 年　京都大学講師（産婦人科）
1991 年　信州大学教授（産婦人科）
1997 年　京都大学教授（婦人科産科）
2007 年　国立病院機構京都医療センター院長
2011 年　公益財団法人田附興風会医学研究所北野病院理事長・病院長

落合和徳（おちあい　かずのり）
1974 年　東京慈恵会医科大学卒業
1974 年　東京慈恵会医科大学産婦人科入局
1978～81 年　米国オハイオ州ケースウエスタンリザーブ大学留学
1987 年　東京慈恵会医科大学講師（産婦人科）
1996 年　東京慈恵会医科大学助教授（産婦人科）
2000 年　東京慈恵会医科大学教授（産婦人科）
2004 年　東京慈恵会医科大学附属病院副院長（兼務）

関山健太郎（せきやま　けんたろう）
2001 年　京都大学医学部卒業
2001 年　京都大学医学部産婦人科入局
2003～05 年　大阪赤十字病院（産婦人科）
2005～07 年　天理よろづ相談所病院（産婦人科）
2007 年　国立病院機構京都医療センター（現婦人科病棟医長）

序文

　診断と治療社から出版されたカラーアトラス産婦人科手術シリーズ―臨床解剖学と基本手技―1～5巻の第1巻の発刊は1996年のことで，それから現在に至るまで多くの先生方にこのシリーズをご愛顧いただいた．この手術シリーズは故・桑原慶紀順天堂大学教授，落合和徳慈恵医科大学教授と私とが，解剖に沿った解りやすい手術書をと思って書いたものである．発刊から16年たった今，編集をし直し新たな3巻のシリーズとして，それぞれにDVDを付けて新版を発刊することになった．

　産婦人科という診療科は，骨盤臓器である子宮とその付属器にかかわる疾患あるいは病態に対して外科的介入を行う．この外科的介入には，分娩にかかわる帝王切開や分娩前あるいは分娩後にかかわるさまざまな出血への対応・止血から各種婦人科疾患での子宮や付属器の摘出，あるいは機能温存手術など多彩な手術手技がある．それも開腹手術から，内視鏡手術，腹腔鏡手術あるいはロボット手術まで，さまざまなアプローチの仕方がある．しかし，どのような手術であれ，どのような手術アプローチであれ，その原理原則は同じである．それは疾患や病態によって混沌とした解剖を，もとの解剖に戻して必要な止血操作をし，摘出あるいは機能を温存する手術を行うのである．基本はやはり正確な解剖学的知識に裏打ちされた確実な手術操作の繰り返しである．このことによって手術侵襲の際に抱いている患者の不安を確実に取り除き，患者に安心を与えることができる手術を行うことが最も大切である．

　骨盤臓器の手術といっても，そこにはさまざまな問題点あるいは難関がある．病変の存在場所によってその手術が急に難しいものになることがあるし，場合によっては発想の転換をする必要が生じてくる．しかし，いずれの場合においても，手術をする前に得られた，診察所見，画像所見等を総合して，手術のシミュレーションを行うことが大切である．手術の手順が頭の中に描き切れた時は問題なく手術ができる．シミュレーションが出来ない場合は問題である．術前から発想の転換も加えてシミュレーションを繰り返し，手術手順が全てにおいて描き切れたときに手術日を迎えるとよい．

　手術をするにあたっては臆病さも大切であるが，臆病すぎてはならない．臆病さの中で確信をえて，決断して動作をすすめるのが手術であろうと考えている．多分これでよいだろうとか，自分は良いと思ったからという言い訳は禁物である．確信を持ってことを進めることが大切である．過信ではなく確信を持って手術操作をすすめること，これを心がけるとよい．いつでも，初心にかえって手術を行い，手術中は自己に対する厳しい問いかけを行う．その中で，確信できることを感じそれを喜びとして手術を進める．手術者のそうした心がけは，患者の予後にかかわるはずだと思っている．術者は，いかなる手術でも手術のたびに持てるエネルギーを全て注いで，完全燃焼すべきである．

　こうした手術に対する心がけのために必要な解剖学を出来るだけ詳細に解説したつもりである．本書では全ての術式を網羅することは出来ないが，さまざまな手術に対応できる解剖学が含まれていると考えていただきたい．本書のシリーズが，多くの産婦人科学を学ぶ医師の方々に何らかの形でお役に立てれば幸いである．

平成24年　3月吉日
藤井信吾

　本書には，藤井信吾が行った単純子宮全摘術のDVDが付録として付いている．DVDの中身と本書の中身と少し異なった点が子宮動静脈上行枝のところでみられると思う．最近は，この方法の方が若い人たちにとってやりやすいのではないかと思っているので，このDVDを付録として付けた．参考にしていただければ幸いである．

産婦人科手術で心がけていること

藤井信吾

手術の達人とは？

達人
広辞苑には書いてある，
学術または技芸に通達した人
広く物事の道理に通じた人．
人生を達観した人，
達人は大観す．

もし手術の達人がいるとしたら，
それは，学術または技芸に通達した人であり，
手術では，解剖学と機能に通達した人となる．
そして，手術全体を見渡すことができる力を，
持った人になる．

手術の学び方

本を読み （解剖や，手技について），
他人の手術を見学し，
自らの手で手術をやってみる．
この繰り返しの中で，
自分の手術を見いだして行くように心がける．
未熟な状態で手術を行っている時期は，
心の底で，
他人の出来ることが，
自分に出来ないはずはないと，
思って自らを励まして手術をする．
客観性だけは，
失わないようにしたいものだ．

私の考えている手術の原理原則

疾患や病態によって混沌となった解剖を，
もとの解剖に戻して，
必要な止血操作を行うことで，
摘出あるいは機能を温存する操作が手術である．
基本は正確な解剖学的知識に裏打ちされた，
確実な手術操作の繰り返しである．
これを実行することが，
患者に安心を与える手術となるものである．

手術見学の重要性

手術を見学する，
若い医師の姿を，
あまり見なくなったという声を聞く．
手術見学より，
術者としての仕事を，
求めているのであろう．
しかし，見学ほど，
多くのものを教えてくれるものはない．
見学の中で，
自分だったら，
どのように手術をすすめるであろうかと，
術者と自分を対比しながら，
見学すると良い．
手術の上手な人の手術より，
下手な人の手術から，
学べることも多い（反面教師）．

上手であると，
言われている人の中には，
手術が必ずしも理論的ではなくて，
ここはこのようにすれば良いと言ったり，
これが「こつ」であるといった，
たぐいの言葉が多い．
わたくしは，
「こつ」という言葉が嫌いだ．
手術も学問であり，
理論があることを，
忘れないで見学するとよい．
理論的に説明できないことは，
その部分の解剖を明確に知っていないからである．

手術を見学するときは，
素直な気持ちで見学することを勧める．
あまり批判的に見過ぎると，
良い点も否定してしまうことがある．

自分の歩んだ道

なぜ膀胱子宮靱帯の解剖の解明に取り組んだのか理由は簡単である．
常に自分を指導してくれた人たちが，
この部分であいまいな発言をしたからである．
ここを触ったら出血するので，
触るなといってこわごわと手術を進め結果としてうまくいったり，
そうでなかったりする．
本をいくら読んでも詳細な解剖が得られなかった．
幸いルーペに出会い，
凝固止血する手術機器にも出会い，
根気強く解剖を解明したいと思った．

手術可否の判断の重要性

画像診断による情報も大切であるが，
膣，直腸診を駆使して臓器の可動性，
周囲臓器との関係を触診にて感知して，
手術の可否を決める．
可動性が制限されている場合，
病態の状態によって周囲臓器との関係を考慮して，
手術の可否と切除範囲の拡大の必要性を考慮する．
炎症 VS 癌など

手術可能と判断したときは，
手術の手順のシミュレーションを行う．
もし，手術の手順が頭の中に描き切れれば手術はできる．
手術の手順のシミュレーションが出来ないときは問題である．

手術書を読み，
先輩に意見を求め，
手術までに手順が描き切れるようにする．
もし描き切れないときは，
その手術が自分の能力を超えたものか，
不可能な手術か，
そのいずれかである．

手術の正しさと適切さの評価

常に自分の行った手術をもう一度頭の中に画き,
その疾患の手術として正しい道を歩んだ手術で
あったかどうか？
そして,
その疾患の手術として客観的に見て適切であった
かどうか？
の評価を自ら加えるようにしている.
常に最高なものと比較する必要がある.
その点,
手術をビデオに撮り,
再生して反省すると良い

よくあること

考えられないくらい低レベルな,
手術をしておきながら,
その手術を正当化した説明が,
患者になされている場合がある.
言い訳としか思われない説明をしている手術があ
る.
そうした場合,
その人に手術をする資格があるのか,
ないのか……医の倫理
手術をしたいからと言う欲望だけで,
手術をしてはならない.

手術ができたということと,
完璧な手術が出来たということ
とは必ずしも同一語ではない.
手術は頭と心で行うものである.
完璧なことをしたいという心がなければ,
完璧なものに決して近づけない.
そうしてあげたいという心が,
困難な局面を打ち破る原動力になるのである.

手術をするということ

戦闘状態に入ったことと同じである.
撤退か完遂か,
どちらかの道を選ばなくてはならない.
中途半端は,
犠牲を伴うことになる.
理性を失わず,
決してあわてずに手術をする必要がある.
パニック状態になりそうな時には,
必ず他人の助けを求めることが大切であるが,
術者は極めて孤独なものであることも,
一方で知っておかなくてはならない.
孤独な戦いに耐える,
これこそ究極の人生哲学である.
これを手術から学ぶこともできる.

注意深い(中国語で小心)操作,
臆病であっても良い,
その中で確信を得て,
決断して動作を進めることである.
過信ではなく,
確信をもてたら手術操作を進める,
これを心がけている.

多分これでよいだろうとか,
自分は良いと思ったという,
言い訳の言葉は禁物であり,
無用である.

確信をもてた着実な操作だけが,
孤独な自己を救ってくれる.

私が婦人科手術で心がけていること

いつでも，
初心にかえった状態で手術を行う．
自己に対する厳しい問いかけで，
集中力の持続（手術中）をさせる．

確信できることを感じたら，
それを喜びとして手術を進める．

そして，手術のたびに持てるエネルギーを，
全て注いで完全燃焼する．

患者の予後は，
こうしたことに左右されるはずだと考えている．

手術で一番大切であると思っていることは，
常に最高の結果を求める心と，
それを成し遂げたいと思う，
心の強さではないかと思っている．

そのような心のありかたが，
手術の際の医師としての姿勢の基本であり，
技術は日々付随して，
磨かれてくる．

反省のない手術を，
してはならない．

最近感じること（独り言）

世の中の動きとして，
医師の過失を追求する姿勢が強くなった
医師の手術操作における萎縮
医師の手術技術の低下の懸念
縮小手術の傾向は，
手術技術の放棄につながる懸念
産科における分娩技術の放棄の傾向と，
同じにならないか．

日本には，
世界に誇れる手術手技の発達があったと思うし，
いまも，それが持続していると思う．

欧米の知識を鵜呑みにし，
日本に存在する極めて優れた手術手技を，
日本人自らの手で，
葬り去らないことを望むものである．

私自身と手術

芸事（手術）においては，
いつまでたっても達人に達することなく，
一生が修行であると心得ている．

より完全，
完璧なことを行おうとすれば，
達人への道は遠く，
何歳になっても若造だ．

常に反省すること，
その上で道を究めたいという，
心だけは持ち続けたい．

目 次

著者略歴	ii
序文	iii
産婦人科手術で心がけていること	iv
付録 DVD について	x

■ 産婦人科医のための　腹壁の解剖学
1	腹壁の層構造	1
2	腹壁の血管	10
3	腹壁のリンパ管	12
4	腹壁の神経	12
5	臍部における局所解剖	13

■ 開腹および閉腹の基本術式
1	開腹法（celiotomy, laparotomy）	15
2	下部正中切開	15
3	既往手術の開腹	23
4	開腹法（closing of the abdomen）	23
5	Pfannenstiel 横切開（Pfannenstiel incision）	27

■ 単純子宮全摘術　基本原理と局所解剖
1	単純子宮全摘術の原理	31
2	単純子宮全摘術に必要な局所解剖	33

■ 単純子宮全摘術　腹式
1	手術操作手順	47
2	開腹の方法	47
3	子宮の牽引	48
4	子宮円索の結紮・切断	49
5	卵巣提索（卵巣動静脈）あるいは卵管・固有卵巣索の結紮・切断	54

6	広間膜後葉および仙骨子宮靱帯の切開	58
7	広間膜前葉の切開	61
8	膀胱の子宮頸部からの剥離	63
9	広間膜腔結合組織の剥離・切断	69
10	子宮動静脈の結紮・切断	70
11	子宮頸部支持組織の切断・結紮	76
12	腟管の切開と離断	84
13	腟管の縫合	87
14	腹膜縫合と閉腹	89

子宮頸部支持組織の処理法

1	子宮頸部支持組織の処理方法①	91
2	子宮頸部支持組織の処理方法②	94

腹式帝王切開術

1	開腹	109
2	膀胱子宮窩腹膜の切開・膀胱の剥離	110
3	子宮壁の切開	112
4	胎児の娩出	115
5	胎盤娩出	116
6	子宮切開創の縫合	119
7	帝王切開時のアクシデント	120

頸管縫縮術

1	Shirodkar 法	123
2	McDonald 法	129

索引　　　　　　　　　　　　　　　　　　　　131

付録DVDについて

　本書には，『腹式単純子宮全摘術』の手術映像がDVD付録としてついています．動画の総再生時間は約40分で，音声はありません．場面ごとにチャプター分割されており，チャプターごとの再生も可能です．手術の説明は，字幕として画像内に挿入されています．

●メニュー画面
※DVDを挿入するとこの画面が表示されます

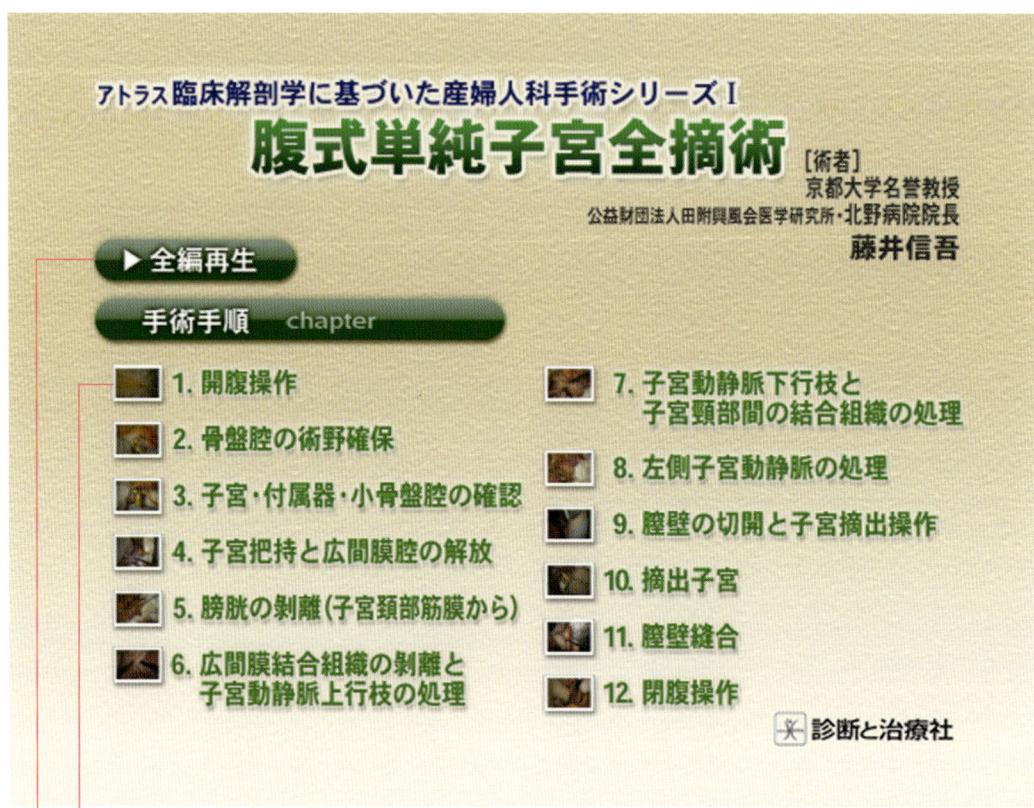

全編通してご覧になる際は，こちらを選んでください
※選択時は"緑"，決定時は"紫"になります

各場面ごとに動画を見る場合は，これらのチャプター画面もしくはチャプタータイトルをクリックしてください
※選択時はこの画面が"緑"に変わります．クリックをして決定すると一時"紫"に変わります

●動作環境
DVDビデオ対応のプレーヤーで再生して下さい．
パソコン搭載のDVD-ROMプレーヤーでの動作は保障しておりません．
パソコンでの不具合はお持ちのパソコンメーカーにお問合せください．

産婦人科医のための
腹壁の解剖学

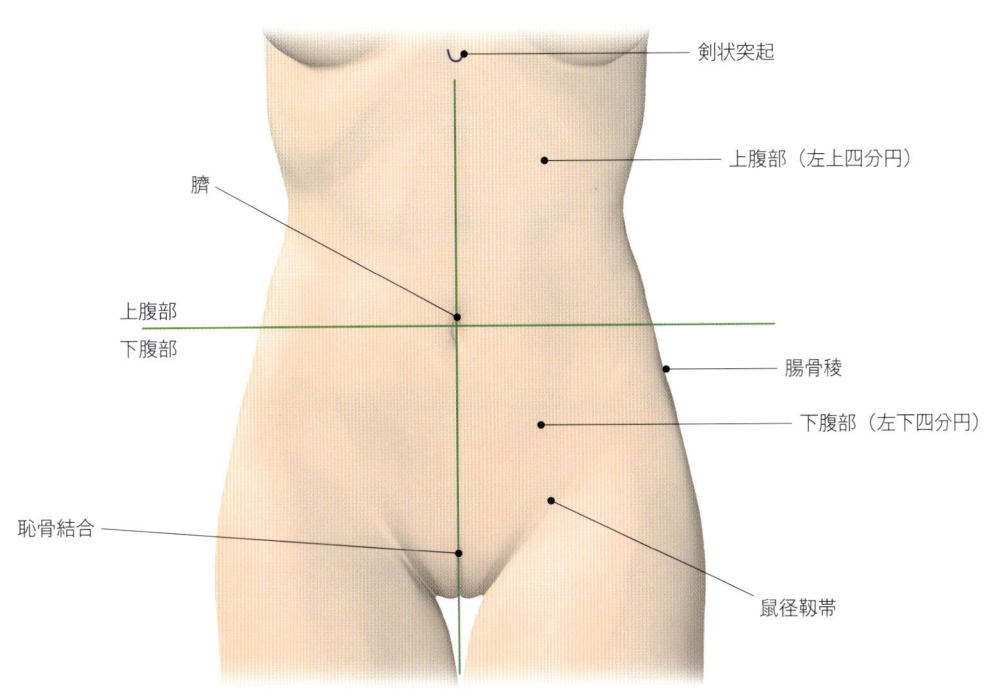

図1 腹壁の外科的区分
臍を境界として，上腹部と下腹部に分ける．

はじめに

　産婦人科領域における手術には経腹的アプローチが多く，開腹術は必須となる．開腹にあたっては，腹壁の解剖を理解したうえで操作を行うことが大切である．産婦人科における開腹術は，主として臍から恥骨結合までを占める下腹部が対象となるが（図1），上腹部へと切開創を延長する必要がある手術例も増加しているので，上腹部の解剖学的理解も必要である．

1 腹壁の層構造（図2, 3）

　前腹壁は，大きく浅層，中層，深層の3層に分けることができる．①浅層は表皮（epidermis），真皮（derms），皮下組織（脂肪組織）（subcutaneous tissue），浅腹腱膜（abdominal aponeurosis），②中層は両側の腹壁にて外腹斜筋（external abdominal oblique muscle），内腹斜筋（internal abdominal oblique muscle），腹横筋（transverse abdominal muscle），正中腹壁の左右一対の腹直筋（abdominal rectal muscle），

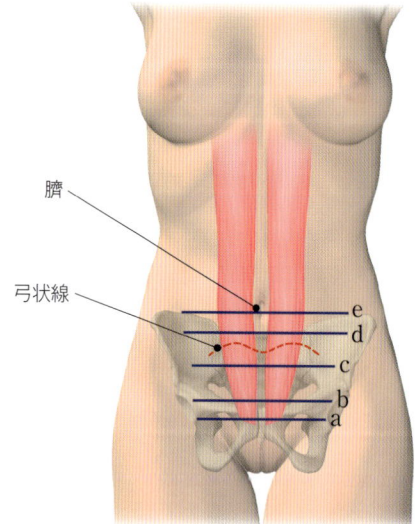

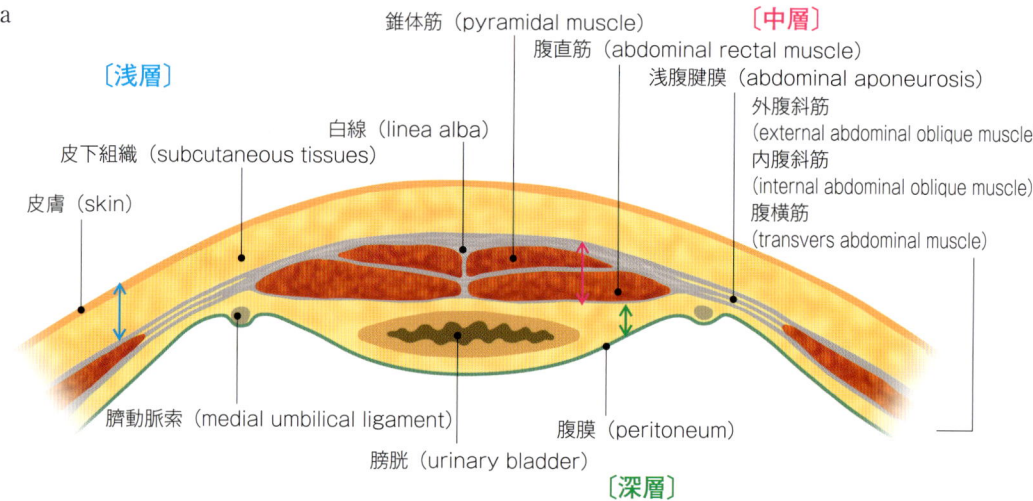

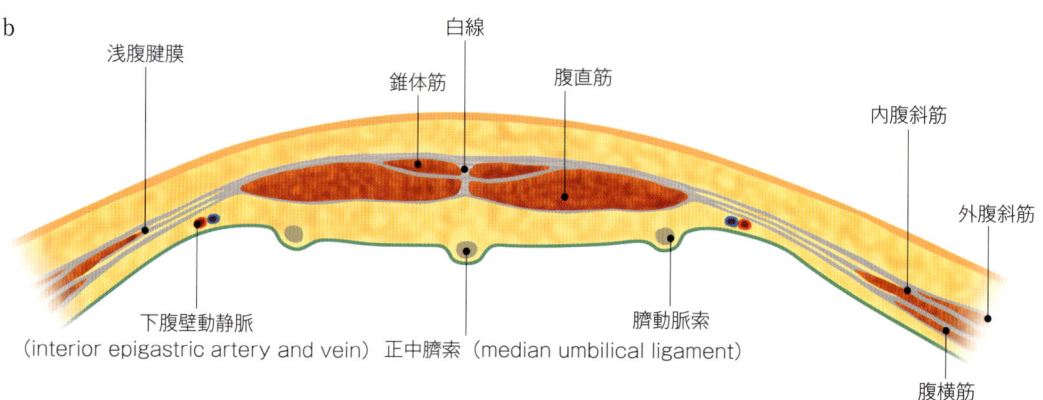

図2　腹壁の層構造

腹壁の解剖学 ◆ 3

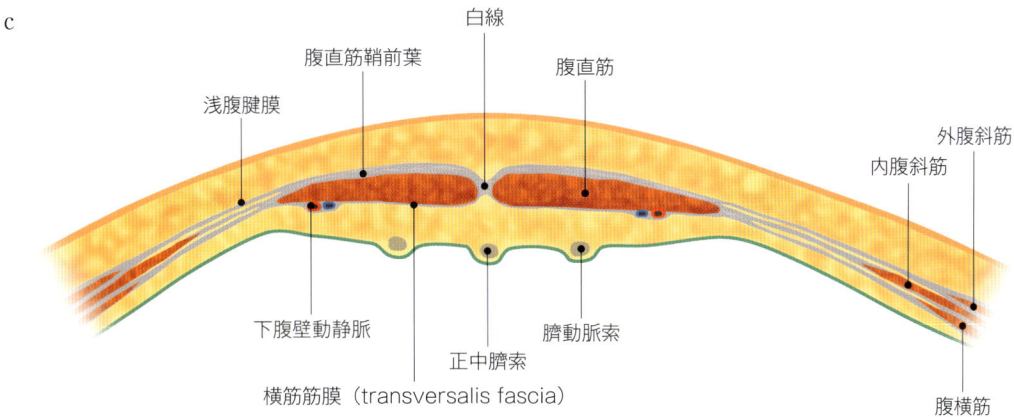

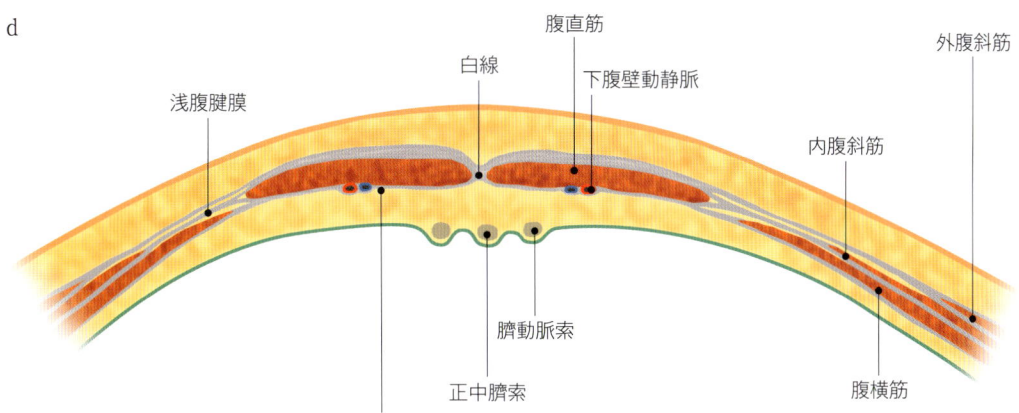

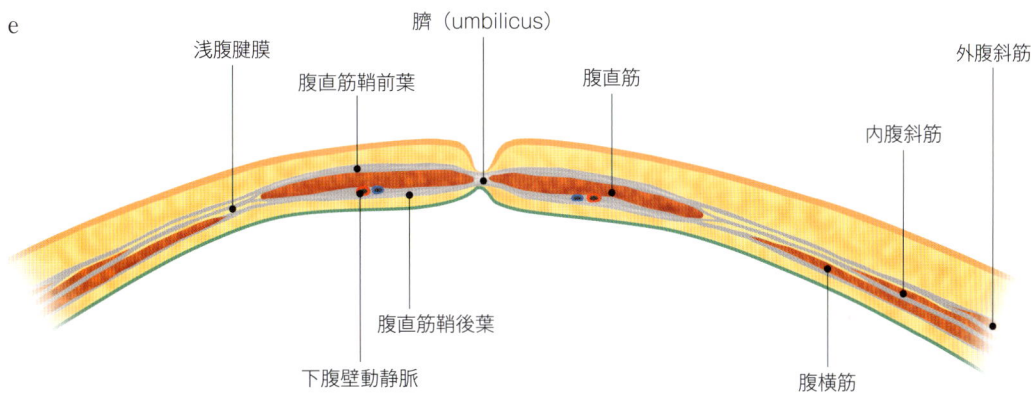

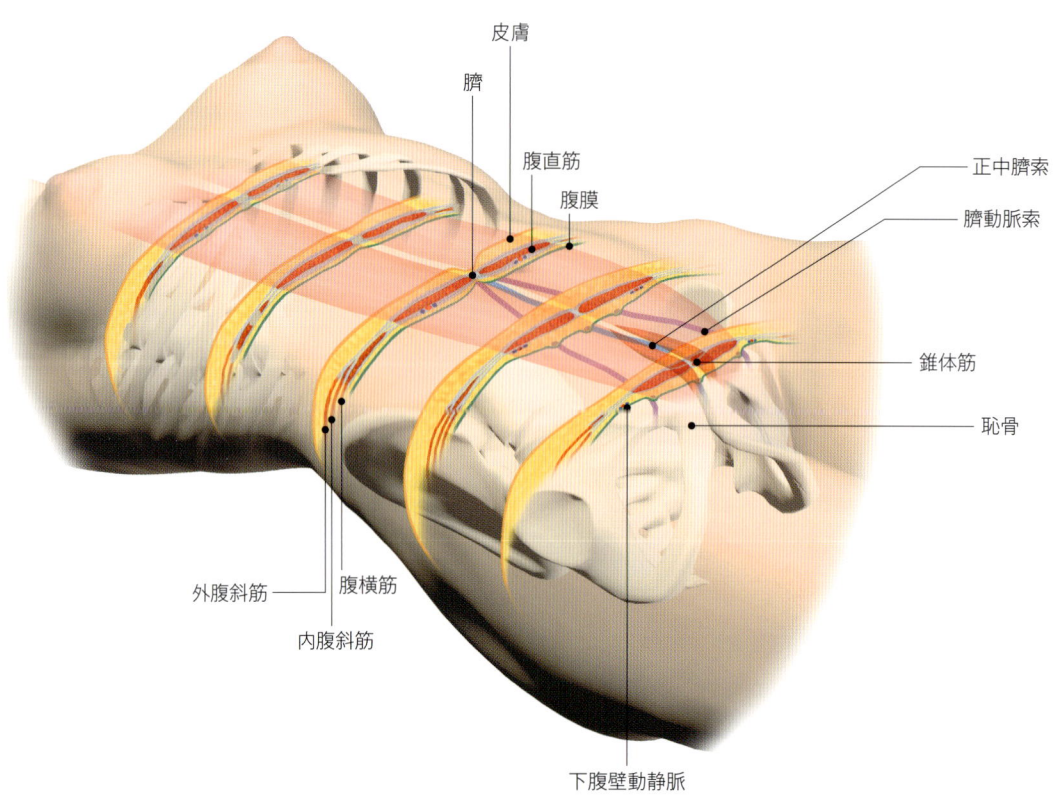

図3　腹壁の構造

錐体筋(pyramidal muscle)の腹壁筋群とその筋膜，③深層は横筋筋膜(transversalis fascia)ならびに腹膜(peritoneum)である．

1) 浅層

a. 皮膚

表皮は皮膚の最表層を構成しており，主に角化細胞からなる．真皮は表皮と皮下組織の間を構成する強靭な線維性結合組織で，毛細血管と感覚神経終末が多く存在する．臍の近傍の皮膚には皮下脂肪の沈着が乏しく，筋膜，腹膜と一体となった形になっている．

b. 皮下組織

多くの脂肪組織が存在する．下腹部は上腹部と比較して脂肪組織が豊富である．脂肪層の中には，細く吻合の多い血管が走っており，切開の際には確実な止血が必要である．吻合が豊富なため，結紮しても循環障害を残すことはまれである．これらの血管は，浅腹壁動静脈(superficial epigastric artery and vein)や胸腹壁静脈(thoracoepigastric vein)の皮枝である(図4)．

c. 浅腹腱膜

皮下組織を除去すると，体壁は強靭な膜状の結合組織に覆われており，これを浅腹腱膜(abdominal aponeurosis)という(図5)．内外腹斜筋(external and internal abdominal oblique muscle)と腹横筋(transverse abdominal muscle)の筋膜が一体となったものである．

腹壁の解剖学 ◆ 5

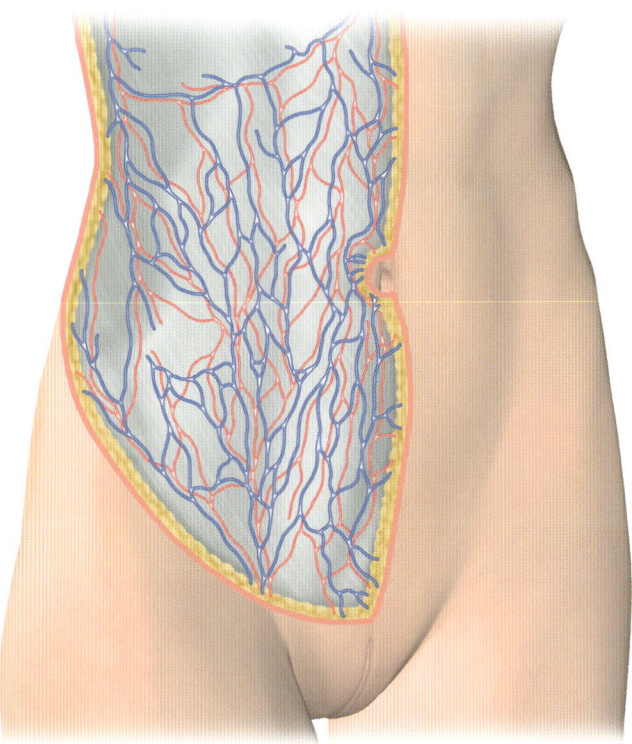

図4 腹部正中に皮膚切開を入れ，右腹壁の皮下脂肪組織を取り除いた図
主として浅腹壁動静脈（superficial epigastric artery and vein）と浅腸骨回旋動静脈（superficial circumflex iliac artery and vein）が走行し，細い吻合の多い血管網を形成している．

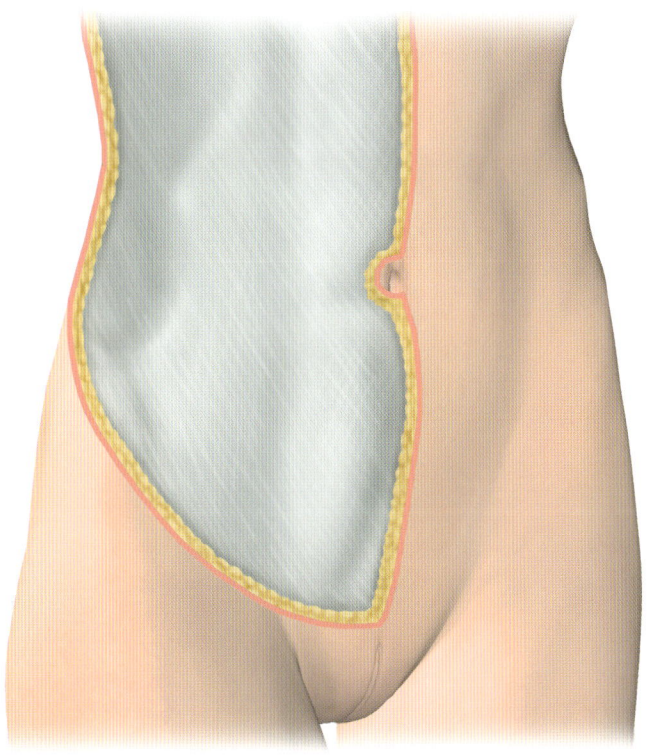

図5 腹部正中に切開を入れ，右腹壁の皮下脂肪組織，浅腹壁を走る動静脈，神経を取り除いた図
浅腹腱膜の表層を図示したもの．浅腹腱膜の下部に腹直筋，錐体筋の存在がわかるように図示している．

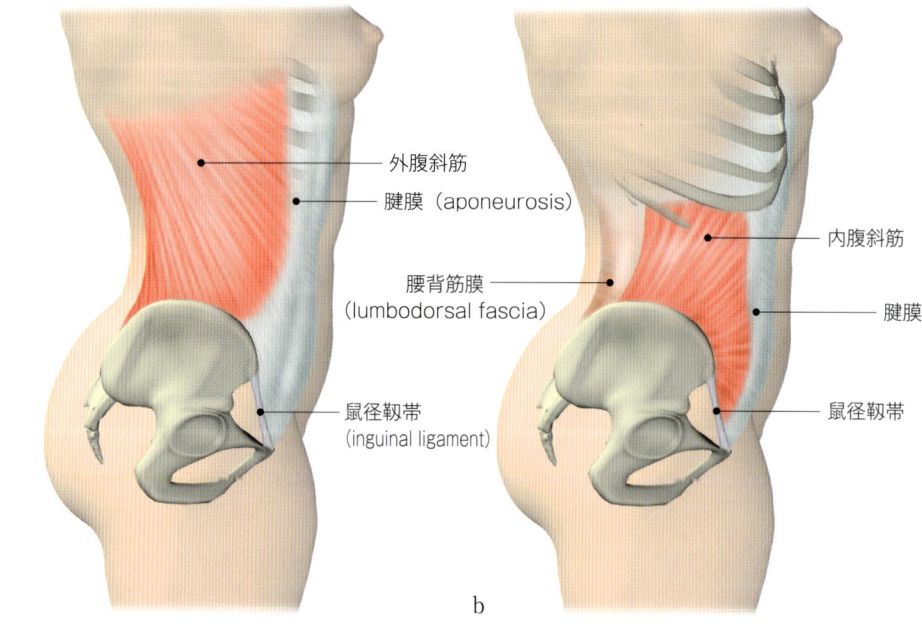

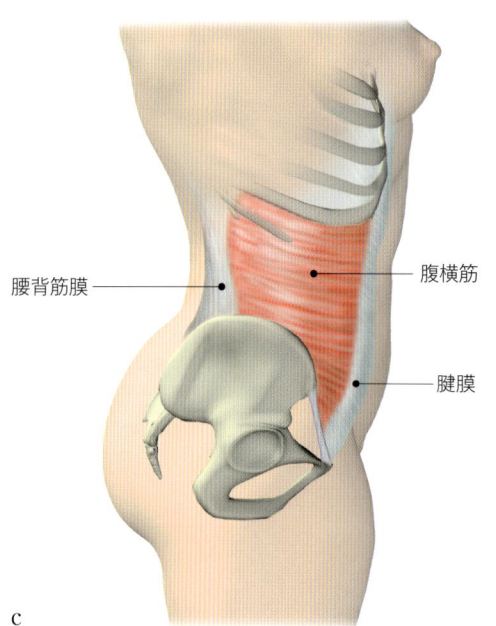

図6 側腹筋群
a. 外腹斜筋, b. 内腹斜筋, c. 腹横筋
(Nichols DH : Gynecologic and Obstetric surgery. Mosby, 1993 より改変)

2）中層（表1, 図6, 7, 8）

腹壁の筋および筋膜

　浅腹腱膜を剥ぎ取ると，腹壁を構成する筋群が現れる．前腹壁の外側では，側腹筋群として浅層より順に，外腹斜筋（external abdominal oblique muscle），内腹斜筋（internal abdominal oblique muscle），腹横筋（transverse abdominal muscle）の3筋が筋束を交差させるようにして存在し，側腹壁を構成している．前腹壁では，臍の左右で2本の腹直筋（abdominal rectal muscle）束がその筋膜である腹膜筋鞘（sheath of abdominal rectal muscle）に包まれて縦に走行し，腹直筋の下端部前方には錐体筋（pyramidal muscle）という三角形の小筋が存在する．
　内外腹斜筋および腹横筋の腱膜（aponeurosis）は，腹部正中において集合し一層となって

腹壁の解剖学 ◆ 7

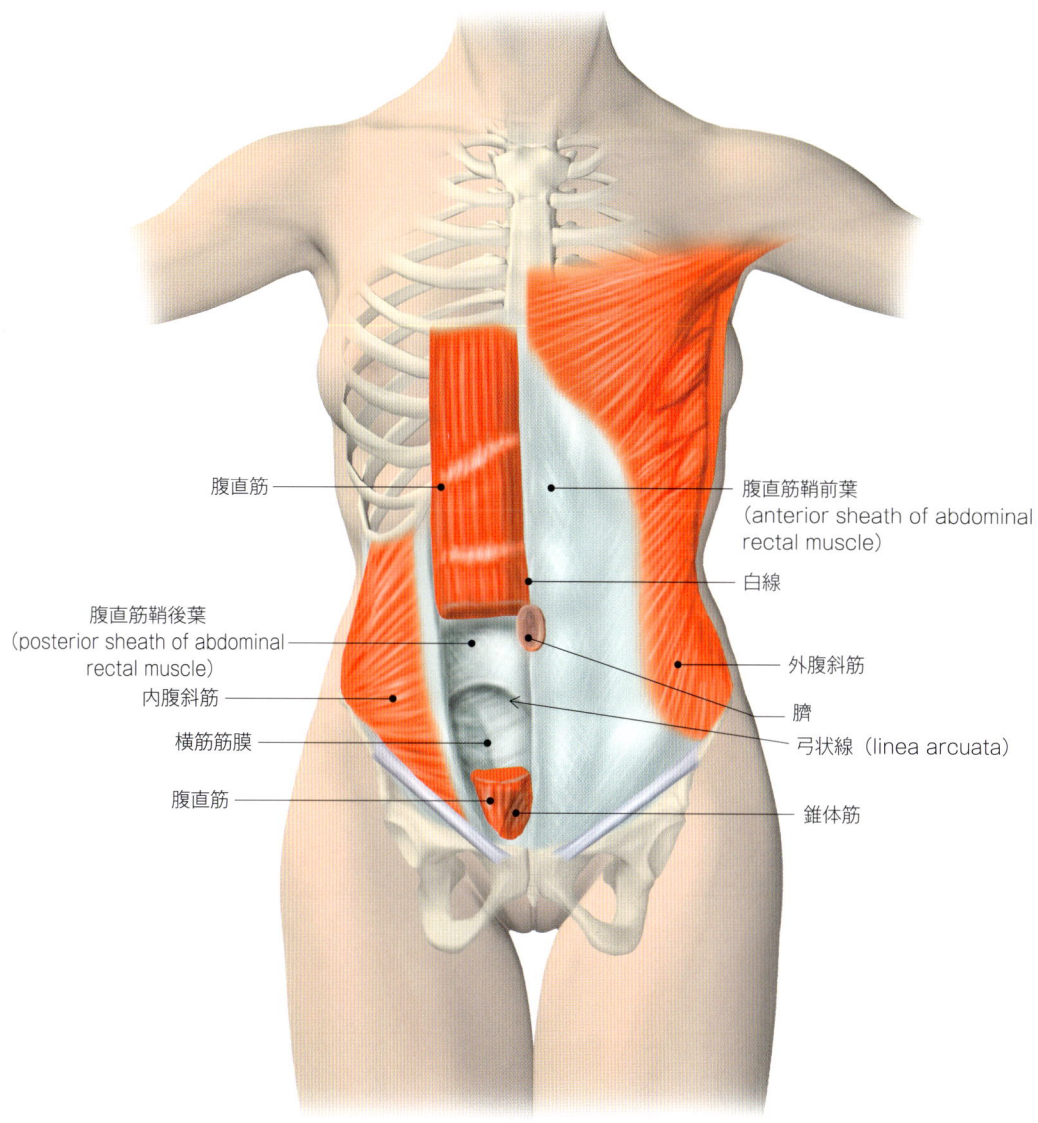

図7 前腹壁の筋，筋膜群

腹直筋の前面を覆い，腹直筋鞘の前葉（anterior sheath of abdominal rectal muscle）を構成する．腹直筋鞘の正中では，左右の腹直筋の間で結合組織が索状になっており，白線（linea alba）とよばれるものを構成する．白線は，上方では胸骨の剣状突起からはじまり下端は恥骨結合にまで至る．

上腹壁においては，下腹壁と異なり，内腹斜筋の腱膜の一部と腹横筋の腱膜は，腹直筋の後面を覆い腹直筋鞘後葉（posterior sheath of abdominal rectal muscle）を形成する．つまり，外腹斜筋腱膜および内腹斜筋腱膜の一部が腹直筋鞘前葉となり，残りの内腹斜筋腱膜と腹横筋腱膜が腹直筋鞘後葉となる．腹直筋鞘後葉は，臍のやや下の高さで次第に薄くなり，最後には弓状の辺縁を作りながら消失してしまう．この弓状になった腹直筋鞘後葉の下縁を弓状線（linea arcuata）とよび，弓状線より下方では，側腹筋群の腱膜は薄い膜となり明らかな後葉を形成しない．

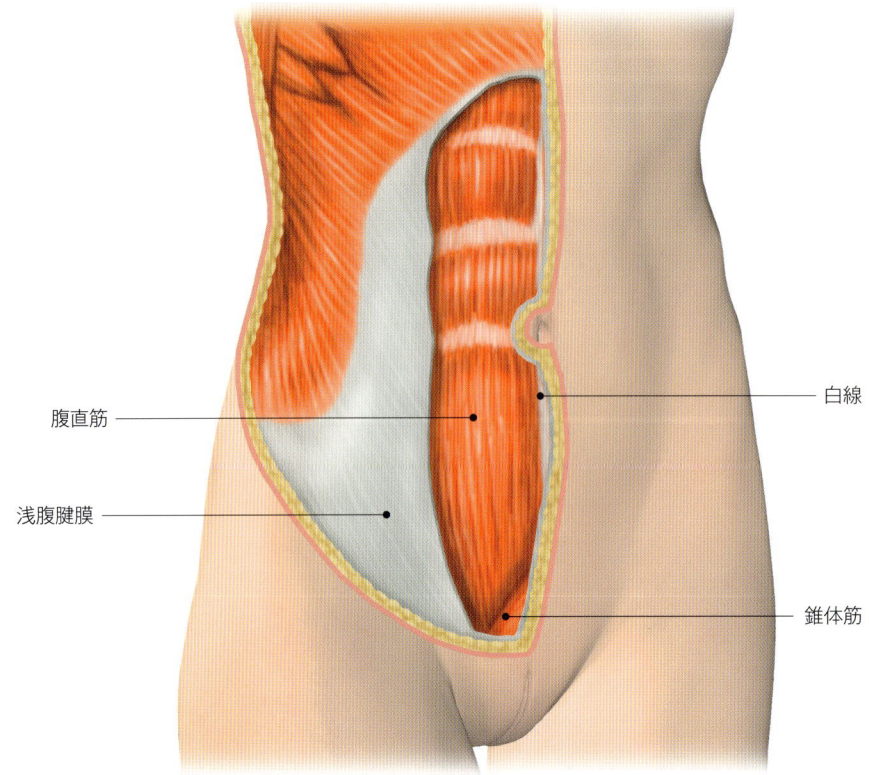

図8　浅腹腱膜下の筋群

右腹壁において浅腹腱膜を腹直筋と錐体筋がみえる部分のみ取り除いた図．正中部には白線が存在する．

表1　腹壁の筋群

腹壁の筋		起始部	停止部	支配神経
腹壁の側腹筋	外腹斜筋	下位前鋸筋	腹直筋鞘，鼠径靱帯	肋間神経，腸骨下腹神経，腸骨鼠径神経
	内腹斜筋	腸骨稜，鼠径靱帯	下位肋骨，腹直筋鞘	肋間神経，腸骨下腹神経，腸骨鼠径神経
	腹横筋	下位肋軟骨，腰椎の一部，腸骨稜，鼠径靱帯	腹直筋鞘	肋間神経，腸骨下腹神経，腸骨鼠径神経，陰部大腿神経
腹壁の前腹筋	腹直筋	5〜7肋軟骨剣状突起	恥骨上縁	肋間神経(Th 7〜12)
	錐体筋	恥骨前面	恥骨結合頭方の白線	肋間神経(Th 12)

3）深層（図9, 10）
横筋筋膜および腹膜

　下腹部で腹直筋鞘とともに腹直筋を剥がすと，比較的疎な結合組織の層である横筋筋膜（transversalis fascia）とその下層に腹膜（peritoneum）が現れる．横筋筋膜と腹膜は，腹壁切開の際には通常一緒に切開されるが，横筋筋膜と腹膜の間には，脂肪組織や正中臍索（median umbilical ligament）[胎生期尿膜管の遺残]，臍動脈索（medial umbilical ligament, cord of umbilical artery）[胎生期臍動脈の遺残]などの結合組織や下腹壁動静脈が走行している．恥骨上方においては膀胱が存在しており，腹膜切開時には，膀胱損傷を避けるため腹膜を十分透

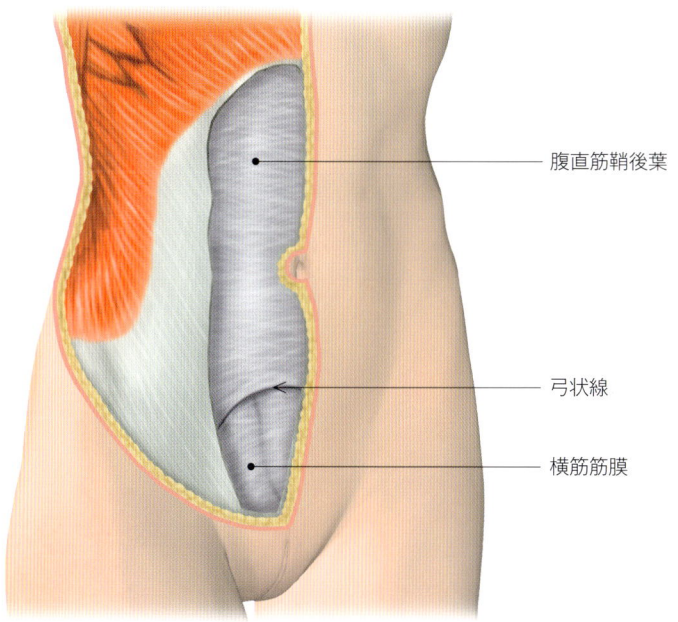

図9　錐体筋，腹直筋を取り除いた図
筋膜として腹直筋鞘後葉は臍の下で弓状の形をとり消失していく．この部分を弓状線という．

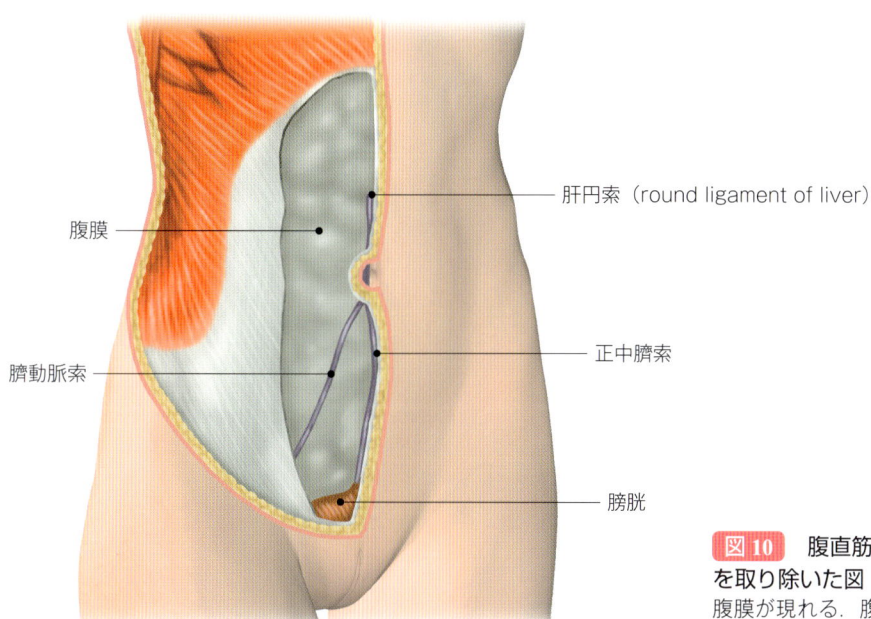

図10　腹直筋鞘後葉と横筋筋膜を取り除いた図
腹膜が現れる．腹膜と筋膜との間に存在する主な組織を図示してある．

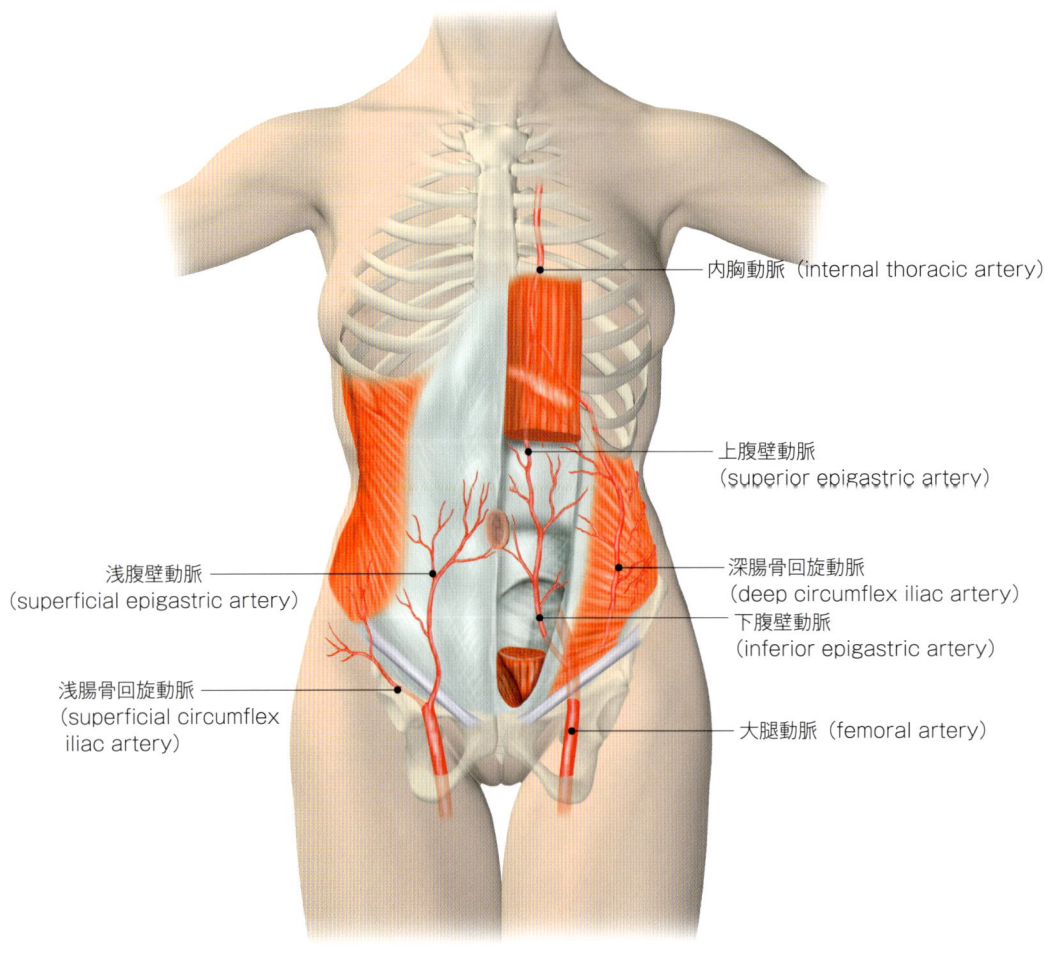

図11　腹壁の動脈の走行
(Nichols DH : Gynecologic and Obstetrics Surgery. Mosby, 1993 より改変)

見して膀胱頂部の位置を確認する必要がある．

2　腹壁の血管(図11)

1)腹壁の動脈

　下腹部腹壁の浅層は左右の大腿動脈(femoral artery)より分岐し，鼠径靱帯を越えて皮下組織に至り皮枝に分かれる浅腹壁動脈(superficial epigastric artery)および浅腸骨回旋動脈(superficial circumflex iliac artery)により栄養される．また中・深層は下腹壁動脈(inferior epigastric artery)および深腸骨回旋動脈(deep circumflex iliac artery)により栄養されている．下腹壁動脈は，鼠径靱帯をくぐる手前の外腸骨動脈(external iliac artery)より分かれ，腹膜と横筋筋膜の間を走行したのち，横筋筋膜を貫き腹直筋の裏に付着するようにして上行する．下腹壁動脈は，腹直筋を栄養するとともに，内胸動脈の終枝である上腹壁動脈と吻合しており大動脈のバイパスとしての働きも有している．開腹の際，腹直筋の裏に存在する下腹壁静脈の枝は，腹直筋を左右に牽引するときに傷つけやすいので注意を要する．深腸骨回旋動脈は，下腹壁動脈とほぼ同じ高さで外腸骨動脈より分岐し，腹横筋を貫いたのち腹横筋と内腹斜筋の間を走行する．

2)腹壁の静脈

　腹壁の静脈系は，個体差によるvariationが多いが，おおよそ伴行動脈に沿って走行する．

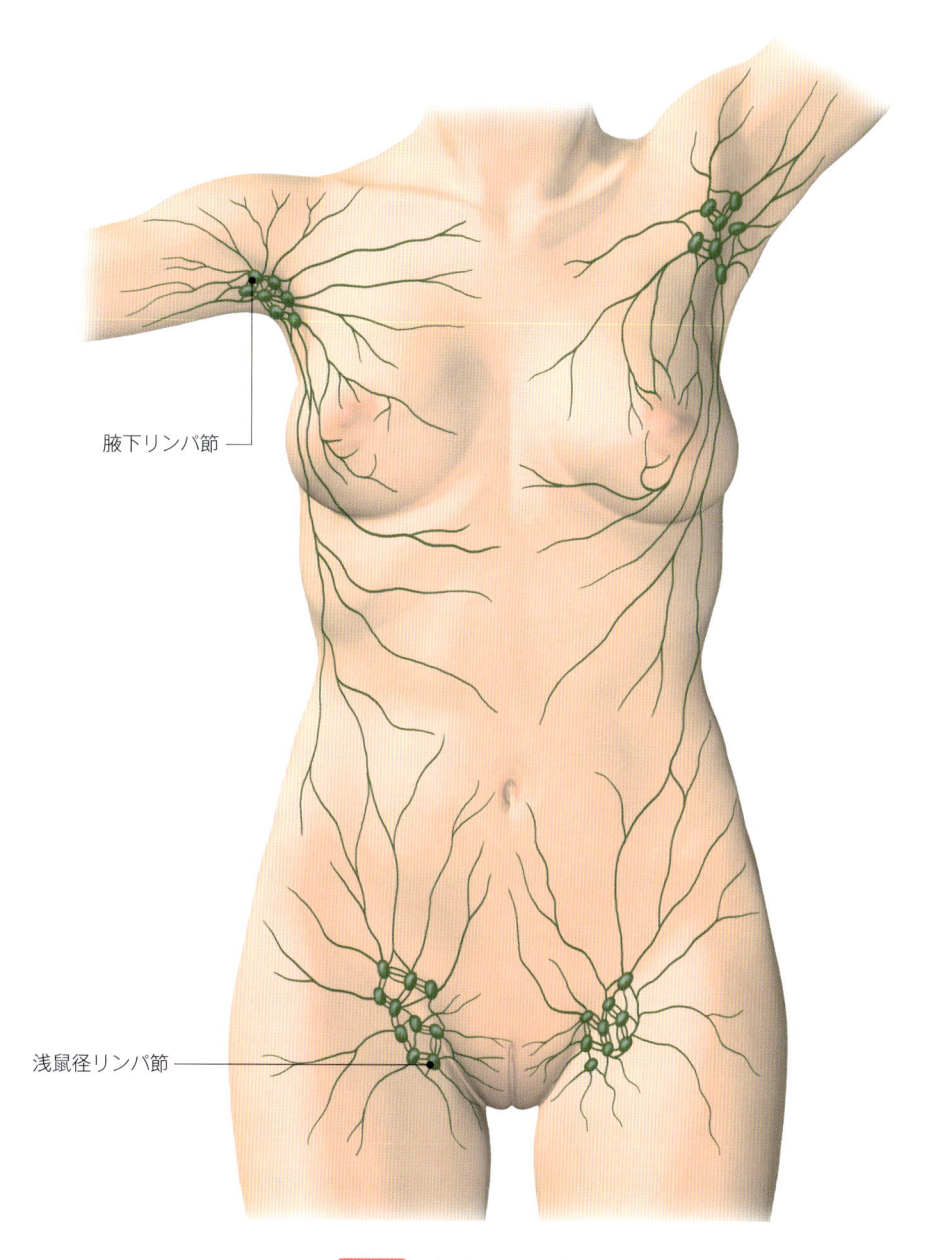

図12　腹壁のリンパ管
上腹壁のリンパ管は腋下リンパ節へ，下腹壁のリンパ管は浅鼠径リンパ節へ集合する．
(Kahle W, Leonhard H, Platzer W(eds)：Taschenatlas der Anatomie. Thieme Georg Verlag, 1999 より改変)

腹壁の皮下静脈は，浅腹壁静脈(superficial epigastric vein)および浅腸骨回旋静脈(superficial circumflex iliac vein)に集まり，大腿静脈へと流入する．腹壁深部においては，静脈血は下腹壁静脈(inferior epigastric vein)および深腸骨回旋静脈(deep circumflex iliac vein)より，外腸骨静脈に注がれる．臍の静脈は，皮下静脈との吻合をもつほか，臍傍静脈(paraumbilical veins)から門脈に入るという特別な流れをもつ．

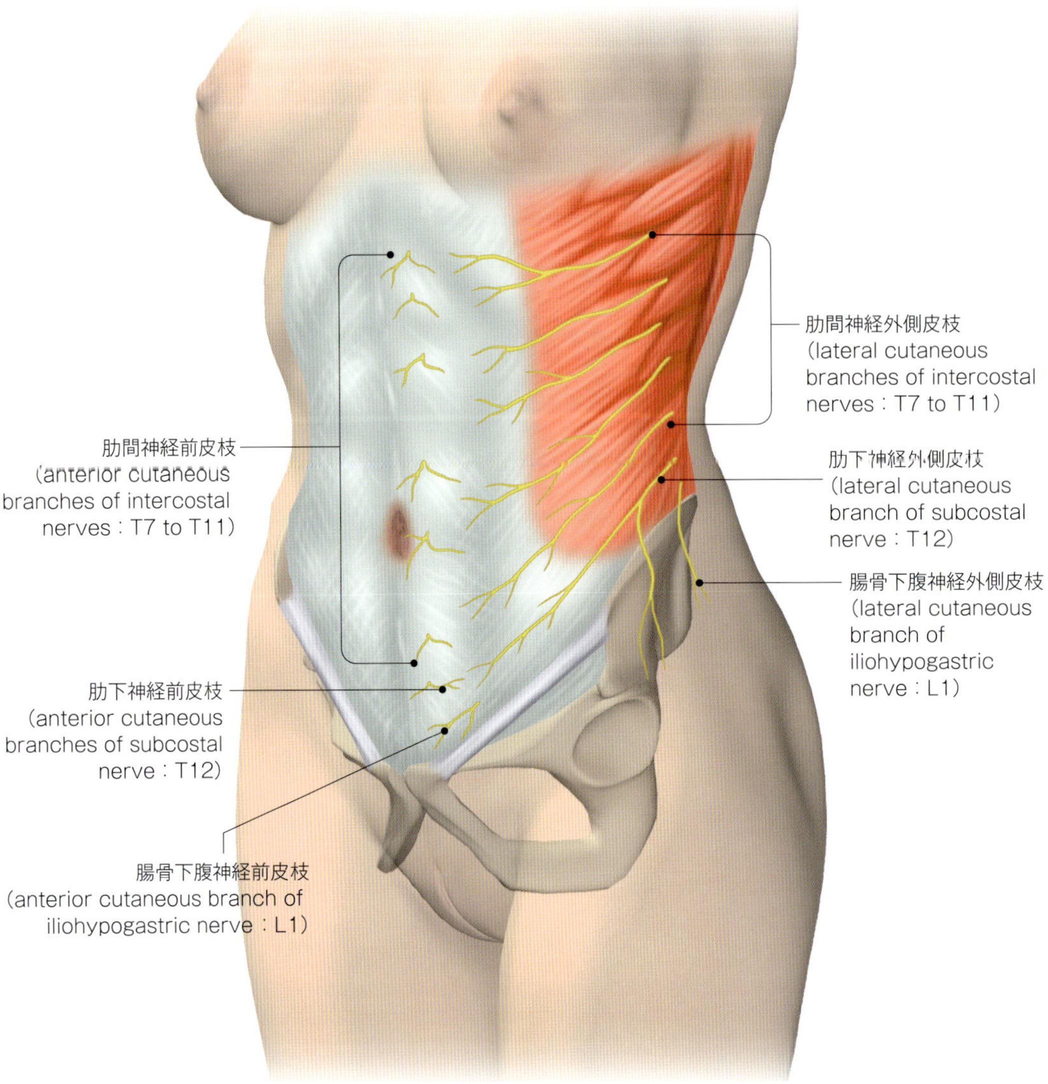

肋間神経外側皮枝
(lateral cutaneous branches of intercostal nerves：T7 to T11)

肋間神経前皮枝
(anterior cutaneous branches of intercostal nerves：T7 to T11)

肋下神経外側皮枝
(lateral cutaneous branch of subcostal nerve：T12)

腸骨下腹神経外側皮枝
(lateral cutaneous branch of iliohypogastric nerve：L1)

肋下神経前皮枝
(anterior cutaneous branches of subcostal nerve：T12)

腸骨下腹神経前皮枝
(anterior cutaneous branch of iliohypogastric nerve：L1)

図13　腹壁の神経支配①
(Nichols DH：Gynecologic and Obstetrics Surgery. Mosby, 1993 より改変)

3　腹壁のリンパ管（図12）

　腹壁と皮膚の間に存在する浅リンパ管は，おおよそ皮下静脈と平行して走行し，それぞれの所属リンパ節に至る．上腹部腹壁のリンパ管は腋下リンパ節（axillary lymph node）を，下腹部腹壁のリンパ管は浅鼠径リンパ節（superficial inguinal lymph node）を所属リンパ節とする．深リンパ管は，一部は上腹壁動静脈に沿って上行したのち前肋間リンパ節に，一部は下腹壁動静脈に沿って下行したのち腸骨リンパ節に注ぐ．

4　腹壁の神経（図13, 14）

　前腹壁に存在する神経は，第7～11肋間神経（intercostal nerves）［Th 7～11］，肋下神経（subcostal nerve）［Th 12］，腸骨下腹神経（iliohypogastric nerve）［L 1］，腸骨鼠径神経（ilioinguinal nerve）［L 1］の外側皮枝および前皮枝である．外側皮枝は体幹外側において斜筋群を貫き皮下に至り，前皮枝は腹横筋と内腹斜筋の間を走り腹直筋を貫き皮下に至る．

腹壁の解剖学 ◆ 13

肋間神経前皮枝
(anterior cutaneous branches of intercostal nerves：T7 to T11)

肋下神経前皮枝
(anterior cutaneous branches of subcostal nerve：T12)

腸骨下腹神経（Iliohypogastric nerve：L1）

腸骨鼠径神経（ilioinguinal nerve：L1）

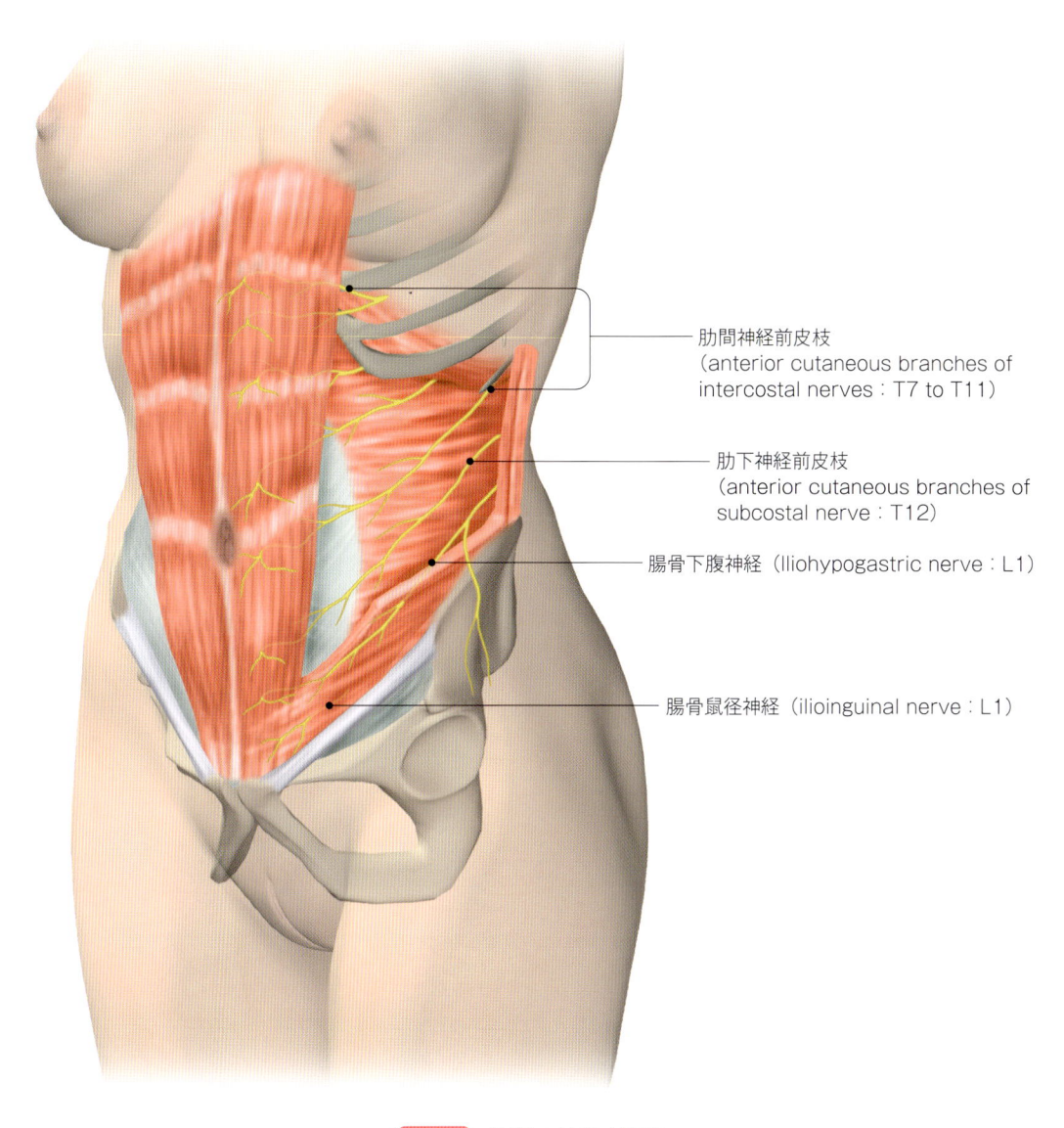

図14　腹壁の神経支配②
(Nichols DH：Gynecologic and Obstetrics Surgery. Mosby, 1993 より改変)

　これらの神経は，腹壁筋の運動支配および皮膚知覚を担当する．皮膚知覚域は，剣状突起の高さが第6肋間神経［Th 6］，臍が第10肋間神経［Th 10］，鼠径部は腸骨下腹神経および腸骨鼠径神経［L1］に相当する．手術時，これらの神経を損傷すると腹壁筋の機能障害や術後の疼痛を引き起こすことになる．開腹時には，腹壁正中において正しく左右の腹直筋を離開することができれば，腹壁の神経を傷つけることは少ない．

5　臍部における局所解剖（図 2-e, 3, 10）

　腹壁切開の際，臍は避けて切開される部位である．しかし，腹腔鏡においては，トロカールを挿入するための小切開を加える部位としてしばしば選択される．

　臍部においては，皮膚は下腹部に比べて厚く硬い．皮下組織には，ほとんど脂肪が沈着しないため，皮膚は下層の筋膜と接している．腹壁正中の筋膜は，左右腹壁筋の腱膜が索状に融合した白線（linea alba）で臍の付近では特に板状

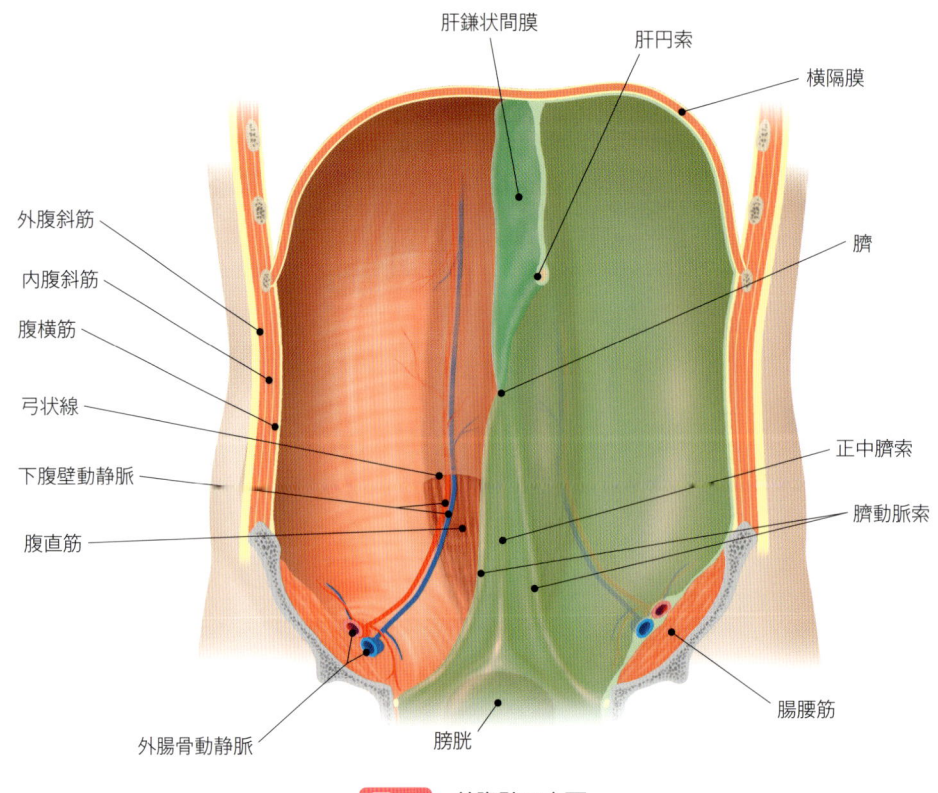

図15　前腹壁の内面

に厚くなっているが，臍部においては臍輪という穴があいている．

　臍部付近の腹膜には，上方から臍に向かって1条，下方から臍に向かって3条のヒダが走っている．上方からのヒダは，肝鎌状間膜であり，内部に肝円索（round ligament of liver）という結合組織の紐が走っているが，これは胎生期の臍静脈の遺残である．肝鎌状間膜には，肝円索（図15）に沿って臍傍静脈が走っており，この静脈は門脈の側副路として皮静脈に吻合している．門脈圧亢進の際には，メズサの頭（caput medusae）とよばれる怒張した静脈を呈する．腹部正中切開時，切開線が臍を越えて延長される場合，臍の左側を通過するのは，肝鎌状間膜を避けるためである．下方から臍に向かって走るヒダは，正中臍ヒダと2本の内側臍ヒダで，それぞれ正中臍索と臍動脈索が存在している．

開腹および閉腹の基本術式

1 開腹法(celiotomy, laparotomy)

婦人科開腹術時に行われる腹壁切開法としては，
① 下部正中切開
② Pfannenstiel式横切開
が主として行われている．これらの婦人科開腹術時に必要な腹部局所の解剖所見は，「腹壁の解剖学」の項(p1〜14)で述べた通りである．

1) 腹壁切開法の選択

以下の項目を考慮して決定する．
1. 手術に必要な術野の広さ
2. 手術部位
3. 手術瘢痕の美容上の問題
4. 皮下脂肪組織の厚さ
5. 患者の一般状態

複雑な操作を要する手術，腸管・大網などに強い癒着のある場合，摘出腫瘤が大きい場合，悪性腫瘍の手術などでは正中切開が適当である．また，この正中切開は手術時間が短いという利点があるので，内科的疾患を有し全身状態の悪いときや，緊急帝王切開術のときにも行われる．

2) 開腹術における一般的注意事項

a. 必要かつ十分な術野を確保すること

手術操作を無理なく迅速に行うために，病巣部を十分に露出するだけの広さが必要である．美容上の問題を重視して，切開を小さくすることには賛成しがたい．手術は疾患を治療するうえで最善と思われるときにのみ行われるべきものであるから，危険度が少なく確実にかつできる限り短時間に行えるよう心掛けなければならない．したがって，その手術の目的に合致するだけの十分な広さの切開を行うべきである．

b. 神経，血管の損傷を避けること

神経，血管の損傷により創傷治癒の遅れ，機能障害などを引き起こすことがある．そのため，切開線の方向は神経および血管の走行に平行となるのが望ましい．

c. 止血を確実に行うこと

腹壁からの出血は，それにより術野が不明瞭となるばかりでなく，術後腹腔内癒着の原因ともなる．また，腹壁血腫を形成するとこれが感染の原因ともなり，創傷治癒が障害される．

d. 手術創の美容的配慮

開腹手術は，基本的には腹腔内の手術的治療を目的とするものであるが，患者が女性の場合は，手術創の外観を気にすることが多く，手術の技術的指標にされることを念頭に置いておかなければならない．電気メスによる皮膚の熱傷には十分に注意する．

2 下部正中切開(図1)

婦人科手術の基本となる開腹法は下部正中切開である．すでに「腹壁の解剖学」の項で述べたように，腹壁の血管・神経はほぼ左右対称に走行し，正中部分はそれらの最も末梢部となるため，皮膚および皮下組織の切開に際し，出血は少なく，神経切断の可能性も低く，切開部周囲に知覚異常を来たすことはない．また，左右腹直筋は，それぞれの内縁で分離されるため，

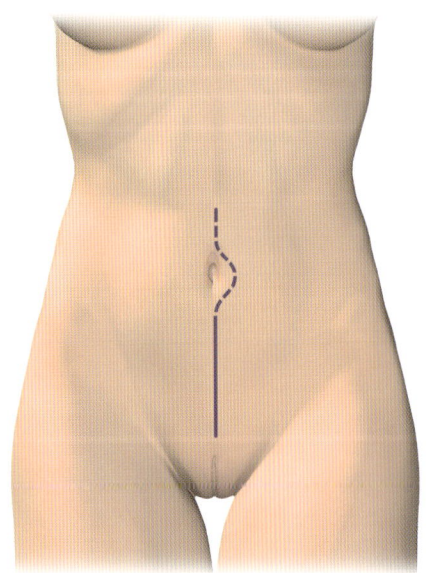

図1 婦人科手術における正中切開法
臍は左方に避けて切開する．

腹直筋が損傷を受けることはない．したがって，この切開は，最も容易にかつ迅速に行うことができ，必要に応じて上方に延長可能である．原則的には，切開は恥骨結合と臍窩との間に限り，通常は恥骨上縁から臍下1横指までとする．しかし，腫瘍が著しく大きかったり，癒着が強い場合においてのみ，臍以上に切開を延長する必要が生じる．その際は通常，臍窩を避けて左方に切開を加える．その唯一の理由は，肝円索の損傷を避けるためである．通常成人においては，この肝円索は一つの結合織となり，これを切断しても何ら差し支えないものである．ただし，肝円索に沿って走行し，皮静脈および肝と連続する傍臍静脈は，肝に循環障害があるときや腹水を合併するときなどには側副路として拡張している場合があり，これを損傷しないように注意しなければならない．要するに，通常の場合は臍窩の右方に避けても，臍窩を縦断しても差し支えないものであるが，上記のように特別な場合があること，および左右いずれをとっても操作上何の差異もないものであるため，まず「通常は左方に迂回する」と規定しておいたほうが安全であろう．

1）腹壁切開を行うまでの準備

a．術者の立ち位置

通常は患者の左側に立つ．その理由は，鉗子や鋏，電気メスなどを操る利き手（右手）を骨盤深部まで挿入しやすいため，右利きの術者にとっては合理的な立ち位置であることによる．左利きの術者や術式によってはこの逆の位置に立って手術を進めることがある．

b．腹壁の観察

皮膚および皮下組織をつまみ上げ，腹壁の厚さを確かめる．また，つまんだ皮膚を左右に動かし，皮膚・皮下組織の可動性をみる．これにより，既往手術の瘢痕がある場合，旧切開創と腹壁・腹腔内臓器との癒着の有無をある程度知ることができる．

c．腹壁に印を付ける

コッヘル鉗子または有鉤鑷子を用いて切開予定線の上端と下端に印を付ける．その中間に印を追加したり，皮膚ペンなどを用いて切開線を引く場合もある．

閉腹時の創縁の目印として，メスの峰で切開予定線に直角に2,3本の線をつけておく場合もあるが，腹壁はそれほど大きくずれることはないので通常はその必要はない．

2）皮膚および皮下組織の切開（図2）

皮膚および皮下組織の切開は円刃刀の腹部の最も膨らんだ部分が切開しようとする組織面に垂直に当たるように，刀の長軸を組織面に対し20〜30°の角度で引いて切開する．まず右手に図2のように胡弓把持法でメスを持ち（下部正中切開では胡弓把持法が多く，後述のPfannenstiel式横切開ではペン把持法が通常用いられる），左手の母指と示指を図2のように恥丘部におき，軽く圧迫しつつ，左右に開いて両指間の皮膚を固定し緊張させる．次に円刃刀を皮膚面にほぼ水平に持ち両指間にマークした恥骨上正中部に円刃刀の腹部を当て，弧を描きつつ皮膚を圧すると円刃刀の腹部で皮膚および皮下組織が容易に切開される（図3）．

開腹および閉腹の基本術式 17

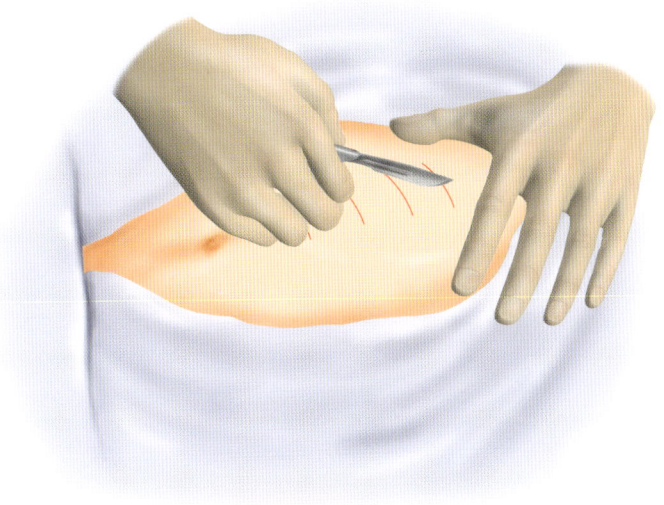

図2 皮膚の切開
切開予定線の皮膚を緊張させ，胡弓把持法でメスを持ち切開する．

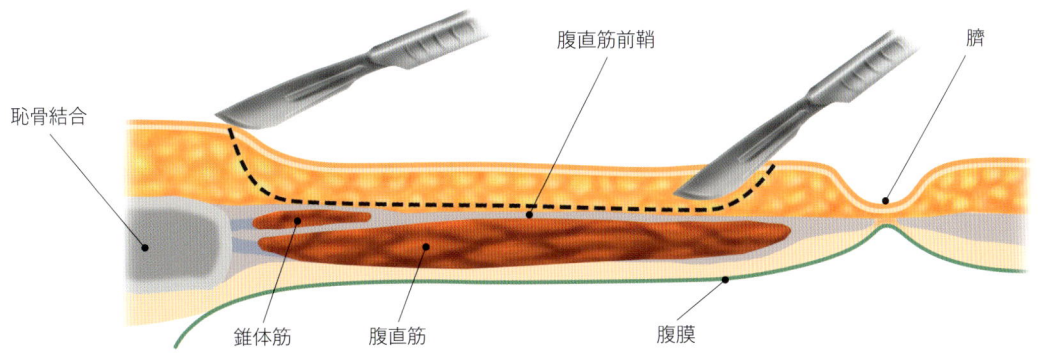

図3 皮膚および皮下組織の切開（腹壁の縦断面図）
第1刀目では点線の深さまで皮下組織を一気に切開する．

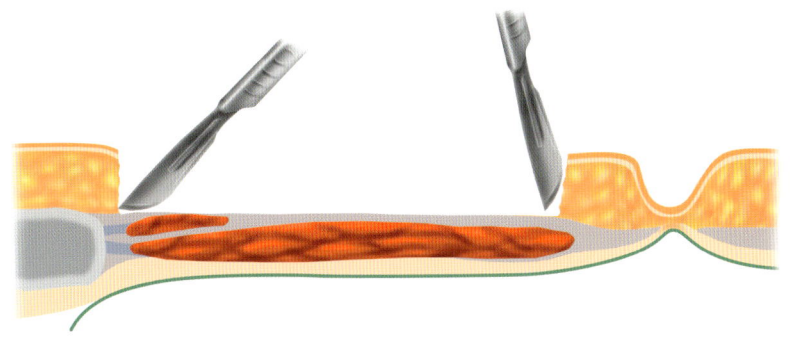

図4 皮下組織の切開
第2刀目以降で切開創は上下端ともいずれも垂直に切開する．そのため上端では円刃刀を垂直またはそれ以上に立てて切開する必要がある．

あらかじめ予想した深さにまで達したら，円刃刀を組織面に対して20〜30°の角度として，一気に臍下のマークまで引いて切開する．この際切開が上端に近づくにつれて，往々にして円刃刀が立ち上がりやすくなるが，組織面との角度が大きくなり過ぎると切れにくくなる．切開創の下端から上端まで一刀の下に行うのが好ましい．第一刀目では，皮膚および皮下組織の大部分を一気に切開し，筋膜の表面にわずかな皮下組織を残すのみとする．第二刀目で恥骨上縁までの皮下組織を切り，さらに筋膜上のわずかな皮下組織を切開して，切創上端では円刃刀を垂直またはそれ以上として，刀の先端も利用して上端部皮下組織が皮膚面に垂直になるように切開する（図4）．

電気メスを用いる場合は，表皮（または真皮まで）を円刃刀で切開したのちに，電気メスで真皮から皮下組織を切開する．出血を止めながら進められるので，出血は少ない．表皮に熱傷が生じると創部離開や肥厚性瘢痕の原因となるため注意する．

3）止血

出血点（主に真皮からの出血である）はコッヘル止血鉗子で圧挫止血する．これらの止血鉗子は，開腹鉤を装着する際に除去すれば多くはすでに止血しており，結紮を必要とする場合は少ないが，動脈性や量が多い出血点は結紮止血する．

電気メスを用いる場合は，表皮の熱傷が生じないように十分注意しながら止血する．

4）筋膜の切開

腹直筋膜が露出されたら，恥骨上縁から切開末端まで円刃刀の腹で軽くなでるようにして，注意深く一気に筋膜を切開する．この際，恥骨上縁から2〜3cmまでは筋膜が厚いので刀を少し強めに当て，それより上部では筋膜が薄いので弱く当て，末端では円刃刀を次第に垂直にして刀の先端で切開する．切り足りないところは，軽くなでるようにして切開を追加する．この際に，筋線維を損傷しないように特に注意する．しかし，恥骨上縁より3cmくらいは切開しにくいことが多いので，無理に切開しないで次の左右腹直筋および錐体筋の離開の際に切開すればよい．筋膜を一気に切開しない場合は，一部の筋膜に切開を加えたら，この部位からケリー鉗子などを筋膜と腹直筋の間の層に挿入し，筋膜を浮かしながら上下に切開を進めると切断しやすくなる．また電気メスでも筋膜だけを丁寧に切れば問題なく切れる．

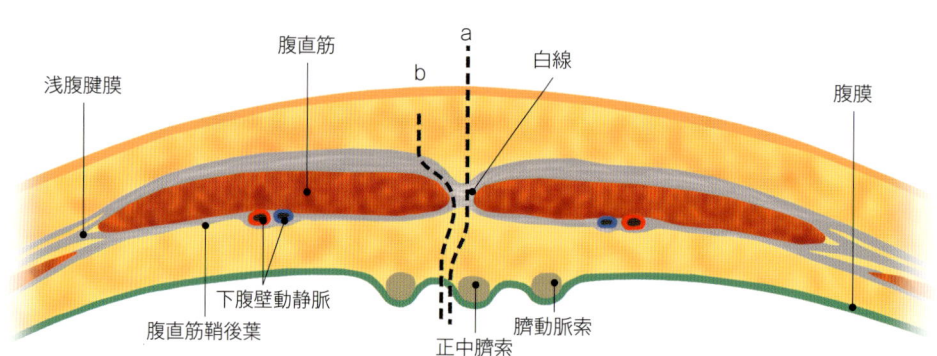

図5　皮膚，皮下組織，筋鞘および腹膜切開
皮膚，皮下組織および筋鞘の正中切開（点線a）．しかし筋鞘の切開は白線をはずれて点線bのように腹直筋上にそれることが多い．白線と腹直筋との間を離開し，腹膜を切開する．

開腹および閉腹の基本術式 ◆ 19

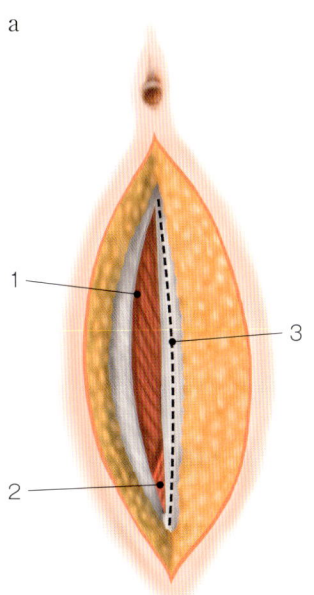

図6 筋膜の切開と腹直筋の離開
1. 右腹直筋：筋線維が側上方より斜めに内下方に走っている．
2. 錐体筋：筋線維が側下方より斜めに内上方に走っている．
3. 白線の存在部位（点線）

5）白線部での左右腹直筋および錐体筋の離開

　上記筋膜の切開部がちょうど白線に一致した場合は，切開縁を左右に軽く圧排すると直ちに腹直筋後方の横筋筋膜を透かして腹膜前面の脂肪層が露出する．しかし，たいていは左右いずれかの腹直筋上の筋膜を切開して筋層（腹直筋および錐体筋）が露出してくる（図5，6）．
白線部位の推定法：腹直筋は側上方より斜め内下方に向かっているので（図6），筋膜を切開して現れた腹直筋線維が斜め下方に向かっている側に白線が存在することになる．両腹直筋の間隙は臍に近づくにしたがって広くなっているので上部の方がわかりやすい．また，錐体筋は三角形の先端が白線上に，底辺が恥骨上縁に接している．したがって，筋線維が側下方から斜め内上方に向かっている方向に白線が存在することになる．

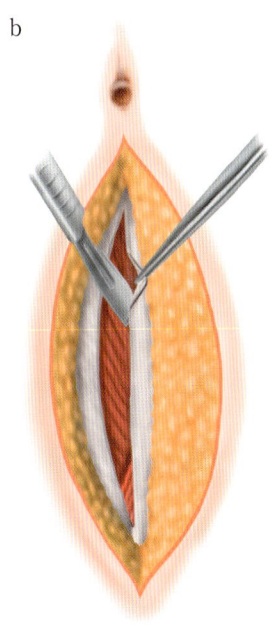

白線のある側の筋膜切開縁を有鉤鑷子でつまみあげ，刀を反対側に倒して筋線維との移行部に当て，腹直筋を押えるようにしながら引くと腹直筋は離開する．

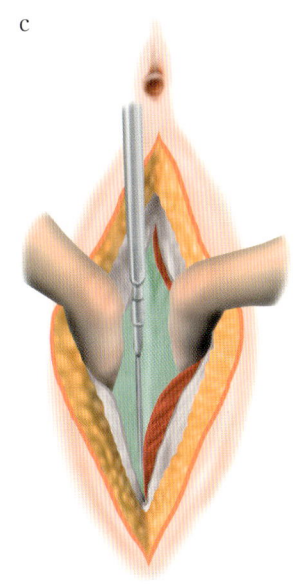

術者と助手は示指を直角に曲げ，左右腹直筋の離開部に入れて軽く側方に牽引し，円刃刀をもって白線を恥骨上縁のすぐ上まで切開する．

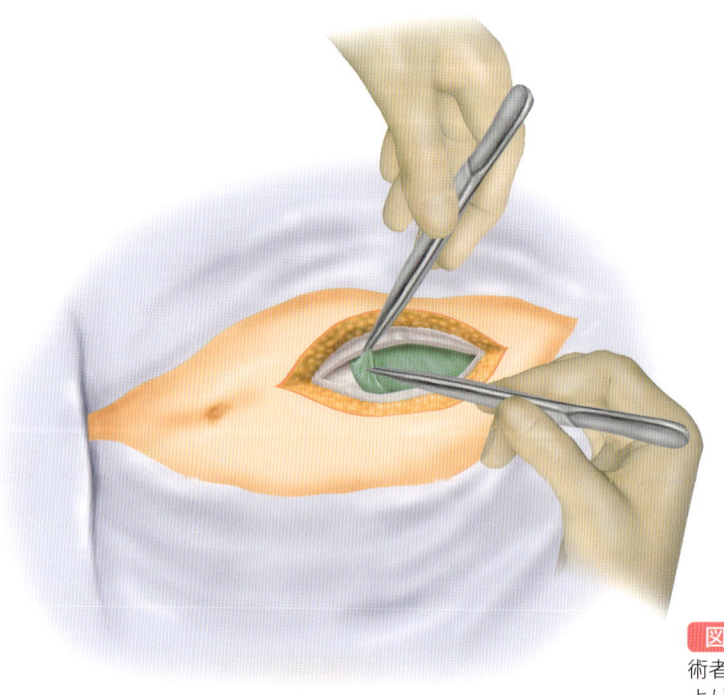

図7 腹膜の切開①
術者,助手が有鉤鑷子を用いて左右より把持し,腹膜下に何もないことを確認しながら交互につかみ直す操作を繰り返す.

　白線があると思われる側の筋膜を有鉤鑷子で軽く摘み上げ,円刃刀を反対側に倒し,筋層を軽く押さえるようにして,筋膜と腹直筋との間を滑らせると容易に間隙が生じる(図6-a).その間隙に刀の柄尻あるいはクーパー剪刀を挿入して腹直筋を側方に圧排する.腹膜前脂肪層が現れたら,術者と助手はお互いに直角に曲げた示指の先を腹直筋と白線との離開部に入れて左右に軽く牽引し(図6-c),離開しにくい部分は刀を軽く当てるようにして切開する.この際に腹直筋を側方に圧排する示指を直角以上に曲げて腹直筋の裏側まで指先を挿入してしまうと,下腹壁動静脈から筋層に入る分枝を損傷し出血しやすいので,示指の屈曲は直角までとして強く牽引しないよう注意する.

　錐体筋は腹直筋より強く結合しているので刀で白線部を切開し,離開を恥骨上縁まで確実に進めておく.この操作を怠ると良好な視野が得られず,手術の安全性に支障を来たす.

　次に頭側に離開を進め,必要に応じて筋膜の切開を追加する.

6) 横筋筋膜,腹膜の切開

　白線より剥離した腹直筋を側方に圧排して中央部を露出すると,薄くて細い結合組織線維の膜である腹横筋膜が認められる.通常は腹膜と密着しているが,肥満女性においてはかなり厚い脂肪組織である腹膜前脂肪組織がある.これらを術者と助手がそれぞれ有鉤鑷子で横に1cmの間隔をおいて把持し,その間を切開剥離して腹膜に達する.

開腹および閉腹の基本術式 ◆ 21

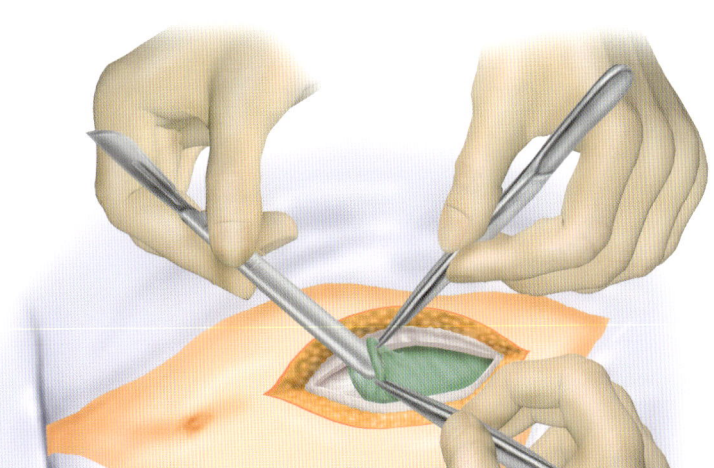

図8　腹膜の切開②
腹膜の脂肪組織を十分に擦り落としたのち，メスの柄で腹膜を透見し，切開予定部に腸管などを挟んでいないことを確認する．

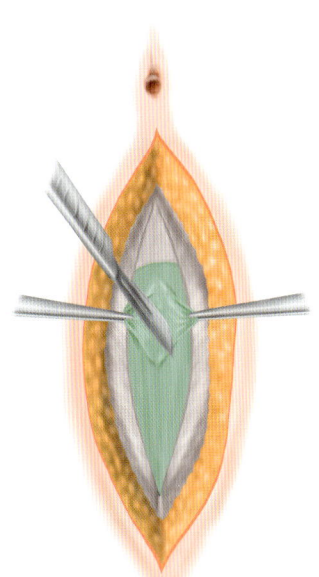

図9　腹膜の切開③
術者と正面助手は有鈎鑷子で腹膜をつまみあげ大網や腸管などを一緒につかんでいないことを確かめたのち，円刃刀を横に倒し両鑷子間の腹膜を擦るようにして切開する．

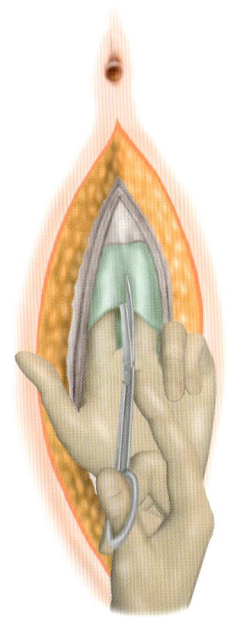

図10　腹膜の切開④
術者の示指と中指を用いて腹膜を挙上し，軽く開いて緊張させた腹膜の正中を上方へ切開を進める．

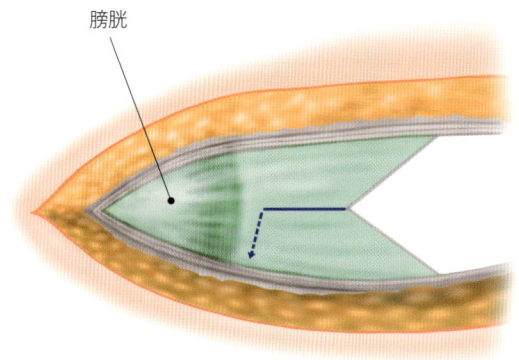

図11　腹膜の切開⑤
下方への切開は，腹腔側より膀胱を透見しながら，図左方の膀胱を避けて切開を延長する．

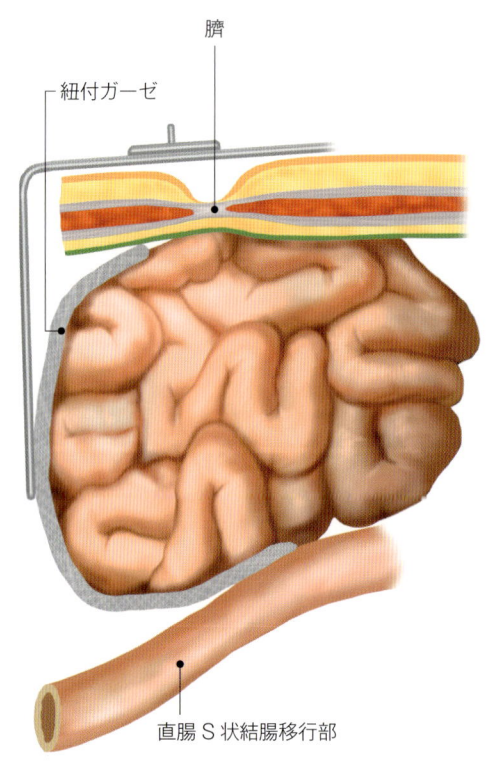

図12　腸管の圧排
紐付ガーゼでＳ状結腸の大部分を含む腸管を後面から包み込むようにして上腹腔へ圧排する．

　腹膜を露出したら，臍下方に半月状に広がる弓状線(linea arcuata)を確認し，その下端近くの腹膜を有鉤鑷子で術者，助手が左右より把持し，交互につかみ直す操作を数回繰り返す（図7）．この操作により，腹膜直下に存在する大網や腸管を腹膜とともに挟んで，それらを損傷してしまう危険を回避できる（図8）．このようにして持ち上げた腹膜の間にメスで腹膜を擦るようにして小切開を加える（図9）．このとき，いくぶん外気が腹腔内に進入するため，腹膜は少し前方に膨隆する．腹腔が開いたら，両切開縁をケリー鉗子を用いて把持したのち，切開を延長して2指挿入できる大きさにし，鉗子を挙上しながら術者の示指を挿入して，切開した腹膜周囲に癒着のないことを確認する．筋鉤を皮膚切開創の上方・頭側にかけて牽引し，左右の腹膜端を持ち上げ，肉眼的にも癒着のないことを確かめながら上方へ切開を拡大する（図10）．下方へは，同様に左右の腹膜端を持ち上げ，膀胱頂部まで切開する．このとき，腹腔側から腹膜を透見すると膀胱頂部を明瞭に識別することができる．膀胱頂部をクーパー剪刀で押し下げて膀胱と腹膜を分離し，腹腔側から透見しながら側下方に腹膜の切開を延長し，膀胱損傷を起こさないように注意する（図11）．膀胱周辺の血管損傷があれば止血しておく．膀胱頂部の高さは個人差があり，大きな子宮筋腫の場合，特に既往帝王切開後の患者では膀胱頂部が著しく挙上していることがあるので，注意深く切開しなければならない．大網や腸管が腹膜に癒着しているときは，その癒着部の頭側または側方に開けた小切開口から，これを直視下に剝離することを試み，剝離できた部分だけ腹膜を切開する．癒着が強度で剝離が困難な場合には，その部分を避けて，その側方を迂回して腹膜を切開することもある．

7）手術野の展開

　皮下組織の止血に用いたコッヘル鉗子を除去し，手持開腹鉤(鞍状鉤)を左右の創縁にかけ，助手に左右側前方に約45°の角度で牽引させる．腹腔内，特に小骨盤腔内をよく検査して，子宮および付属器の状態を調べ，癒着の有無を確かめる．もし癒着を認めたならばこれを先に

剥離しておく．悪性腫瘍の場合は上腹部の検索も必要である．日頃から開腹したら腹腔内の様子を十分観察する習慣をつけておくとよい．次に術者は両手で腸管を上腹部に圧排し，紐付きガーゼ（腸ガーゼ）1〜3枚を使用して腸管を包み込むようにして上腹部に収める．具体的な手順として，まず両手で腸管を上腹部へ圧排したのち，左手のみでこれを押さえ，右手を用いて紐付きガーゼを左手と子宮背側の間に広げて深く挿入する．この際に，紐付きガーゼの端（または角）が直腸前面まで達し，S状結腸を含めた腸管全体を図12のように後方から包み込むようにする．続いて左右側壁でも同様に後方側方から腸管を包み込むように紐付きガーゼを広げて挿入する．慣れれば大きな紐付きガーゼ1枚で腸管全体を包み込むことができるようになるが，不慣れであれば適宜紐付きガーゼを追加してもよい．骨盤手術において腸管が術野に脱出してくることは，手術の遂行に大きな妨げとなり安全性に重大な問題を生じる．手術の途中で腸管が脱出したときは，面倒でも改めて腸管を入れ直す心構えが問題を未然に回避して円滑かつ安全に手術を進めるために必要である．適切な手術野を確保することが，手術を成功させるための最も重要な第一歩であることを肝に銘じておく．

以上，紐付きガーゼによる腸管の圧排が終了したら，鞍状鉤を外し三弁開腹鉤を装着する．また，紐付きガーゼ以外での腸管の圧排法がさまざまに検討されている．要は，腸管に損傷を加えずに小骨盤腔から腸管を上腹部に収納させる操作であるので，各施設での最適な方法を選択すればよい．

3　既往手術の開腹

腹壁に既往手術瘢痕がある場合は，瘢痕組織を避けて皮膚を切開し，瘢痕組織を取り去ってから操作を進める．瘢痕部では，瘢痕創，筋膜，腹膜が一塊となっていることがあり，また，腹膜に腸管や大網が癒着している可能性を考えて慎重に操作を進める．さらに下方では膀胱が挙上していることが多いので，開腹時はできるだけ上方で腹膜を開けるようにする．

4　閉腹法（closing of the abdomen）

腹膜閉鎖の前に，術野に出血のないことを確認し，ガーゼ，鉗子などの器具をカウントし，腹腔内に遺残がないように十分注意する．紐付きガーゼを除去し，小腸を自然の位置に整復したのち，大網で覆う．開腹鉤を除去し，腹膜縁を上下端，および左右2カ所対称にケリー鉗子で把持する．

腹壁の閉鎖は，腹膜，筋膜，皮下組織，皮膚を4層に縫合する（層別縫合法，layer by layer closure）．腹膜縫合を行わない場合や，皮下組織の縫合を行わない場合もある．

1）腹膜の縫合

腹膜を縫合する際に，時に腸管が創部に膨隆して縫合を防げることがあるので，助手がケリー鉗子で挟んだ腹膜を高く持ち上げながら縫合する．腸管が出てくるようであれば，腸管圧定ヘラを腸管と腹膜との間に挿入し，これが腹腔内に落ち込まないように助手が手で把持し，縫合針で腸管や大網を損傷することを予防する．

腹膜の縫合は上端より始め，細い吸収糸（2-0か3-0）を用いて腹膜と腹直筋鞘後葉を一緒に連続縫合または単結節縫合する．腹腔内臓器が腹膜縫合部へ癒着するのを防ぐために，助手は腹膜を把持している鉗子を外反させ，術者が縫合する際に創縁を腹腔外へ出すようにする配慮が必要である（図13）．時々，術者の示指を腹腔内へ挿入して創縁をなぞり，大網や腸管を縫い付けていないことを確認し，創縁の上端・下端の隅角の縫い落としがないように注意する．

腹膜縫合を行わなくても腹腔内癒着の頻度は上がらないという研究結果もあり，定型的には腹膜縫合を行わない施設も増えている．

2）筋膜の縫合

腹壁ヘルニア予防の点からも，筋膜は最も重要な支持層となるので確実な縫合が必要であ

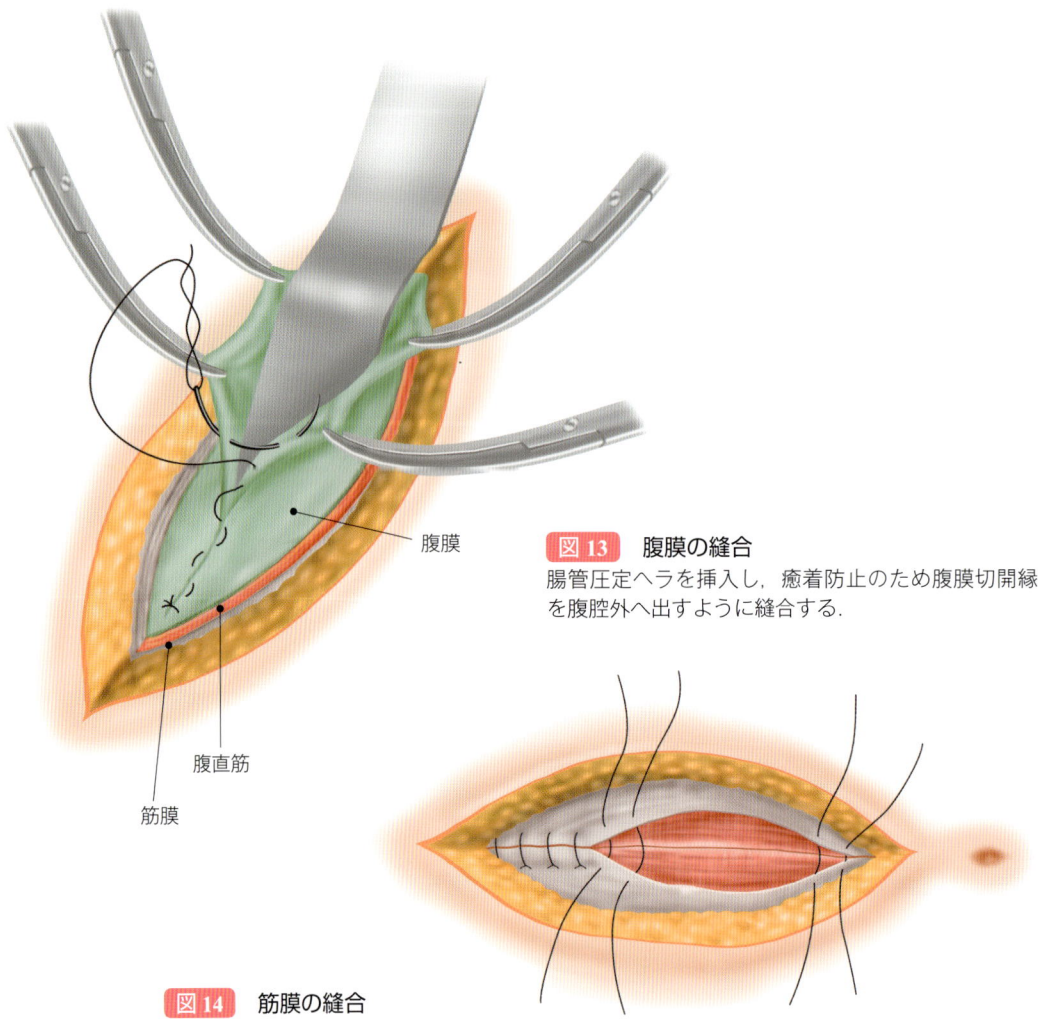

図13 腹膜の縫合
腸管圧定ヘラを挿入し，癒着防止のため腹膜切開縁を腹腔外へ出すように縫合する．

図14 筋膜の縫合

る．筋鉤を用いて上端あるいは下端の皮下組織を圧排し，白色の筋膜を必ず視野に露出し，コッヘル鉗子で筋膜を確実に把持し，0吸収糸を用いて上端あるいは下端より結節縫合を開始する（図14）．この注意を怠ると，特に皮下脂肪の多い患者では筋膜を縫合せずにそれに接する脂肪層のみを縫合し，のちに創面の離開を起こすという，初心者にみられる過失を犯してしまう．

筋膜創縁より約0.5～1cmの距離で運針し，縫合の間隔も約1cm程度とする．間隔があまり短すぎると循環障害を起こし，間隔が長すぎると腹圧のため筋膜離開を起こしてしまう．

縫合終了時，指頭で創部を触診し，指頭が入る隙間がなく，筋膜が完全に閉鎖したことを確認する．

筋膜縫合について，連続縫合でも結節縫合との差がないとする研究結果もある．

3）皮下組織の縫合

まず，皮下脂肪組織内に出血がないかどうかを確認する．多くは開腹時のコッヘル鉗子による圧挫および開腹鉤による圧排で止血しているが，再出血している部分は結紮するか，電気メスで凝固止血する．

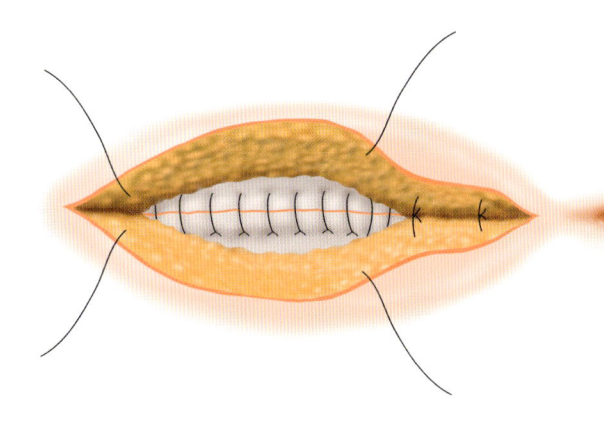

図15　皮下組織の縫合
止血後，2-0または3-0の吸収糸を用いて皮下結節縫合を行う．

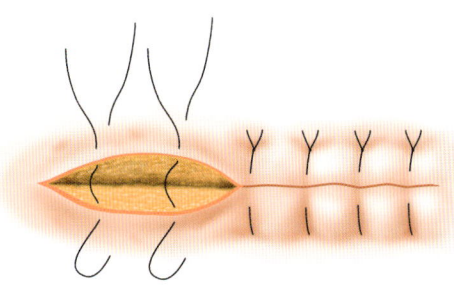

図16　皮膚の縫合
皮下脂肪組織を十分に取り込むように垂直マットレス縫合を行う．

　皮下脂肪縫合は，細い(2-0または3-0)吸収糸を用いて結節縫合する(図15)．皮下脂肪組織は支持組織としての働きはないため，あくまでも死腔を作らない目的での縫合である．あまり強く締めすぎたり，間隔が狭すぎたりすると，かえって循環障害のため皮下脂肪融解を起こして創傷治癒を妨げるおそれがあるので注意を要する．
　また，皮下組織が薄い場合(およそ1cm未満)は縫合する必要がない．
　付属器膿瘍の手術といった汚染手術(contaminated surgery)，不潔／感染手術(dirty/infected surgery)の場合は，皮下縫合前に生理食塩水による皮下洗浄を行う．

4）皮膚閉創

　皮膚の閉創にはスキンステープラーが用いられることが多い．既往手術で皮膚瘢痕を切除した場合などは，減張のため2-0絹糸またはナイロン糸の垂直マットレス縫合で皮膚を縫合する(図16)．縫合に際しては，対応する真皮層が密着するように正確に合わせ，皮膚表面に段差を生じないよう注意して行う．
　創傷治癒の観点から皮膚の閉創に最適なのは，真皮結節縫合である．真皮は強靭な線維性結合組織であり，筋膜と並ぶ腹壁の支持組織である．真皮縫合によって美容的な利点のみならず，真皮癒合不全の防止や手術部位の感染(SSI：surgical site infection)の減少，術後創痛の緩和が期待できる．具体的な手技としては，4-0または3-0のモノフィラメント吸収糸(slowly absorbable suture material)を用いて，図17のように1～2cm間隔で真皮を縫合する．この際に，糸の張力の減退を考慮して図17-gのように創中央が盛り上がるように縫合する．皮下脂肪組織が厚い(2cm以上)場合は深部縫合として切開創からおよそ2cm外側の真皮を皮下脂肪組織と一緒に，2cm間隔で縫合し減張縫合するとよい．真皮縫合後の創部にはフィルムドレッシング材の貼付またはテーピング固定を行う．

26 ◆ 臨床解剖学に基づいた 新版産婦人科手術シリーズ Ⅰ

a

図17 真皮結節縫合

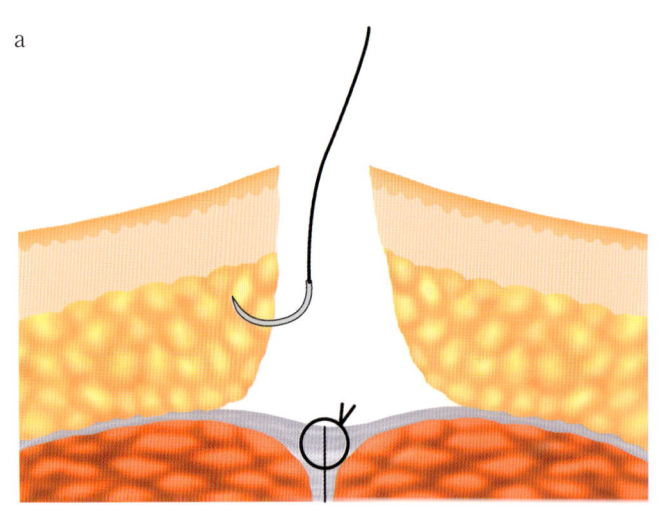

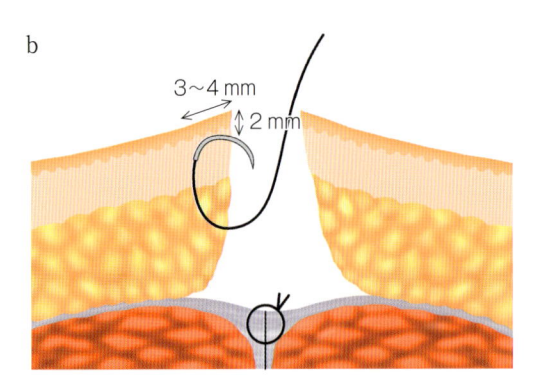

針を皮下脂肪組織より挿入する.

b

3～4 mm
2 mm

創縁から 3～4 mm 外側で表皮直下の真皮をすくい，表皮から 2 mm の位置に針を出す.

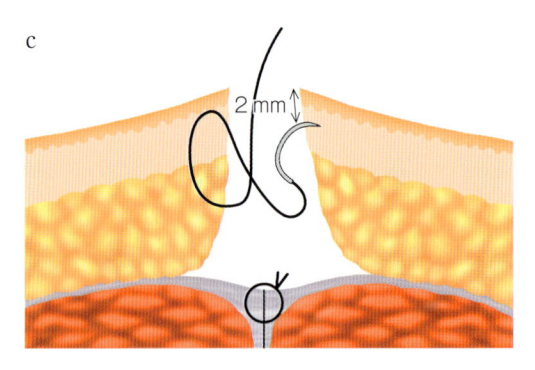

c

2 mm

針の出る点と刺入する点は同じ高さ（表皮から 2 mm）になるようにする．あまり表皮に近いと糸が露出したり，創が陥没する原因となる．

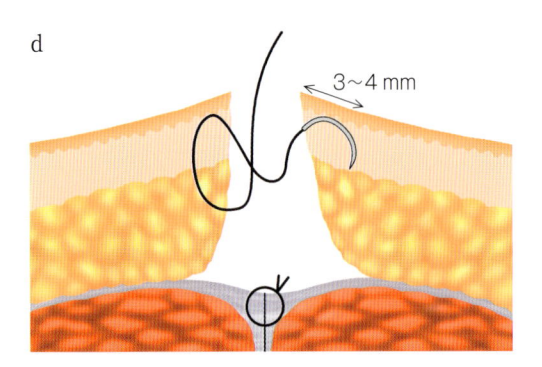

d

3～4 mm

縫合創がわずかに盛り上がるよう創縁からやや離れた点（3～4 mm 外側）で表皮直下の真皮をすくう．表皮を貫いて糸が露出しないよう注意する．

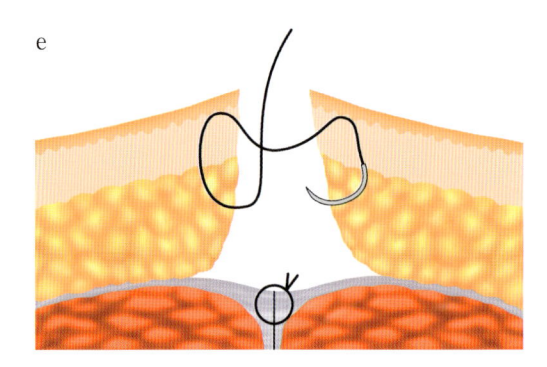

e

皮下脂肪組織から針を出す．

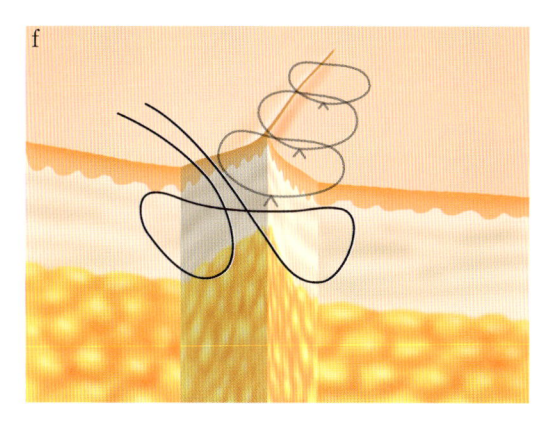

同じ方向に両方の糸を引く． 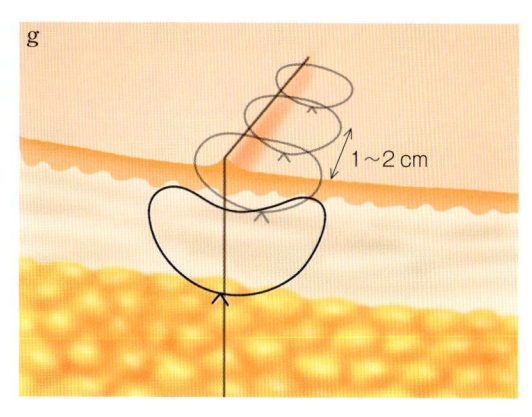　　　　　　　　　創中央が盛り上がった状態．

5）創部管理

　イソジン™による創部の消毒は創傷治癒を遅延するため禁忌である．創部からの出血や浸出液が多ければガーゼで覆い，汚染があればこまめに交換する．出血や浸出液のない通常の創部であれば手術時よりフィルムドレッシング材を使用する．フィルムドレッシング材を使用すると創部の観察が容易である．創部に問題がなければ術後48時間からシャワー浴を推奨する．この時点でフィルムドレッシング材は不要となるが，テープかぶれなどがなければ抜鉤（抜糸）のときまで貼付したままでも通常は問題ない．

　抜鉤（抜糸）の時期は，通常は創傷第1期癒合の完成する術後7〜10日目に行う．しかし，患者の栄養状態，脂肪層の厚さ，創部の緊張の度合いなどを考慮して抜鉤（抜糸）の時期を数日延期したり，半抜鉤（半抜糸）としたりする場合もある．

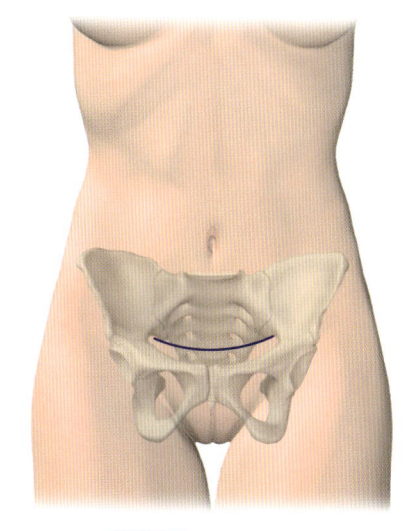

5　Pfannenstiel 横切開（Pfannenstiel incision）

　横切開法は，手術後の皮膚切創が目立たなく瘢痕を残すことが少ない，腹壁瘢痕ヘルニアが起こりにくい，などの点で有利である．しかし切開の大きさに限界があるため適応には十分留意し，悪性腫瘍が疑われる場合は縦切開を行う．

1）皮膚および皮下組織の切開（図18）

　皮膚切開は恥骨上縁の上約3cmに横走する弧状の腹壁皮膚皺襞（Pfannenstiel 皺襞）に沿っ

図18　腹部横切開
線は Pfannenstiel 横切開線．

て行う．この皺襞は肥満女性では明瞭であるが，不明瞭な場合には腹壁の皮膚を臍下5cmくらいのところから下方に圧迫すると明らかになる．

　切開の長さは手術の種類により異なるが，10〜15cmくらいである．腹直筋外縁ぐらいまでとするのがよいとされている．

　ペン保持法（または胡弓法）でメスを持ち，まず皮膚および皮下組織を筋膜まで切開する．皮下組織を一気に鋭性に切開すると，左右側方に存在し切開方向と直交する浅腹壁動静脈を損傷

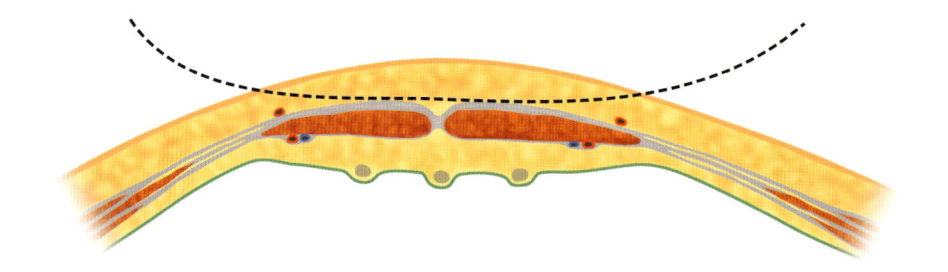

図19 皮膚切開
浅腹壁動静脈の損傷に注意する．

するおそれがある．したがって，皮膚切開を必要な長さに行ってから，まず中央部を鋭性あるいは鈍性に離開して腹直筋鞘を露出し，血管の存在に留意して適宜止血しながら側方に切開を拡大する（図19）．

2）腹直筋膜の切開

筋膜を完全に露出させたあと，まず中央部において3～4cmの横切開を加えると，正中の白線を中心として左右の腹直筋が現れる（図20）．次いで曲剪刀を閉じたままこの切開創から筋膜と筋層の間に挿入し，筋膜を筋層から剥離したのち，筋膜の切開を左右に延長して皮膚切開と同じ長さにする（図21）．

この横切開を左右に大きくする必要があるときは内腹斜筋および腹横筋の筋膜，さらにはその筋層の一部をも切断せざるを得ないときがある．

3）筋膜の剥離および白線の離断

必要な長さまで筋膜の横切開を行ったならば，次に筋膜と腹直筋との剥離を行う．これにはまず図22のように正中線を中心にして左右2本のコッヘル鉗子で筋膜を挟み，これを持ち上げ，示指または曲剪刀の背を用いて腹直筋を前面の筋膜から可及的に広く鈍的に剥離する．そして狭い堤防状に浮き上がってきた白線を曲剪刀で切断する（図23）．術野の展開が不十分であれば，さらに頭側に腹直筋の剥離および白線の切断を追加する．

この際に下腹壁動静脈の分枝（腹直筋を貫通して筋膜に走る血管）を確認できる．細い分枝であれば損傷しても通常は閉創時には自然に止血しているが，出血が多い場合はこの時点で止血する．

下方では錐体筋を腹直筋につけたまま，同様にして腹直筋を前面の筋膜から剥離し，白線を曲剪刀で切断する（図24）．

4）白線の切開と腹膜の切開（図25）

正中切開の場合と同様に白線部をメスまたは曲剪刀で一部切開し，腹直筋下層の腹膜前脂肪層が現れたら，術者と助手はそれぞれの示指で両側の腹直筋を左右に離開し，上下に白線を切開する（「2 下部正中切開」p15を参照）．次いで，正中切開と同様の要領で腹膜を縦切開し腹腔に達する．

5）腹壁閉鎖

「4 閉腹法（closing of the abdomen）」（p23）に準じて腹壁を閉鎖するが，筋膜縫合の際に左右両端においては，内腹斜筋および腹横筋の筋膜と外腹斜筋の筋膜を切開しているので，2枚を同時に縫合することになる（図26）．

開腹および閉腹の基本術式 ◆ 29

図20　腹直筋膜の切開
正中の白線を中心として左右の腹直筋が現れる．

図21　筋膜切開の延長
側方では外腹斜筋の筋膜と内腹斜筋の筋膜，腹横筋の筋膜の3枚に分かれる．

図22　筋膜と腹直筋の剝離
2本のコッヘル鉗子で筋膜を挟み，これを持ち上げ，示指または曲剪刀の背を用いて鈍的に剝離する．

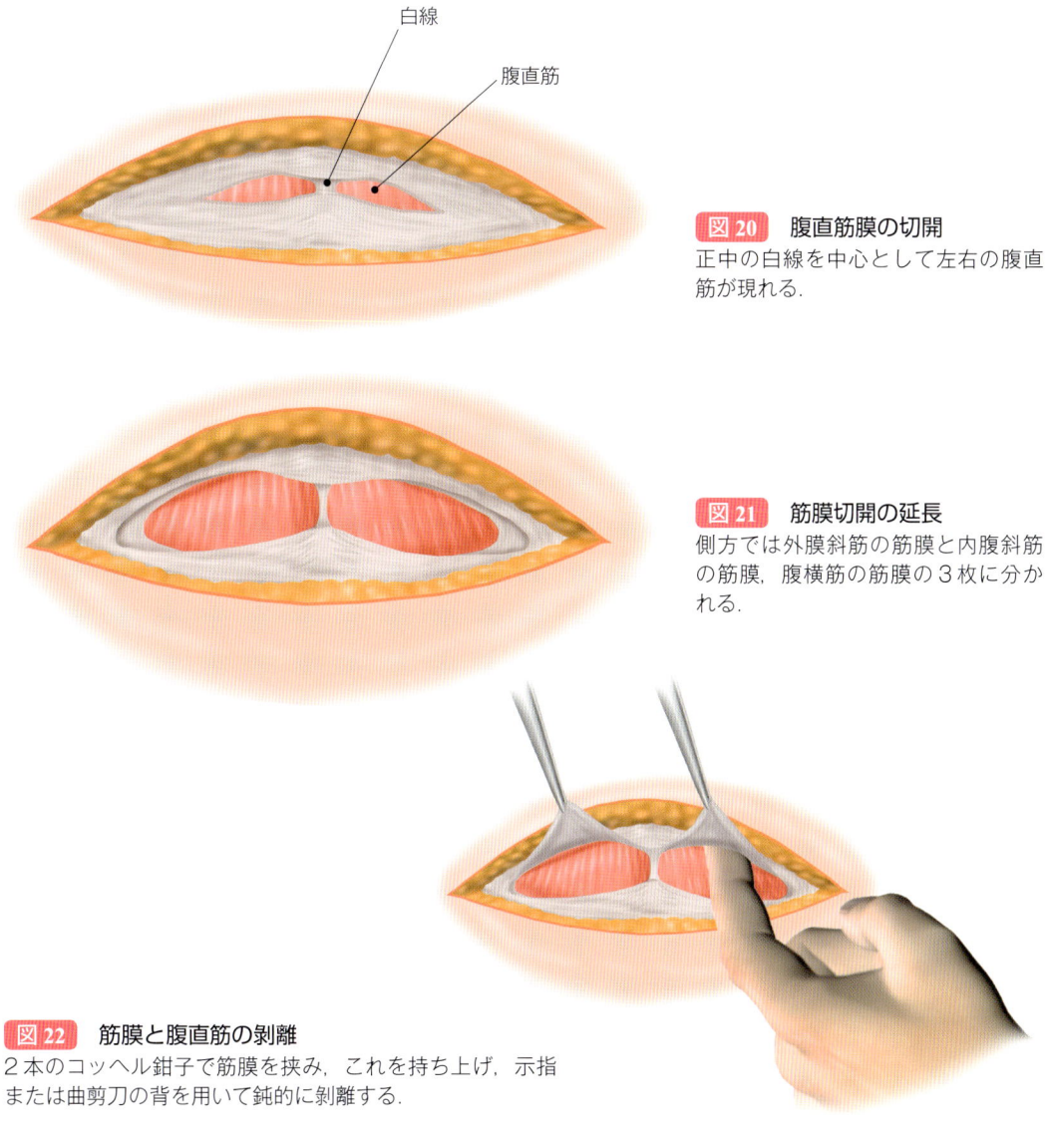

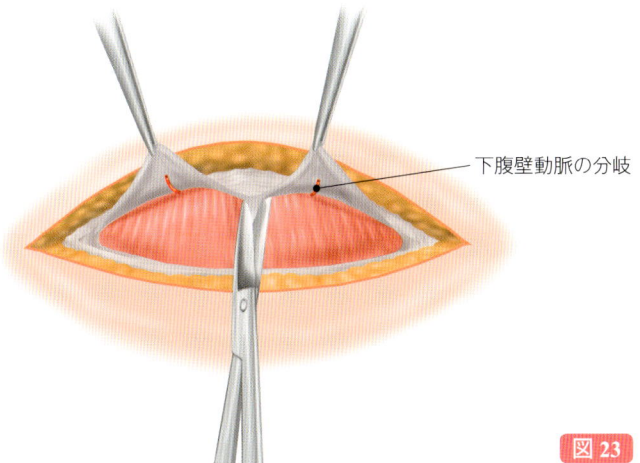

下腹壁動脈の分岐

図23　白線の離断（上方）
堤防状に浮き上がってきた白線を切断する．

錐体筋

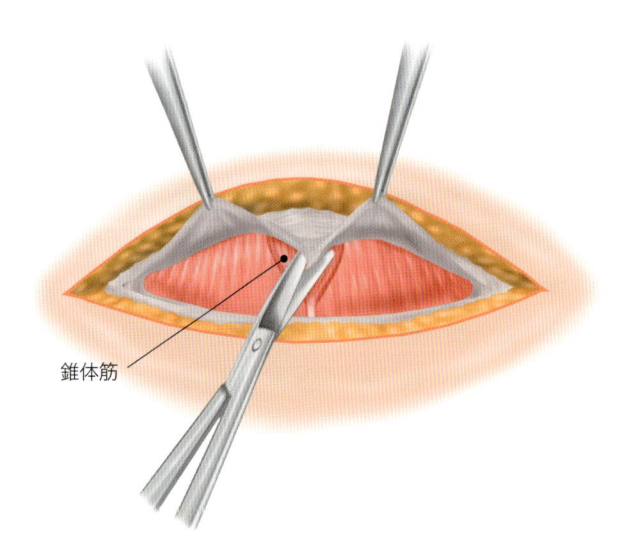

図24 白線の離断（下方）
錐体筋は筋膜側に付けてもよい.

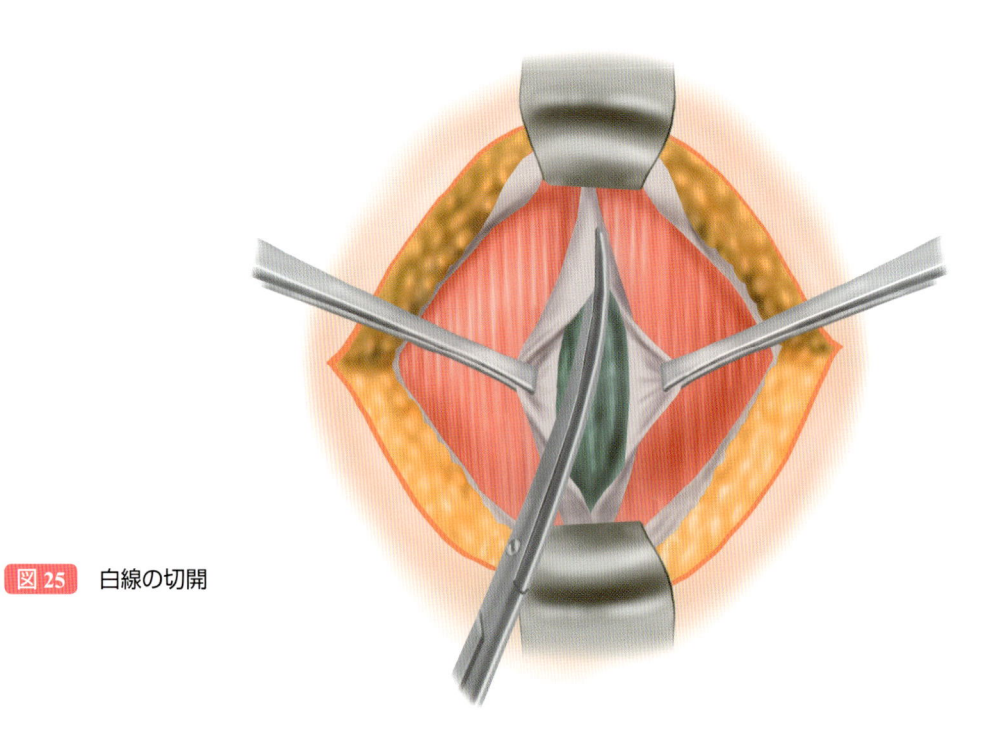

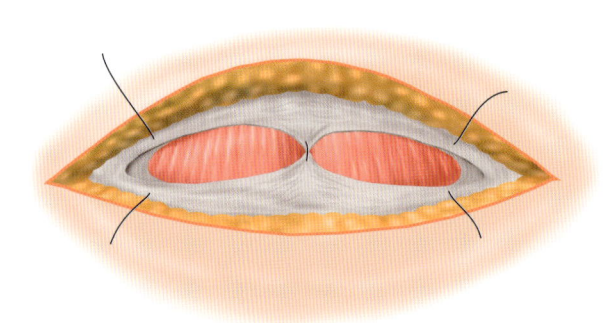

図25 白線の切開

図26 筋膜縫合
腹直筋外縁より外側では通常内腹斜筋と腹横筋の筋膜が癒合したものと，外腹斜筋の筋膜の2枚に分かれており，これらを同時に縫合する．

単純子宮全摘術
基本原理と局所解剖

1　単純子宮全摘術の原理

　単純子宮全摘術は，子宮および付属器の疾患（子宮筋腫，子宮腺筋症，子宮内膜症，子宮内膜増殖症，子宮体がん，子宮頸がん初期病変，卵巣腫瘍など）に頻用される手術侵襲の比較的少ない婦人科手術の一つである．本術式のアプローチの仕方には経腹的手術と経腟的手術があるが，そのアプローチの仕方にかかわらず単純子宮全摘術には固有の原理がある．単純子宮全摘術の原理は，子宮を牽引・支持している組織をできるだけ子宮の近傍で切断し，さらに子宮頸部前方に存在する膀胱を子宮頸部前方から剝離し，子宮を腟管から離断して子宮を摘出することにある．

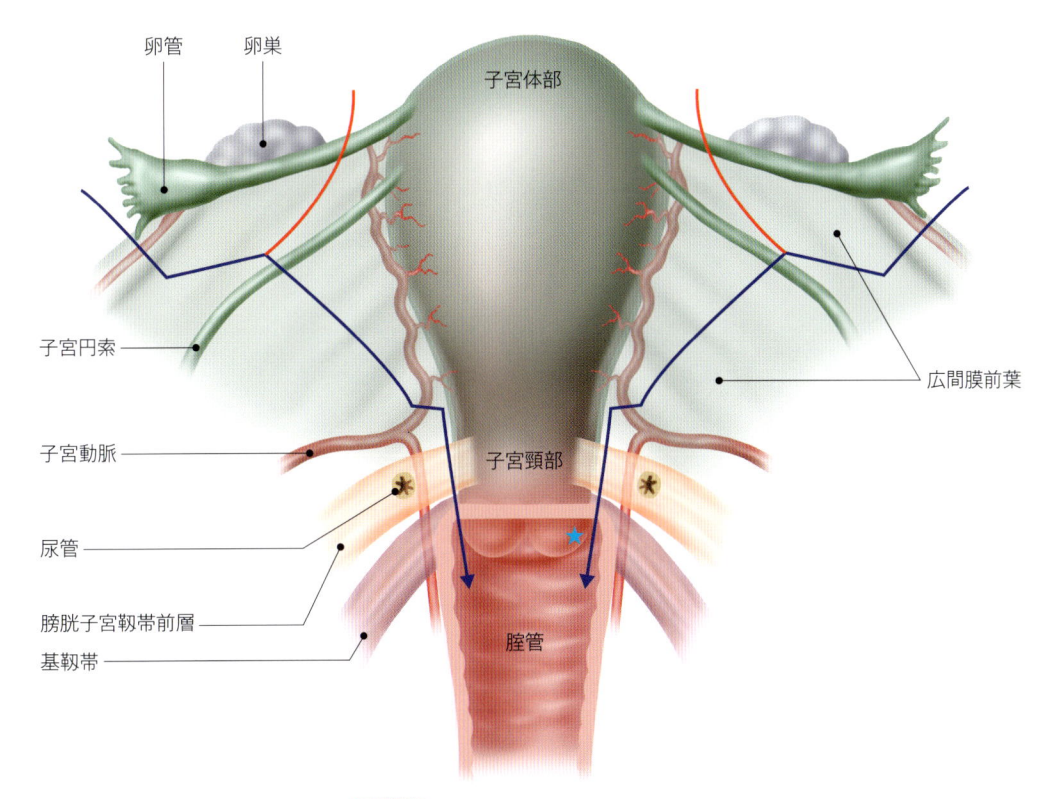

図1　前方からみた図
単純子宮全摘術における組織の切断線
――：卵巣を残す場合の切断線
――：卵巣を摘出する場合の切断線
★：子宮腟翻転部

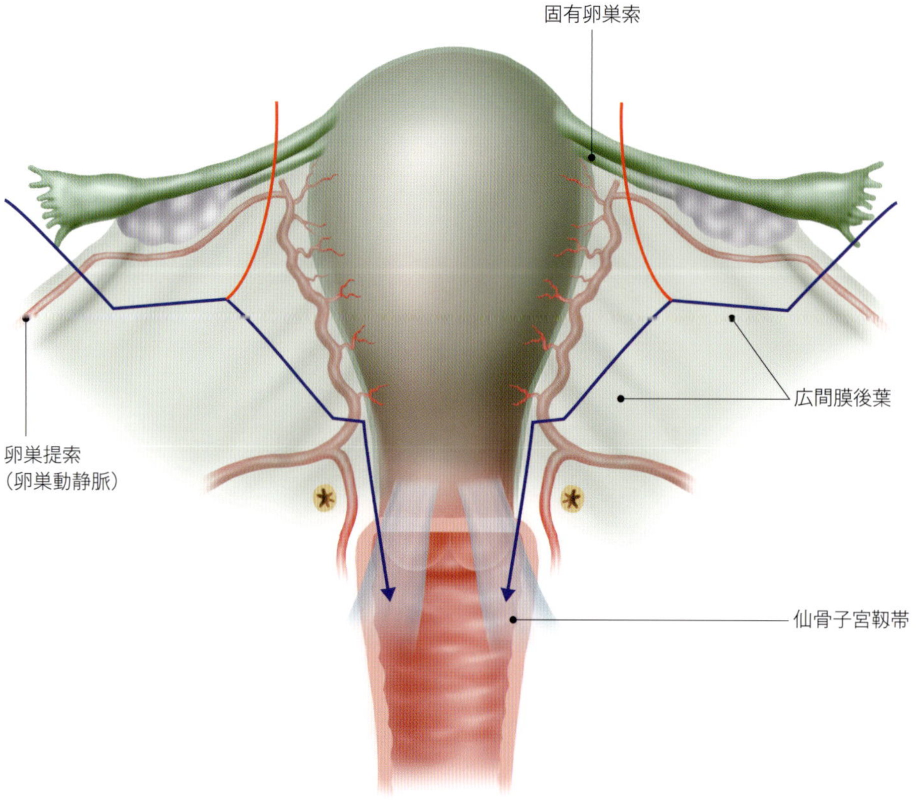

図2 後方からみた図
　——：卵巣を残す場合の切断線　——：卵巣を摘出する場合の切断線

　経腹的アプローチでは，子宮を牽引・支持している組織をまず切断し（図1, 2），子宮腟翻転部（図1, 3の★）を下方に越えた高さ（子宮を腟管から切断しようとする部位）まで膀胱を押し下げて（図3），子宮のみが腟管と連結した状態にし，そこで子宮を腟管から離断して子宮を摘出する．

　経腟的アプローチでは，まず子宮頸部周囲の腟管に切開を加え，経腹的アプローチとはほぼ逆の操作で手術が進行する．

　子宮を牽引・支持している組織としては，子宮の側後方には卵巣提索（卵巣動静脈）（図1, 2），側方には広間膜前葉・後葉（図1, 2）とそれに挟まれた広間膜腔の結合組織，側前方には子宮円索（図1），側下方には基靱帯（図1）に加えて，その前方に子宮動脈と膀胱子宮靱帯前・後層（図1）を含む子宮頸部支持組織があり，子宮の後方で直腸との間に仙骨子宮靱帯（図2, 3）がある．単純子宮全摘術は，これら子宮を牽引・支持している組織，ことに子宮頸部支持組織を子宮の最も近傍で切断することによって子宮を摘出しようとする術式である（図1〜3）．

単純子宮全摘術　基本原理と局所解剖　33

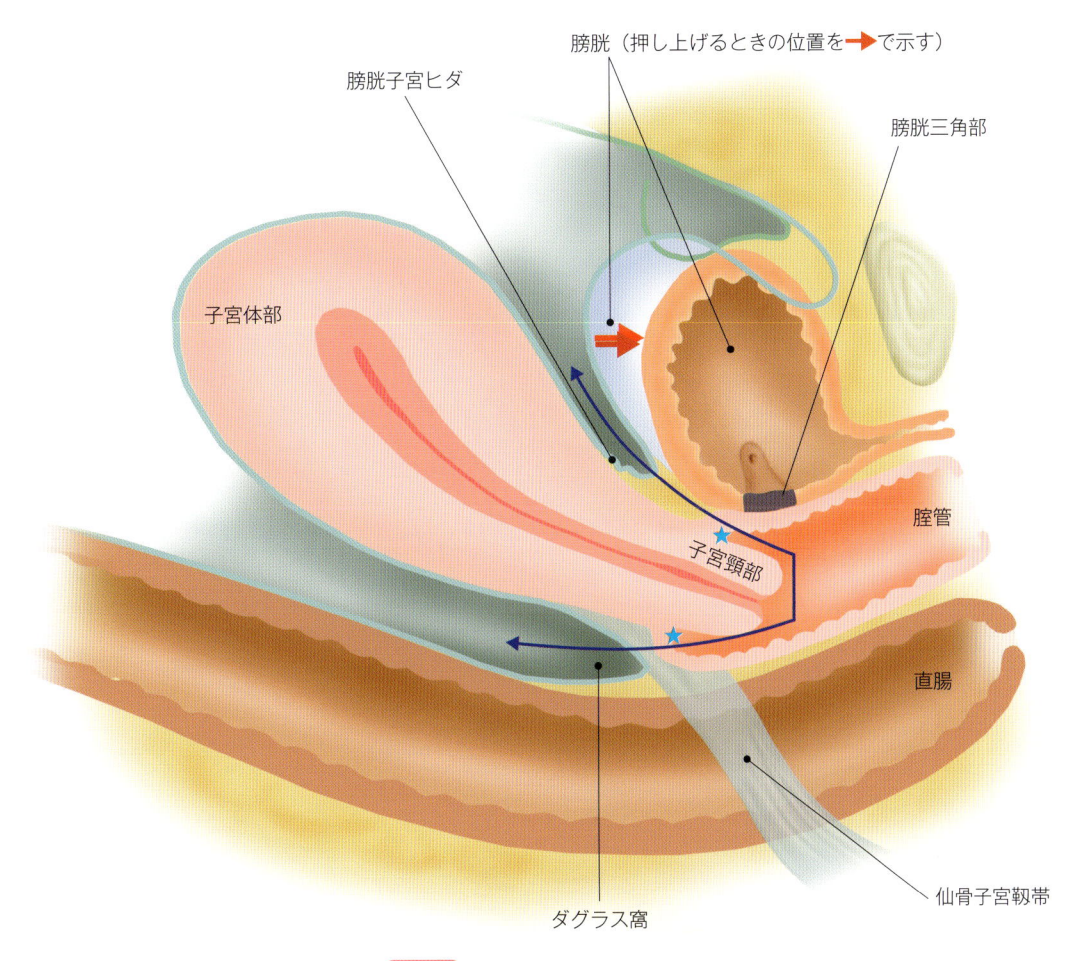

図中ラベル：
- 膀胱子宮ヒダ
- 膀胱（押し上げるときの位置を➡で示す）
- 膀胱三角部
- 子宮体部
- 腔管
- 子宮頸部
- 直腸
- 仙骨子宮靱帯
- ダグラス窩

図3　側方からみた図
★：子宮腟翻転部　──：切断線

2　単純子宮全摘術に必要な局所解剖

単純子宮全摘術に必要な局所解剖学の知識は，子宮とそれを牽引・支持している組織あるいは周囲臓器との位置関係である．

1) 骨盤腹膜に関する知識

開腹して女性の骨盤腔をながめると，骨盤腔に存在する臓器の表層は腹膜で覆われていて(図4)，この腹膜と臓器との関係の知識は重要である．女性の骨盤腔を表層(腹壁側)からみたとき確認される主な臓器は，下方に膀胱，次いで子宮と左右の卵管・卵巣，そして子宮の後方の直腸である(図4, 5)．この三つの臓器は子宮を中心にして，前方で膀胱と子宮，後方で直腸と子宮が腹膜を共有した形になっているが，この腹膜は両臓器から子宮へと移行する．腹膜が移行する位置はほぼ内子宮口の高さとなっており，子宮頸部と腟管は腹膜でまったく覆われていない(図5)．発生学的にすでに形成されている泌尿生殖洞(膀胱を形成する)と後腸(直腸となる)の間の結合組織の中にミュラー管(女性性器；子宮体部，卵管，子宮頸部，子宮腟部上部を形成する)の先端が陥入し，この陥入部に子宮頸部や腟管上部が形成される．したがって，子宮頸部や腟管は腹膜に覆われていない形となる．

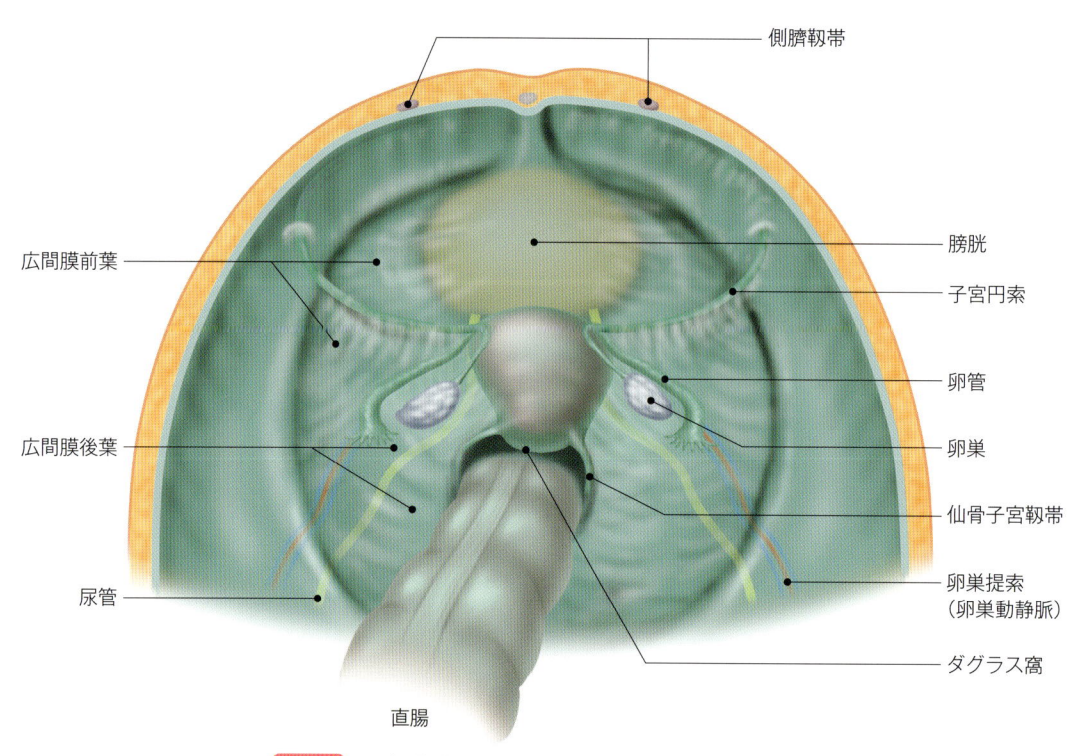

図4 骨盤内臓器を覆う腹膜，子宮を中心にした図

　骨盤腹膜を子宮の前方に存在する膀胱との関係でみると，膀胱の表層は膀胱壁と強く接着した腹膜（膀胱臓側腹膜）で覆われているが，その下方および左右方向を観察すると，この腹膜は恥骨および骨盤壁に移行する過程で膀胱壁から離れ，次第に粗な結合組織が充満した後腹膜腔を覆う腹膜となり，次いで前方に翻転して腹壁腹膜となる（図4，5）．その上方を観察すると，この腹膜は子宮，子宮円索，卵管の表層を覆う臓側腹膜に移行する（図4，6）．子宮の表層を覆っている腹膜は子宮体部の前面では子宮筋と強く接着した臓側腹膜となっているが，子宮の左右では骨盤壁に至るまでは粗な結合組織が充満した後腹膜腔を覆う腹膜であり（図5，6），これが前方に翻転して腹壁腹膜となる．子宮の左右の腹膜が卵管の臓側腹膜に至るまでの間に子宮円索が走行している（図4）．卵管の臓側腹膜の骨盤側は卵巣提索（卵巣動静脈）を覆うことになる．膀胱の左右上方から子宮の左右に至り卵管の左右側方で卵巣提索に至り骨盤壁まで達する腹膜を広間膜前葉と称している（図4，6）．したがって，広間膜前葉は膀胱，子宮，卵管の臓側腹膜から離れ左右骨盤壁に至るまでの腹膜であり（図4），この腹膜の後面は粗な結合組織と脂肪で構成されている．

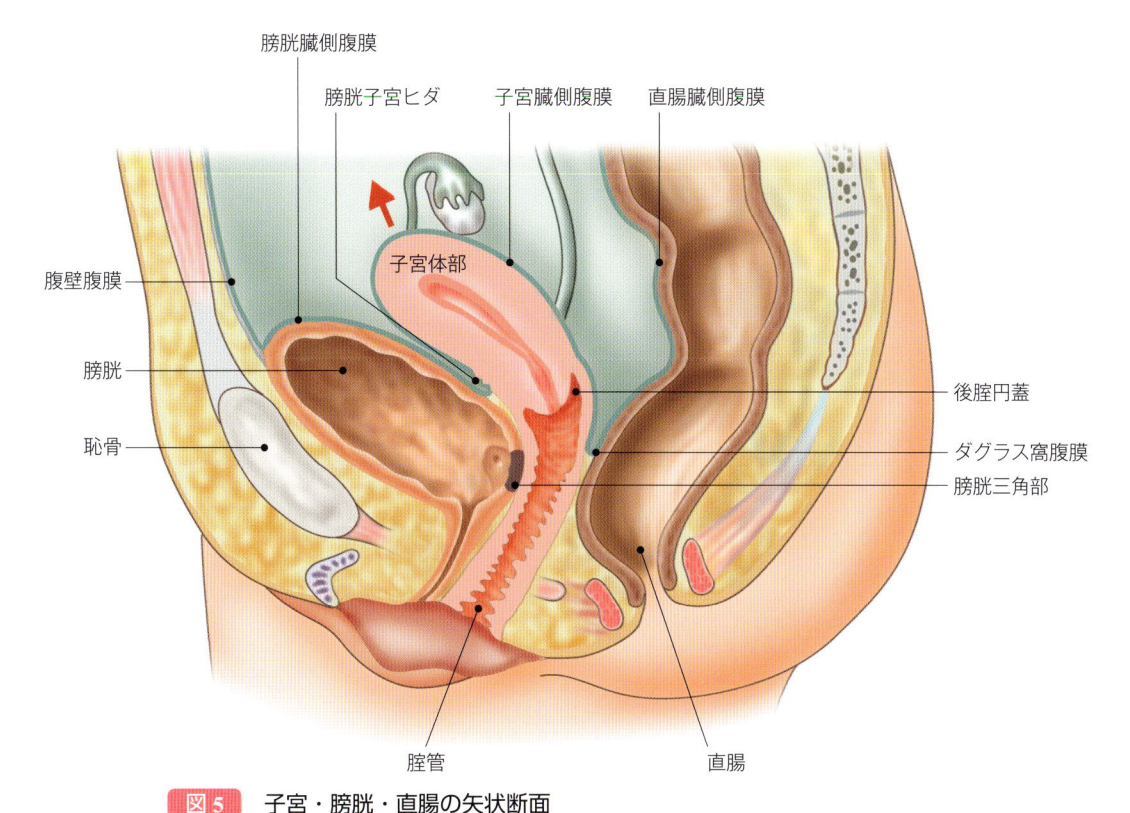

図5　子宮・膀胱・直腸の矢状断面
腹膜が臓側腹膜として存在する部位と粗な結合組織で覆われている部分を示している．

（図中ラベル：腹壁腹膜，膀胱臓側腹膜，膀胱子宮ヒダ，子宮臓側腹膜，直腸臓側腹膜，子宮体部，膀胱，恥骨，後腟円蓋，ダグラス窩腹膜，膀胱三角部，腟管，直腸）

　子宮の後面は子宮と強く接着した臓側腹膜で覆われ，下方に至るとこれが翻転して直腸表面を覆う直腸臓側腹膜に移行する(図4〜7)．この子宮と直腸との間で腹膜が翻転する部位にできる凹みをダグラス窩とよぶ(図4〜6)．ダグラス窩は後腟円蓋から最も近く，腟から簡単に腹腔に到達できる部位である(図5)．したがって，経腟的アプローチのときは，同部位から腹腔を開ける形になる．このダグラス窩腹膜は左右で子宮・直腸間支持組織である仙骨子宮靱帯の表層を覆ったのちに，子宮の後面左右に広がり卵管の臓側腹膜に至り，骨盤底面を覆う腹膜となる(図4)．子宮後面左右および直腸臓側腹膜から左右骨盤壁に至る腹膜を広間膜後葉とよぶ(図4〜6)．広間膜後葉の上端は卵巣提索を覆う腹膜となる．この広間膜後葉の裏面には尿管が接して走行している．

　前述した広間膜前葉と広間膜後葉との間は，本来あまり広いスペースはないが，手術的にこの間を開放すると，粗な結合組織で構成されたスペースが現れる．このスペースを広間膜腔（手術操作で開かれる腔である）とよぶ(図7)．この広間膜腔の結合組織の中に尿管や骨盤底血管群が含まれている．

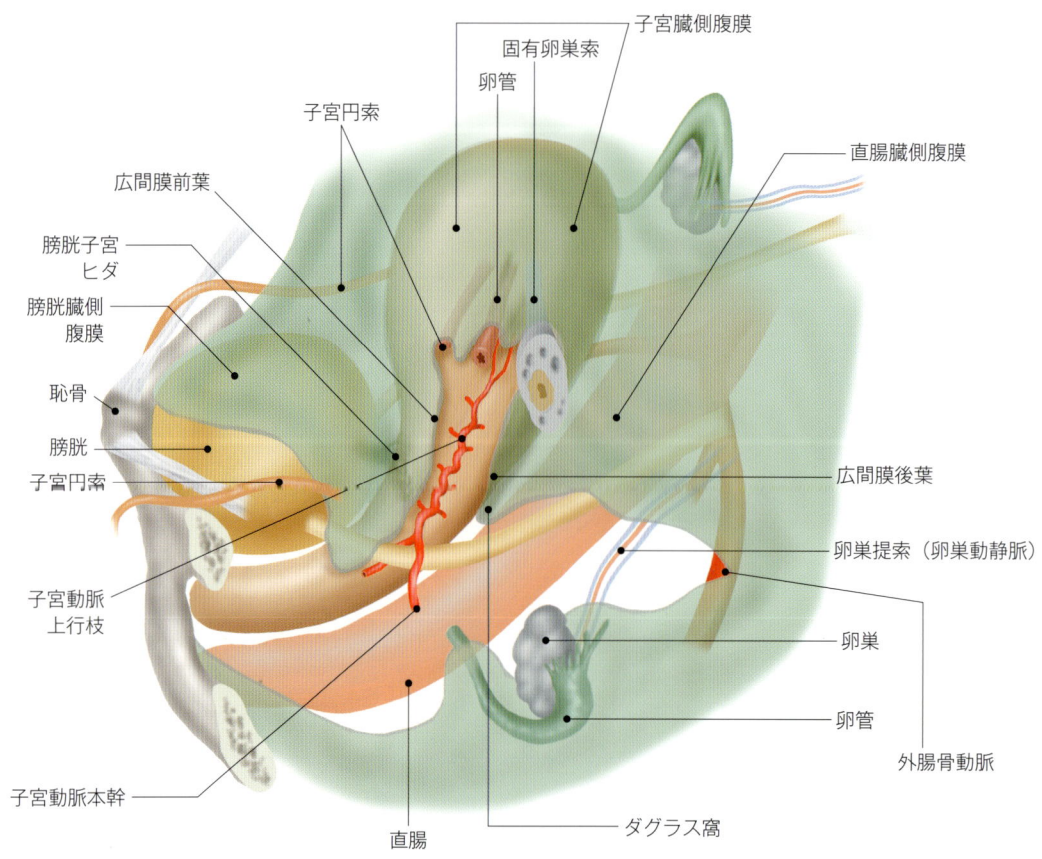

図6 骨盤内臓器と腹膜の関係

子宮円索，卵管，卵巣を切断し，腹膜に切開を加え後腹膜腔の結合組織，脂肪を取り除いた図．子宮円索の恥骨側は表面の腹膜を剝がした形の図になっている．また，骨盤底の血管群や結合組織などは省略した形の図となっている．

　広間膜腔を開放するために，広間膜前葉に存在する子宮円索(固有卵巣索にはじまり子宮底卵管角部付近を通過し子宮を離れて広間膜前葉を走り，外鼠径輪を通って外陰に至る索状物である)を切断してみる(図7)．子宮円索を切り離すとその下にはクモの巣状の粗な結合組織が充満している．これが広間膜腔の最表層(腹壁側)となる．このクモの巣状の粗な結合組織を少しずつ取り除いていくと，子宮円索の上方(頭側)には卵巣動静脈が卵巣提索を構成しており(図6, 7；図7は卵巣提索を切断している図)，この卵巣動静脈の周囲の結合組織を取り除いていくと，広間膜後葉の腹膜の裏面が透けてみえてくる．この広間膜後葉の腹膜に沿って子宮の側に結合組織を取り除いていくと，子宮動静脈上行枝が子宮体部側面を走行し卵管枝，卵巣枝に分枝し，卵巣動静脈に移行しているのがわかる(図8)．さらに広間膜後葉の腹膜の裏面の結合組織を下方(尾側)の方向に取り除いていくと，広間膜後葉の裏面に接着した形で尿管が走行しているのが確認できる(図8)．広間膜後葉は仙骨子宮靱帯の表層を覆う腹膜となるが，この仙骨子宮靱帯の左右側方で尿管は広間膜後葉の腹膜裏面から離れ子宮の側方を走行して膀胱に至る．難易度の高い手術になるほど広間膜後葉の裏面に接着した尿管をフリーにする操作が重要となる．

単純子宮全摘術　基本原理と局所解剖　◆　37

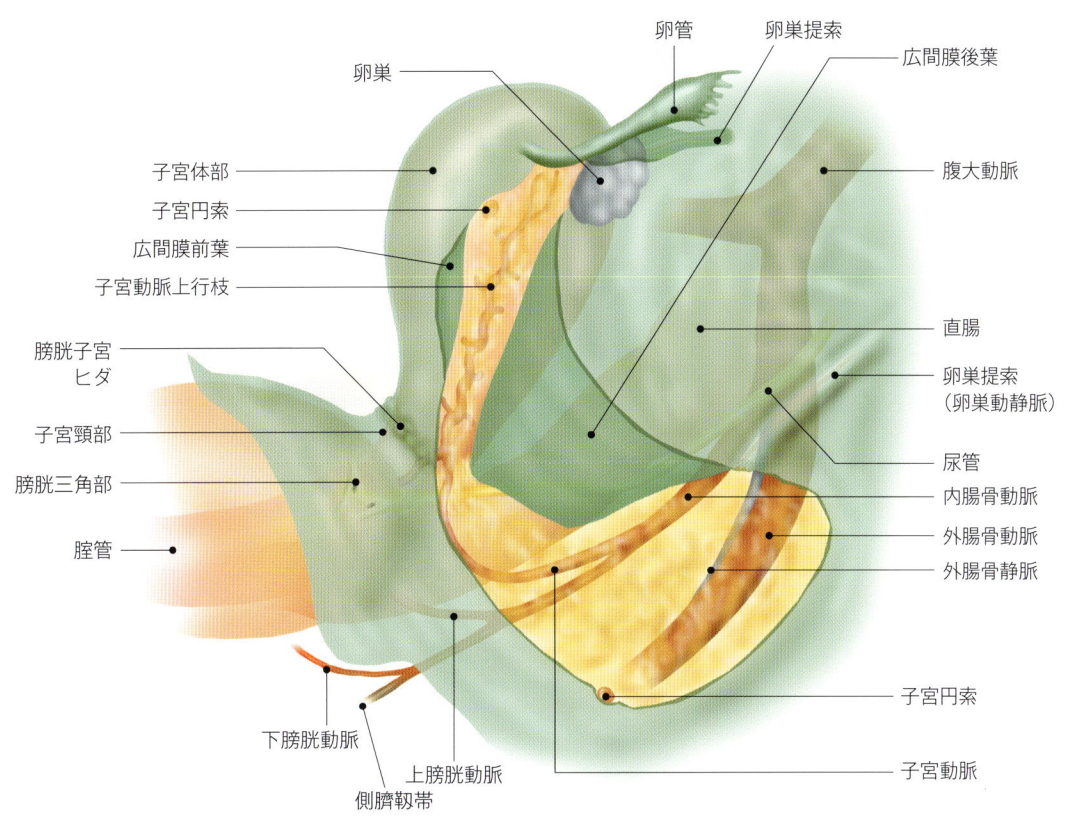

図7　**子宮円索と卵巣提索を切断することによって展開した広間膜腔**
広間膜腔は前葉と後葉の間に形成され，結合組織と脂肪で構成されて子宮側には子宮動脈が内腸骨動脈より分枝した形で存在する．尿管は，側方で卵巣提索をくぐり広間膜後葉に沿って下降し，子宮動脈本幹をくぐって膀胱三角部に至る．広間膜腔の骨盤側は外腸骨動静脈，内腸骨動脈などで構成される．

　子宮円索を切り離し，膀胱および子宮方向に広間膜前葉の裏面の結合組織を取り除いていくと，子宮と膀胱との間に形成された膀胱子宮ヒダの高さまでは，あまり問題となる組織は現れてこない．膀胱子宮ヒダの高さの子宮の側方に子宮動静脈上行枝が現れてくる(図8)．膀胱子宮ヒダの高さからさらに下方に結合組織を取り除いていくと子宮動脈本幹が内腸骨動脈から分枝していることがわかる(図8)．この子宮動脈本幹の下を尿管が走行している．そして結合組織の取り除きを骨盤壁の側に少し進めると，外腸骨動静脈とその下方に内腸骨動脈の走行がみえてくる(図8)．

　広間膜腔とは，これまで述べてきた結合組織と脂肪を取り除くことで生じるスペースである．広間膜前・後葉の間に生じさせた広間膜腔は子宮動脈本幹の高さまでとなるが，粗な結合組織で構成されるスペースはさらに骨盤底にまでつながっている．このスペース(後述)は，膀胱の左右側方で骨盤底に至る膀胱側腔と仙骨子宮靭帯左右側方で直腸に沿って骨盤底に至る直腸側腔につながり，この膀胱側腔と直腸側腔側の間に基靭帯(内腸骨静脈に由来する骨盤壁静脈に流入する深子宮静脈を含む)が存在し，基靭帯の下方骨盤底でこれらのスペースが交通する形になっている．

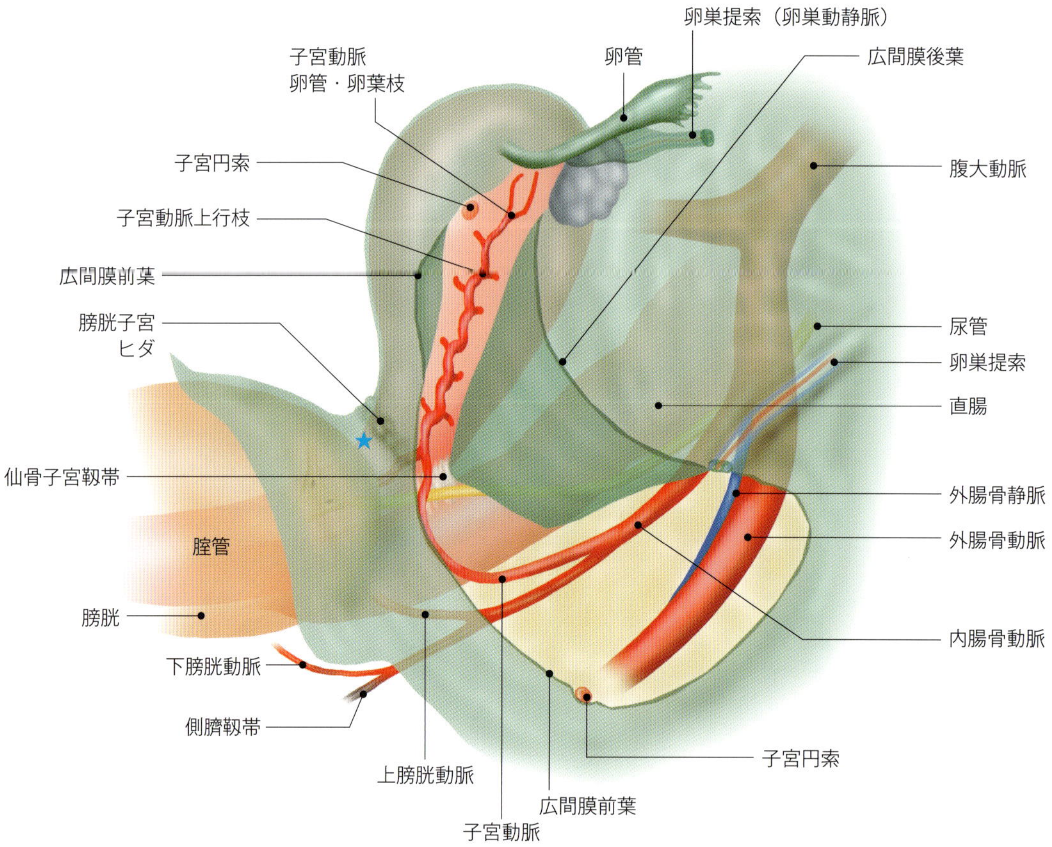

図8 子宮動脈などの血管群の透見図

広間膜腔の結合組織と脂肪組織を取り除き，膀胱，膀胱三角部，尿管，腟管，直腸と内腸骨動脈から分枝する子宮動脈などの血管群．
★：膀胱子宮窩

　この広間膜腔と単純子宮全摘術の操作で問題となる主な組織は，①前葉の中の円靱帯，②後葉との境を走る卵巣提索（卵巣動静脈），③後葉の中の尿管，④骨盤壁血管群の一つである内腸骨動脈から分かれて結合組織の中を子宮頸部へと走行する子宮動脈本幹である．

　広間膜腔は子宮の左右で粗な結合組織が充満した腔を形成しているが，この腔は子宮前面の膀胱臓側腹膜と子宮臓側腹膜との移行部の間の腹膜下で左右が交通する形になっている．膀胱から子宮臓側腹膜に移行する部位には膀胱子宮ヒダ(plica vesico-uterina)と称する腹膜の皺ができ，この移行部位腹膜と子宮頸部と膀胱頂部で囲まれた部分の粗な結合組織を取り除くと左右の広間膜腔が交通する（図 5〜8）．一方，子宮の後面では直腸と子宮の間に左右に仙骨子宮靱帯が存在するため，これを切断すれば左右の広間膜腔が交通する形になる．

単純子宮全摘術　基本原理と局所解剖　◆　39

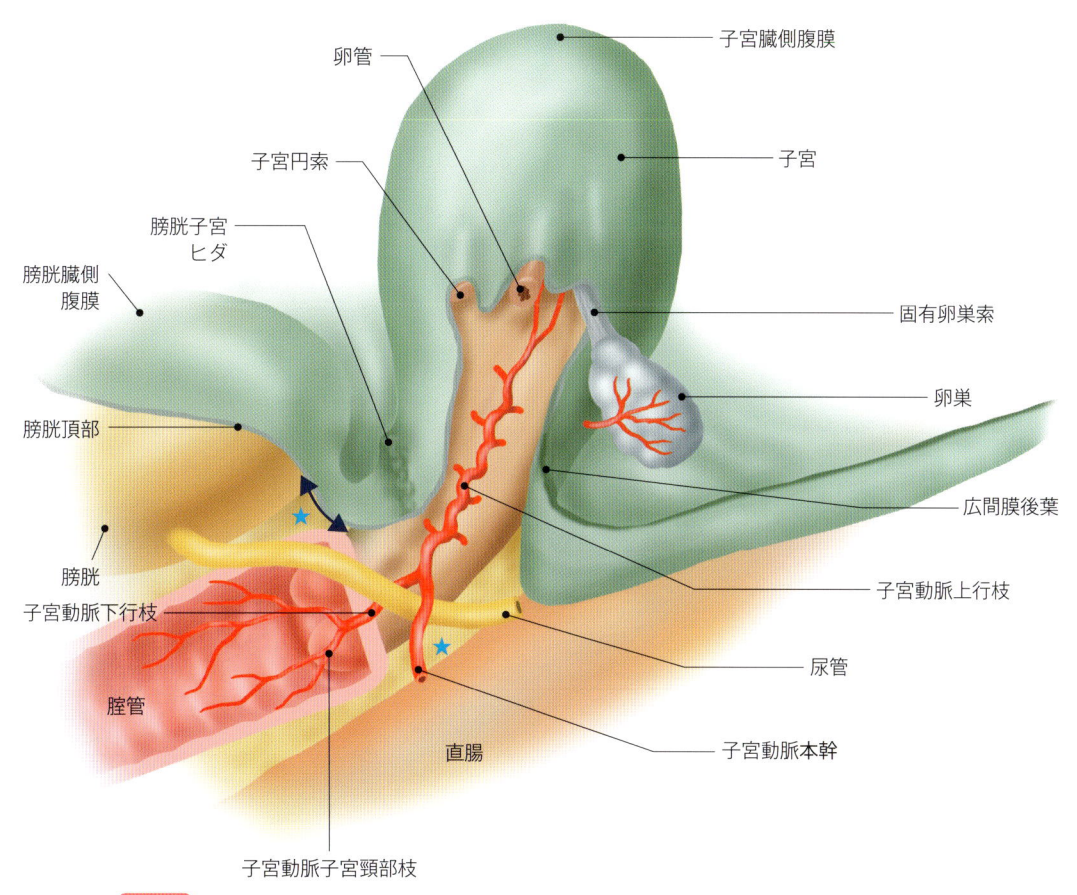

図9　子宮動脈とその分枝，および尿管の位置関係
↔で示した部位の腹膜は★印で示した粗な結合組織で裏打ちされた腹膜で，簡単に剝離できる．ここを剝離すると左右の広間膜腔が連続する．

2）血管に関する知識

　子宮を栄養する血管としては，内腸骨動脈から分枝して子宮に至る子宮動脈本幹（図8）は内子宮口よりやや下方で上行枝と下行枝に分枝し（図9, 10），上行枝は子宮体部側方に沿って上行し卵管間膜内の子宮動脈卵管枝や子宮動脈卵巣枝となり，また，卵巣提索の中を通って卵管間膜に入る卵巣動脈と交通する形になっている（図10）．上行枝の一部は子宮円索枝となる．

下行枝は子宮頸部から腟に至る子宮動脈子宮頸枝となる（図9）．通常は動脈に静脈が並走している．単純子宮全摘術で切除する血管としては，卵巣を摘出する際は卵巣提索の中の卵巣動静脈を，卵巣を保存する際は子宮動静脈卵巣枝と卵管枝を，そして子宮円索の子宮動静脈子宮円索枝と子宮動静脈上行枝が主たるものとなる．

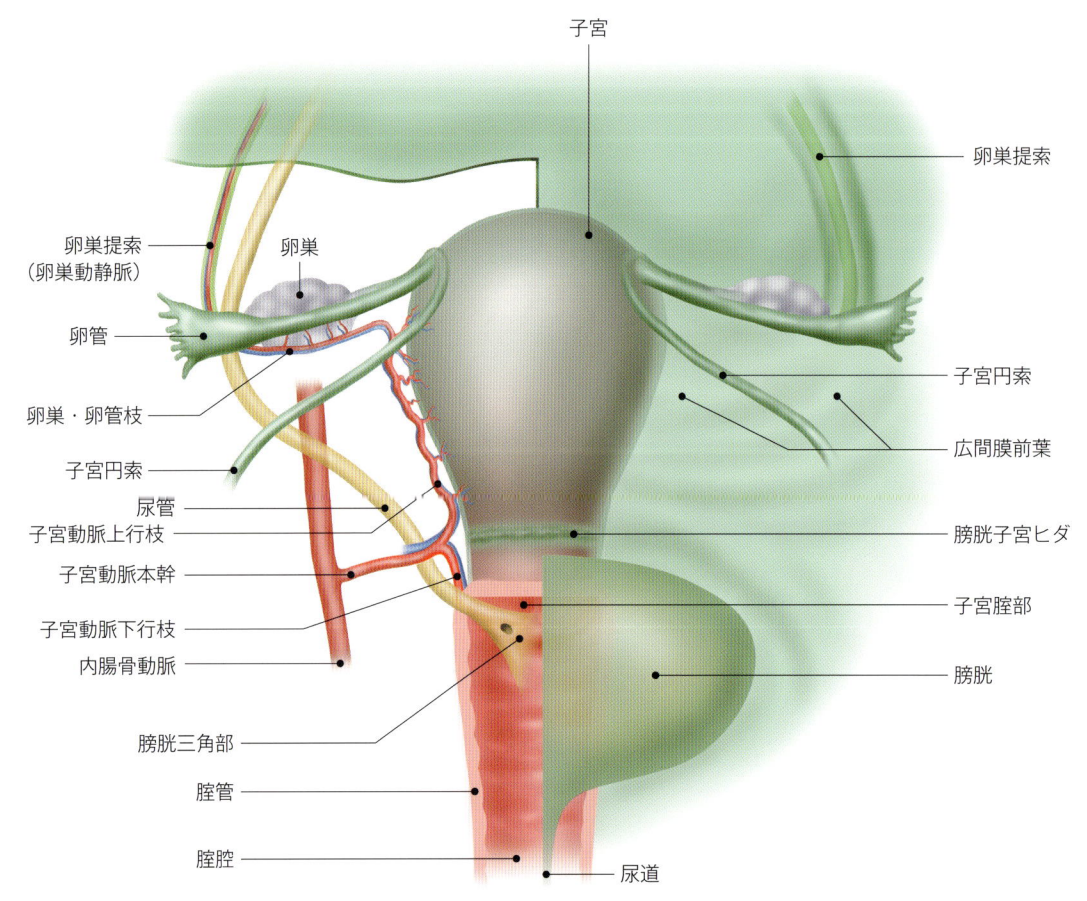

図10 単純子宮全摘術に必要な子宮近傍組織の解剖図（前方よりみた図）
左図は広間膜と膀胱を取り除き，広間膜腔内の尿管，血管の走行を明らかにした図である．右図は腹膜に覆われたままの図である．

3) 子宮を支持している靱帯および結合組織に関する知識

a. 子宮円索

固有卵巣索にはじまり子宮卵管角部付近を経て広間膜前葉に含まれた形で，下側方骨盤腹膜を貫通し外鼠径輪を通って外陰に終わる索状物である（図4, 6）．子宮卵管角部付近から外鼠径輪に向かう広間膜前葉を走る索状物として認識される．この広間膜上の索状物を持ち上げて切断すると広間膜腔の粗なクモの巣状の結合組織が広がる．血流はあまり多くないが，結紮が必要な組織である．

b. 卵巣提索

腹大動静脈より分枝して尿管に沿うような形で走行し卵巣の骨盤側に至る卵巣動静脈を覆う腹膜と，それに含まれた結合組織で構成された骨盤内の索状物である（図4, 6〜8, 10, 11）．この索状物は靱帯と称するより動静脈が主体で，支持組織としては弱く，また傷つけると大出血する．卵巣動静脈は腹大動静脈から分枝後，一度尿管と交差し尿管の外側方を並走するが，総腸骨動静脈上から骨盤腔に入るときは尿管のすぐ外側を走行する形になる（図4, 6〜8, 10, 11）．単純子宮全摘術で卵巣提索を結紮・切断する部位はこの卵巣動静脈の骨盤腔に入る部分であるので，尿管との関係の確認が必要となる．

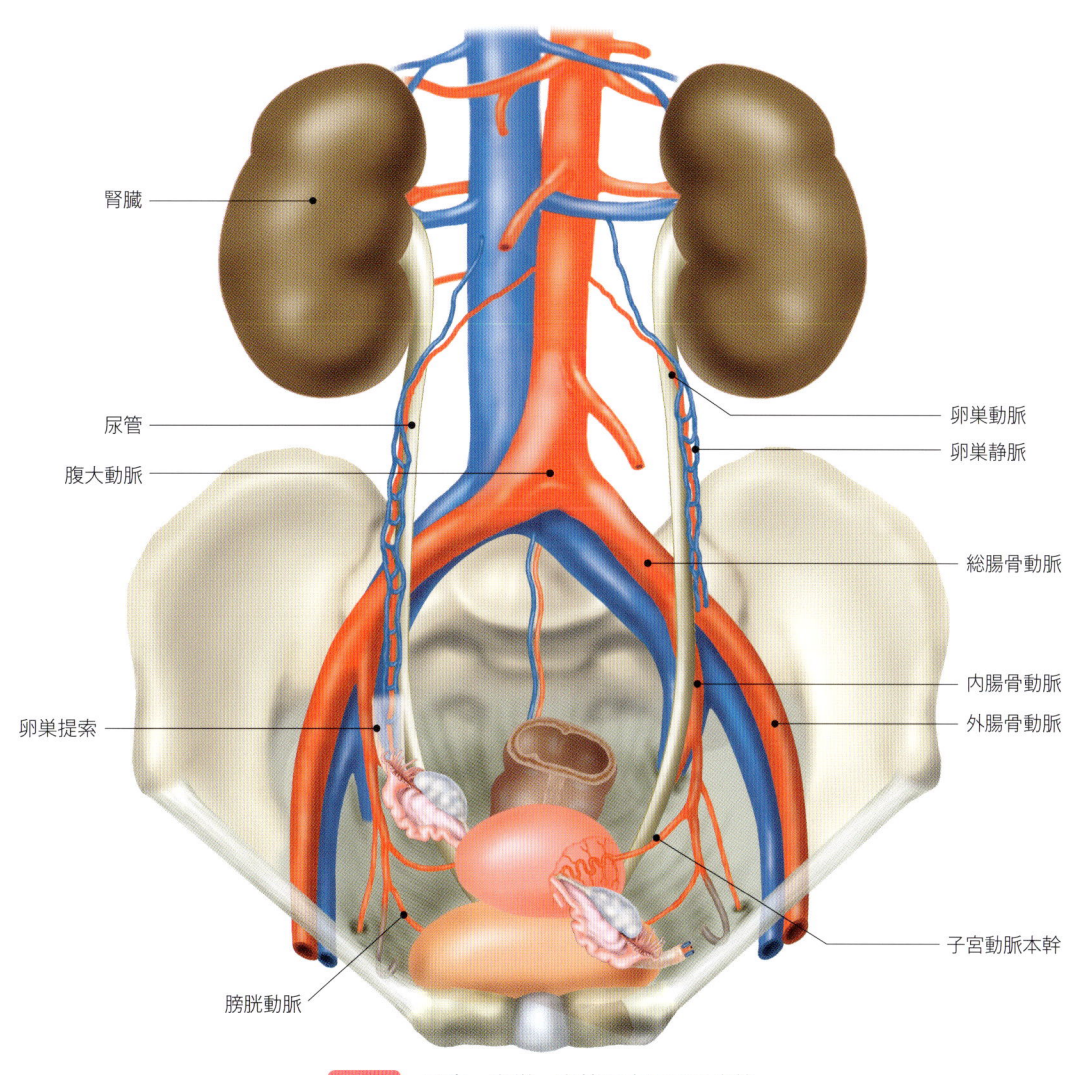

図11 子宮・卵巣・卵管を支配する血管

c. 仙骨子宮靱帯

　子宮頸部左右後方から直腸側方を経て仙骨側部に達する筋性筋膜の硬さをもった靱帯である（図2，3，12～14）．子宮を上方に牽引し，直腸を頭側に牽引すると，子宮頸部後面左右に索状構造物として認識できる．直腸と子宮頸部中央の腹膜の凹みはダグラス窩とよばれ，この部位の腹膜を切開すると直腸と腟との間の粗な結合組織が簡単に剝離できる．この直腸と腟中央剝離面の左右に子宮頸部から直腸側面に触れる索状物が仙骨子宮靱帯である．血管はあまり多い組織ではないが，結紮・切断するほうがよい．

　仙骨子宮靱帯を覆っている腹膜の左右骨盤側は広間膜後葉に移行する．この仙骨子宮靱帯を覆う腹膜が広間膜後葉に移行する部位は，それまで広間膜後葉に沿って下降してきた尿管が広間膜後葉を離れて広間膜腔の粗な結合組織の中へと走行を変える部位である．この部位は尿管との距離があまり離れていないことから，仙骨子宮靱帯を結紮・切断するときは尿管の位置の確認が必要となる（図12，13）．

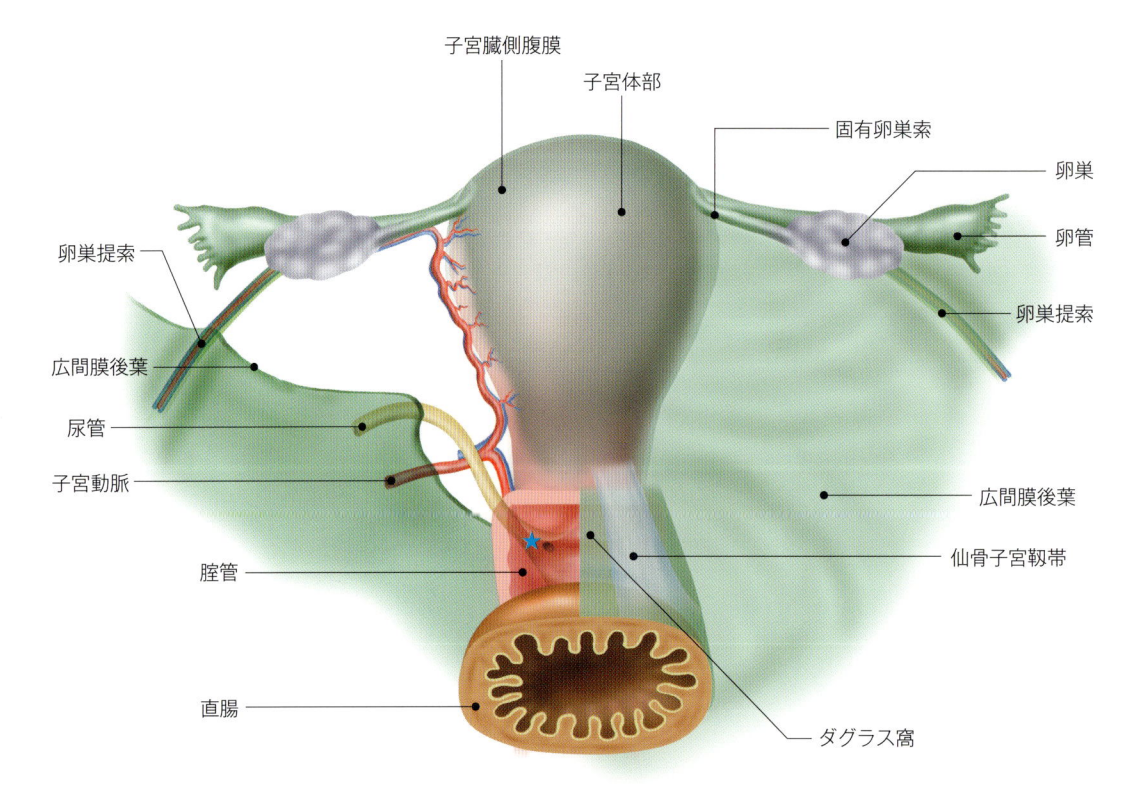

図12 子宮後方からみた子宮近傍組織
左図は広間膜後葉と仙骨子宮靱帯を取り除き，尿管が膀胱三角部に至る過程を透見した形で図示してある．
★：膀胱三角部

d．広間膜腔の結合組織

　広間膜の前・後葉(図4)を切り開くと子宮と骨盤までの間の左右にクモの巣状の結合組織が存在する(図6, 7)．この結合組織の中には毛細血管が存在するだけでこれを切開してもほとんど出血しない．しかし，肉眼的に確認しうる血管が存在するときは，結紮・切断する．この結合組織の剝離は子宮動脈本幹が子宮動脈上行枝に分枝するところまで行う(図8)．子宮動脈本幹の高さまでは手術的に問題となる組織はほとんど存在しない．

e．膀胱と子宮頸部の関係

　子宮の臓側腹膜は，その前面下方で膀胱子宮ヒダを形成したのち，膀胱の臓側腹膜へと移行する(図3, 5〜10, 13)．この膀胱へと移行する腹膜は膀胱頂部付近では膀胱壁とは強固に接着しておらず，膀胱子宮ヒダ下方から膀胱頂部付近までの間には粗な結合組織で満たされた組織間隙を形成している(図5, 9)．また，膀胱子宮ヒダそのものは，子宮臓側腹膜が子宮筋から膀胱方向へと移行し始める部位に形成される．

　一方，膀胱と子宮頸部は，子宮頸部前方の中央部分において粗な結合組織で結ばれている(図5, 9)．したがって，膀胱と子宮頸部前方の中央部分を剝離することは簡単である．子宮頸部前方筋膜に沿って粗な結合組織を剝離すれば膀胱を子宮頸部から分離することができる．しかし，粗な結合組織で両者が結ばれているのは腟管上部までであり，腟管前面に膀胱三角部が付着している部分を剝離するのは容易でない．したがって，単純子宮全摘術で膀胱を剝離する高さは膀胱三角部の上端までとなる(図3, 5, 8, 10)．

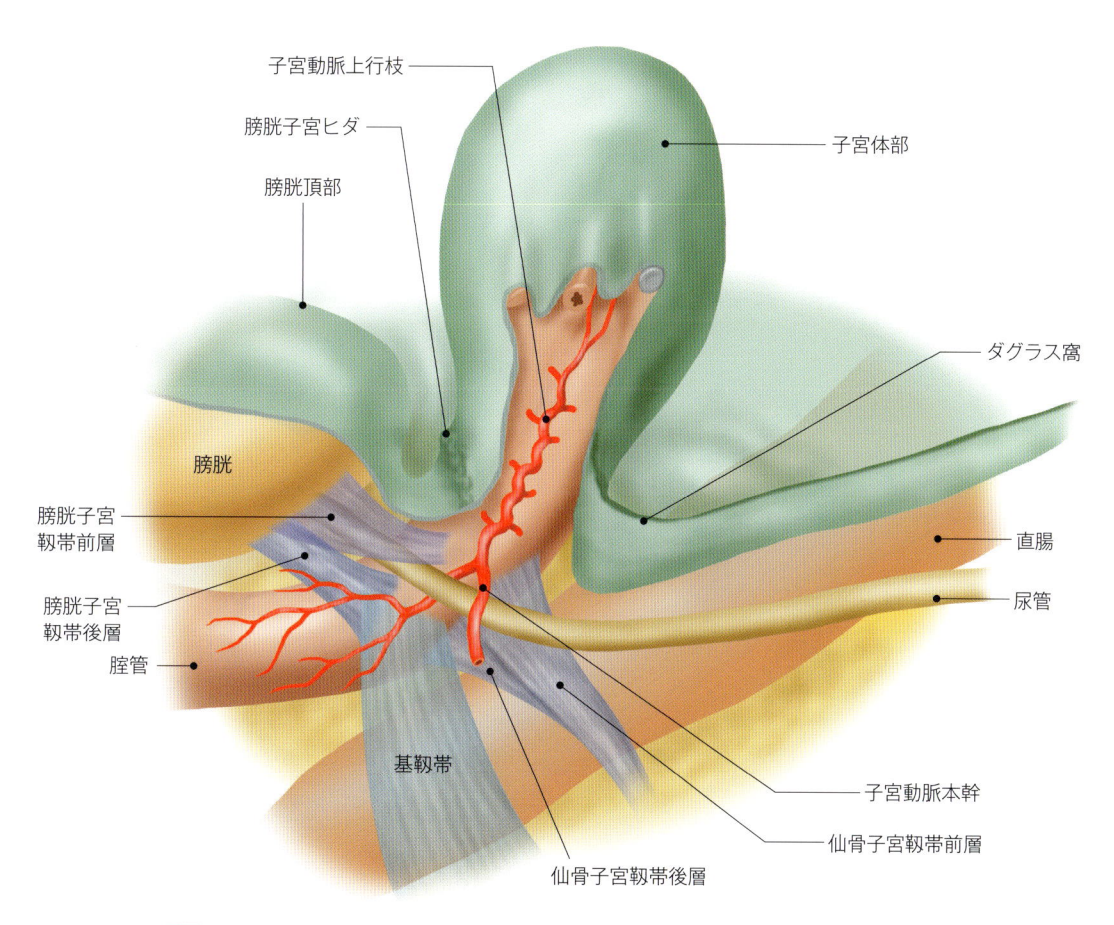

図 13 膀胱，子宮，直腸との関係で存在する靱帯群を示した図
尿管は子宮動脈本幹の下をくぐり，膀胱子宮靱帯の前・後層の間を通って膀胱に至る．

f. 膀胱子宮靱帯

子宮頸部左右において膀胱との間に存在する結合組織と血管を含む組織である．この中を尿管が貫通しており，尿管が広間膜腔の粗な結合組織から子宮動脈本幹の下をくぐった後にこの靱帯に入る（図 1，13）．尿管の前面を覆う部分を膀胱子宮靱帯前層と称し，後面を覆う部分を膀胱子宮靱帯後層と称する（図 13，14）．膀胱子宮靱帯前層の表層を子宮頸部上方から膀胱に至る粗な結合組織が覆っている．尿管は子宮動脈本幹の下を走った後に，膀胱子宮靱帯前・後層の間に進入する．膀胱子宮靱帯前・後層は，ともに血管が豊富な組織であり，この部位の損傷は尿管損傷につながりやすい．しかし，単純子宮全摘術ではこの膀胱子宮靱帯そのものではなく，膀胱子宮靱帯前層の一部が子宮頸部に付着している部位を切断することになるので，本術式では誤った操作をしない限り，あまり問題は生じない部位である．

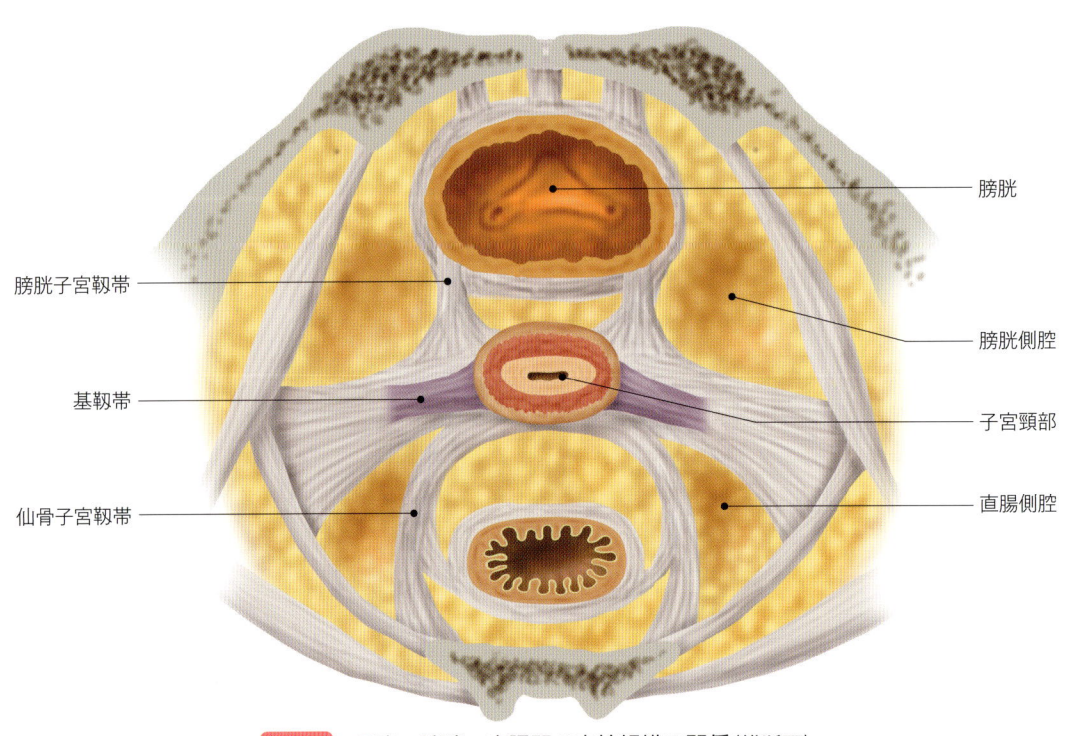

図14 子宮・膀胱・直腸間の支持組織の関係（横断面）

膀胱子宮靱帯
基靱帯
仙骨子宮靱帯
膀胱
膀胱側腔
子宮頸部
直腸側腔

g．尿管の走行

　解剖学的に尿管は腎盂から膀胱に達するまでの間，後腹膜腔を走行する（図4，6〜13，15）．腎盂から走行を始める尿管は後腹膜腔の粗な結合組織に覆われ，総腸骨血管上を交叉し卵巣提索の血管群をくぐるようにして小骨盤腔へ進入する（図4，6〜8，10，11，15）．この小骨盤腔へと進入した尿管は広間膜後葉に接しながら下降し子宮へと近づいてくるが，尿管は仙骨子宮靱帯の側方に至ると広間膜後葉を離れ，広間膜前葉と後葉との間に構成されている広間膜腔の粗な結合組織の中をさらに下降する．尿管がこの広間膜腔の粗な結合組織に覆われつつ下降しているのは子宮動脈本幹付近に至るまでである（図6〜8）．子宮動脈本幹付近まで下降した尿管は，やや前方へと方向を転じ（図6〜10），子宮動脈本幹の下をくぐった後に子宮頸部との距離を短縮しつつ膀胱子宮靱帯前層と後層との間（いわゆる尿管トンネル）を貫通して膀胱三角部の左右の頂点に達し，膀胱腔に開口する．

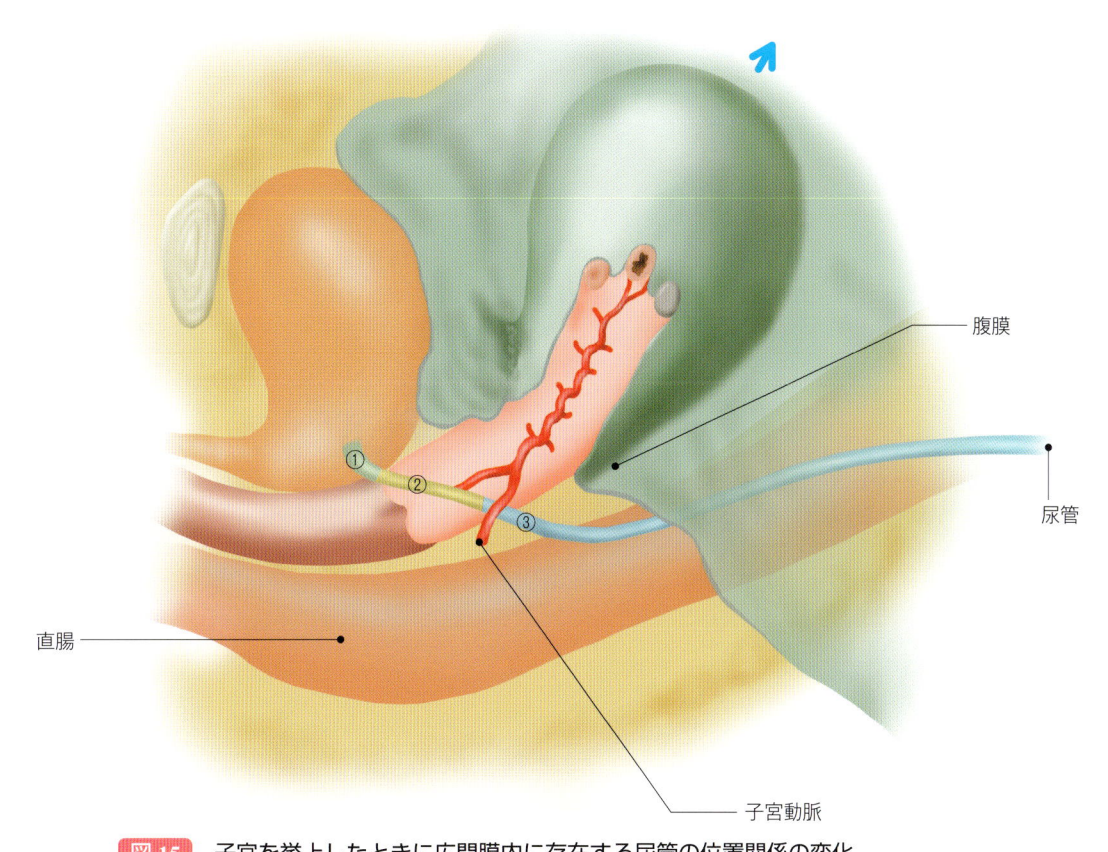

図15 子宮を挙上したときに広間膜内に存在する尿管の位置関係の変化
①尿管がほとんど移動しない部分，②尿管移動性のあまりない部分，③尿管移動性のよい部分．

4）単純子宮全摘術と尿管

　小骨盤腔において尿管は子宮動脈本幹付近に至る高さまで，基本的に広間膜後葉に沿っているか，あるいは広間膜腔の粗な結合組織に覆われているだけである．したがって，こうした部位に何らかの原因（子宮内膜症，付属器炎など）によるよほど強度の癒着が存在しない限り，尿管はこれらの組織から容易に分離できる．ここまでは，手術的に尿管自体をあまり無理なく移動しうる部分である．本書では，尿管移動性のよい部分と称する．実際，比較的簡単に尿管の走行が確認できる部位である（図15, 16）．

　次いで，尿管が子宮動脈本幹をくぐり膀胱子宮靱帯を貫通する部分は，広汎子宮全摘術ではこの靱帯を前・後層に分離することによって尿管を直接露出させ側方へと移動させるが，単純子宮全摘術では原則的にはこの操作を行わない．むしろ単純子宮全摘術では，膀胱子宮靱帯と基靱帯の子宮付着部を子宮頸部から離断する手術操作（図1, 2）を行うために，尿管は膀胱子宮靱帯に包まれたままの状態で側方に移動させることになる．いわばこの間は尿管移動性のあまりない部分であり，膀胱子宮靱帯に包まれているために単純子宮全摘術では尿管の走行が確認しにくい部分である（図15, 16）．

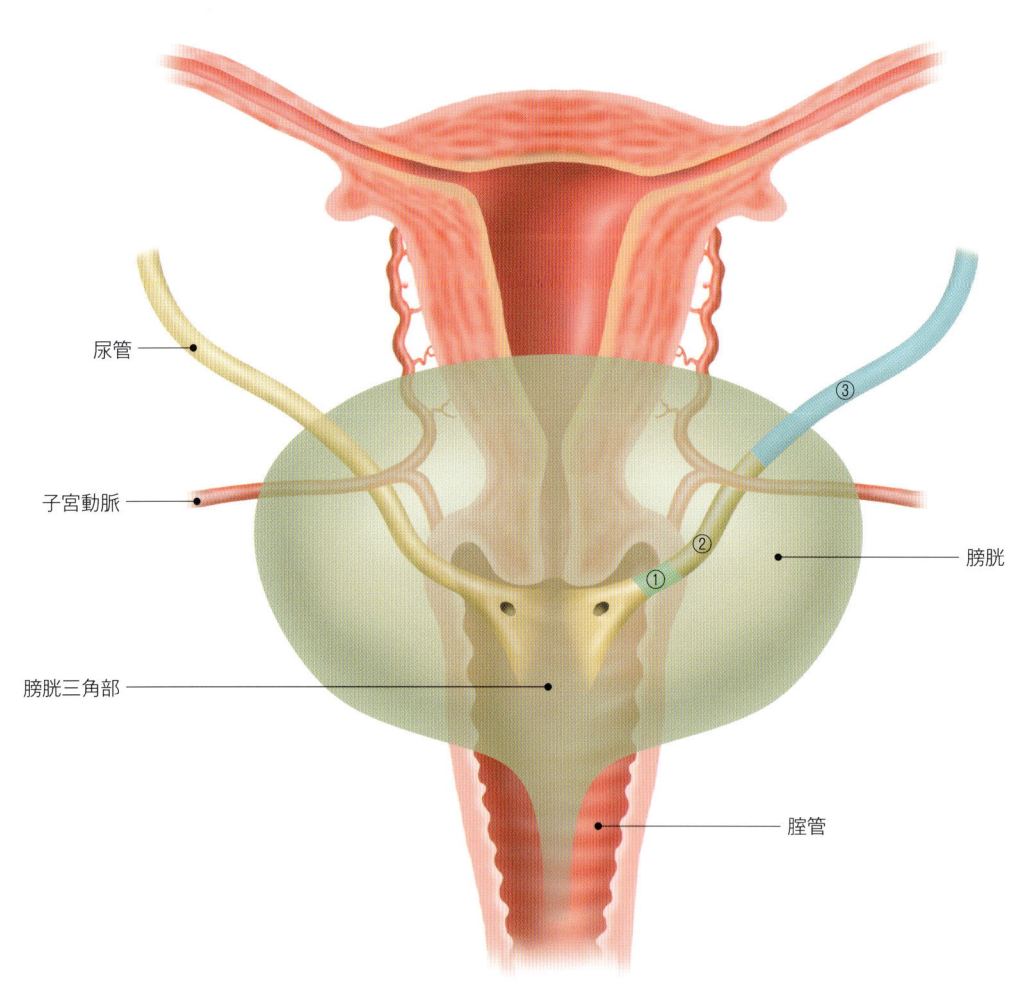

図16　単純子宮全摘術での尿管の移動
①尿管がほとんど移動しない部分，②尿管移動性のあまりない部分，③尿管移動性のよい部分．

　この先の部分，すなわち，尿管が膀胱三角直前で腟壁に近く結合組織を貫通する部分は，単純子宮全摘術の操作では尿管がほとんど移動しない部分となる（図15, 16）．

　尿管の移動性という点から単純子宮全摘術をみると図15, 16のような三つの特色をもった部分に分けることが可能である．単純子宮全摘術の手術操作を安全に進めるためには，この手術操作と尿管の相対関係を理解しておく必要がある．また，このことを理解しておけば単純子宮全摘術の操作のなかで最も問題となる子宮頸部支持組織の結紮・切断操作にも合理的な対処法が導かれるはずである．

単純子宮全摘術
腹式

単純子宮全摘術の手術原理と局所解剖についてはすでに解説したが，この手術原理に沿って単純子宮全摘術を進めると，どのような手順になるかを次に解説する．

1　手術操作手順

これから述べる手術操作は，術者が患者の左側に立ち，手術の前立ち（助手）が右側に立った手術操作である．本項では，患者の右側の手術操作についての記述にとどめる．左側は右側の操作に準じればよい．手術操作の方向性については，患者を中心にして上方（頭側），下方（足側），左方，右方，前方（腹壁側），後方（背側）とした記述を行う．

2　開腹の方法

下腹中央縦切開を恥骨結合上縁から臍下2cmまで加える．このとき，臍・恥骨間の距離が短い場合や腫瘍が骨盤腔を超えるほど巨大な場合などでは，時に切開を臍側方に，臍を取り巻くように延長する必要がある．

手術野は，できるだけ広いほうが手術を施行しやすい．特に初心者が最初から狭い術野で手術を進めることは望ましくない．切開創を小さくすることによって手術が困難なものになっては何にもならない．自己の技術レベルに照らして，必要かつ十分な術野の確保ができる切開創の大きさにする．

腹直筋膜にメスで縦切開を恥骨結合上縁から臍直下（あるいは延長した皮膚切開端の直下）まで加える．次いで腹直筋膜の白線（linea alba）を露出し，これにメスで縦切開を加え腹膜を露出させる．腹膜にメスで小切開を加え，その左右の腹膜切開端を2本のケリー鉗子で挟み，左右の腹膜端を持ち上げつつ上下に腹膜切開を延長する．

腹膜の癒着がないことを肉眼的あるいは用手的に確かめて，まず臍方向に腹膜切開を延長する．恥骨方向に切開を延長する場合は腹膜に膀胱が共存しているので，膀胱の損傷を避けなければならない．腹壁腹膜にのった形の膀胱は，腹腔側から腹膜を透見すれば，ある程度その輪郭がつかめる．膀胱前面を覆った粗な結合組織をクーパー剪刀で少しずつ剥離・切断していくと，さらに膀胱の形状は明瞭となる．

こうして明瞭となった膀胱を避けながら，恥骨方向への腹膜切開を延長する．恥骨方向へ腹膜を切り下げる高さは，切り下げた前腹壁腹膜端が恥骨弓にそのまま沿うようになるまでである．腹膜が膀胱の上で屋根のように張り出していると，その後の手術操作が難しくなるので，この段階で十分に腹膜を切り下げておくことが大切である．

腹膜が十分に切開されたら，左右の腹壁を手持ちの開腹鉤で持ち上げつつ腹腔内の様子を詳細に検討する．癒着の有無，上腹部臓器の異常の有無を確認したうえで，大腸および小腸を上腹部の方向に紐付きガーゼで押し上げ，骨盤腔には膀胱，子宮，付属器，直腸とS状結腸の一部のみが残る形にして固定開腹鉤をかける（図1）．

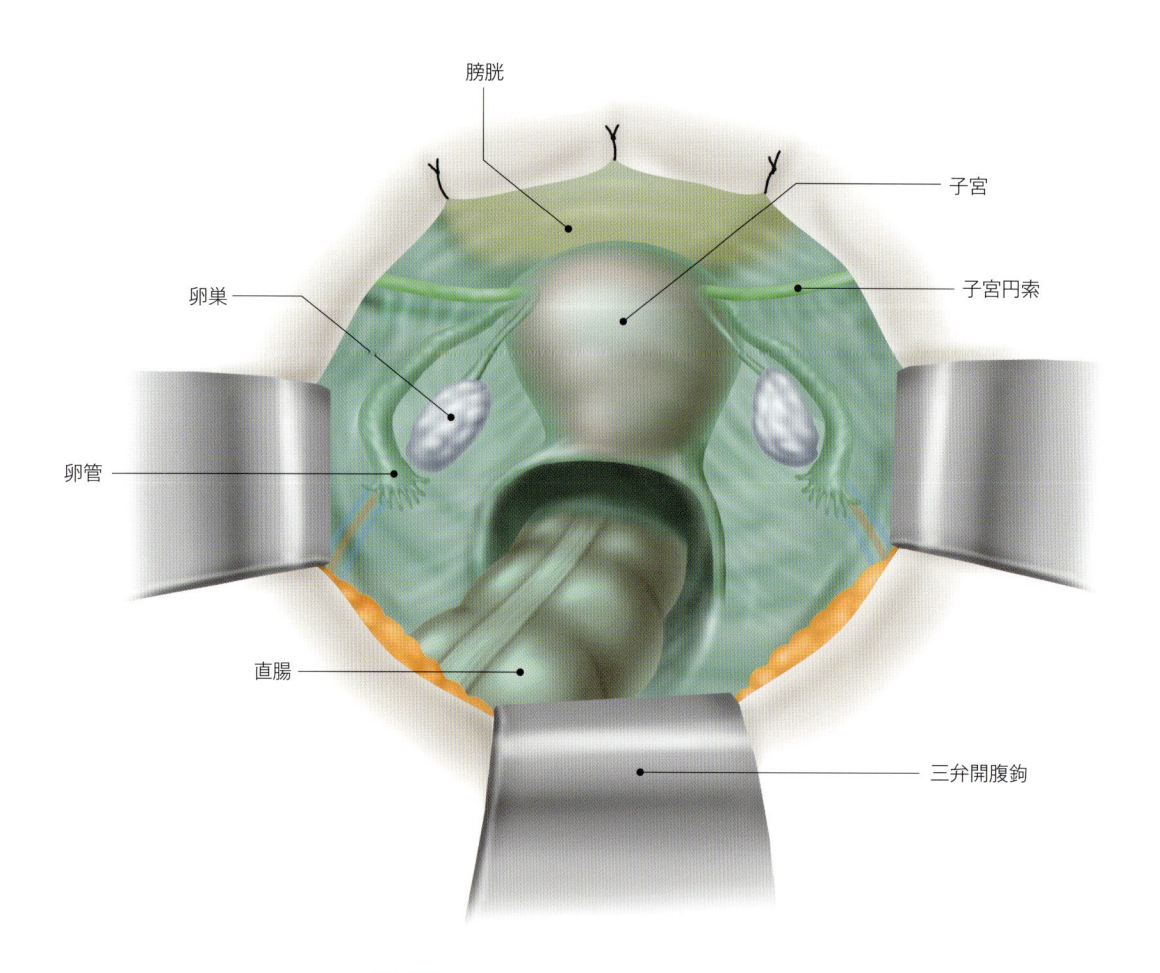

図1 開腹し，骨盤内を展開したところ

3　子宮の牽引

　子宮を摘出する手術では，適度な牽引力と角度を子宮に加え，子宮と他臓器間に存在する組織間隙を，解剖学的に最も的確かつ自然に近い状態で展開できるように緊張させることが大切である．

　牽引のための子宮の把持方法には2通りある．一つは子宮体部そのものを各施設で工夫されている子宮把持鉗子で挟むか，もう一つは2本の長コッヘル鉗子で左右の付属器が子宮体部と付着する部位を挟むか，である．

　子宮体部悪性腫瘍や子宮の感染が疑われるときは，子宮体部そのものを子宮把持鉗子で挟んではならない．子宮把持鉗子をかける位置は，もともと子宮底中央であると考えられる部位を見定めて，その位置にかける．

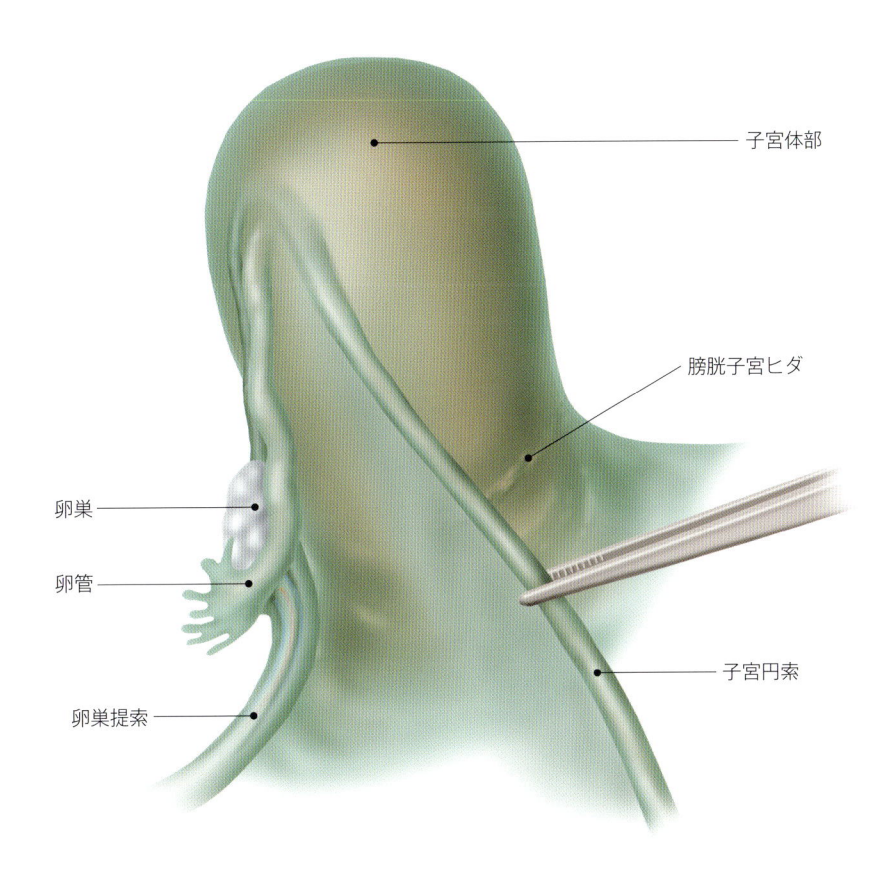

図2 子宮円索をピンセットで把持する

4 子宮円索の結紮・切断

　解剖学的に最も腹壁側に存在し，他臓器との関連の少ない子宮円索の結紮・切断という操作から開始する．

　子宮を左上方に牽引することによって右側の子宮円索を直線的に緊張させる．緊張した子宮円索をピンセットで把持し（図2），子宮円索の実態を確認したうえで，子宮円索の子宮体部付着部と骨盤壁侵入部との中央付近に約1.5 cmの間隔をあけて2本の結紮糸をかけ（図3, 4），その中間を切断する（図5, 6）．

50 ◆ 臨床解剖学に基づいた 新版産婦人科手術シリーズ Ⅰ

図3 子宮円索に結紮糸をかける

広間膜前葉

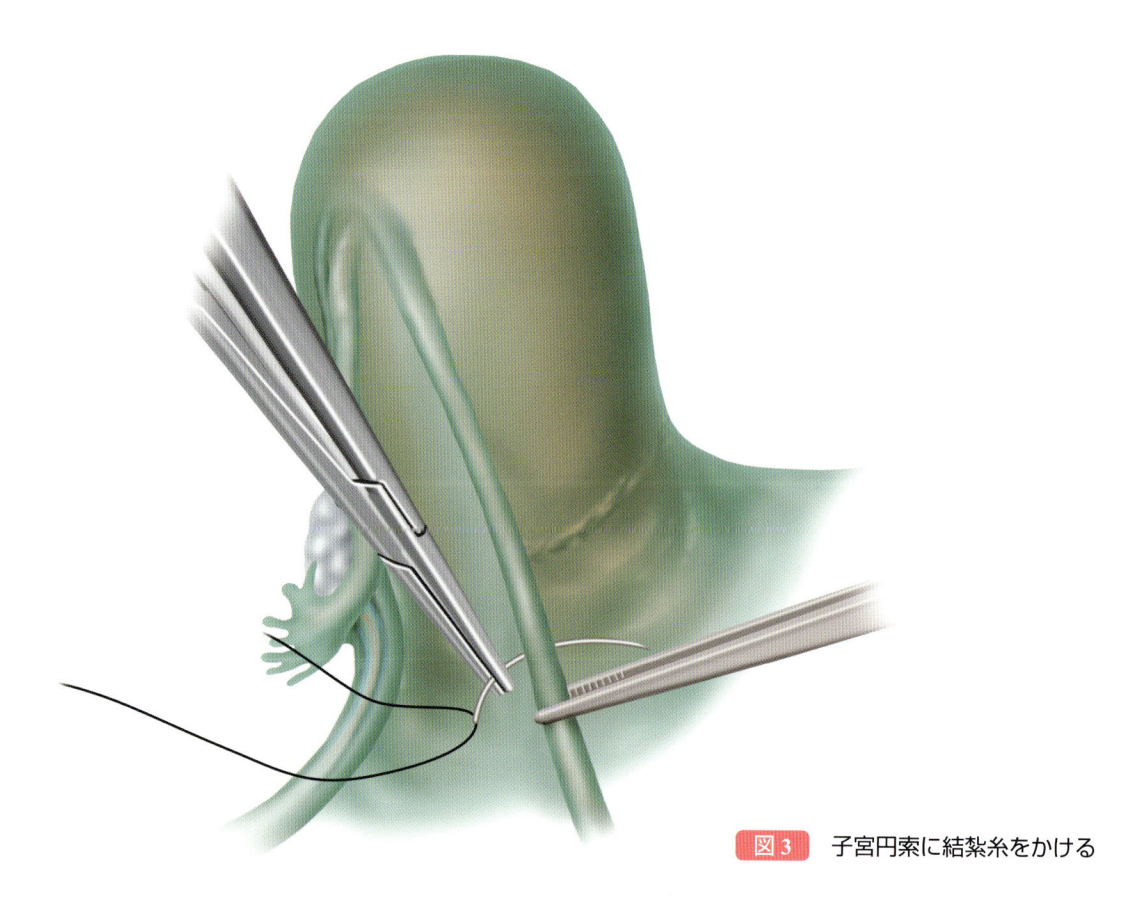

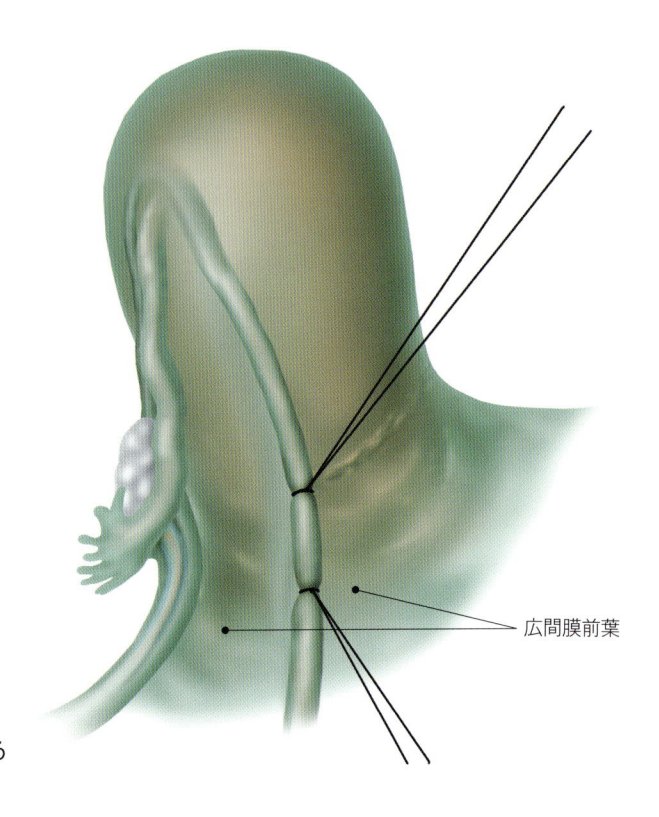

図4 子宮円索に2本の結紮糸をかける

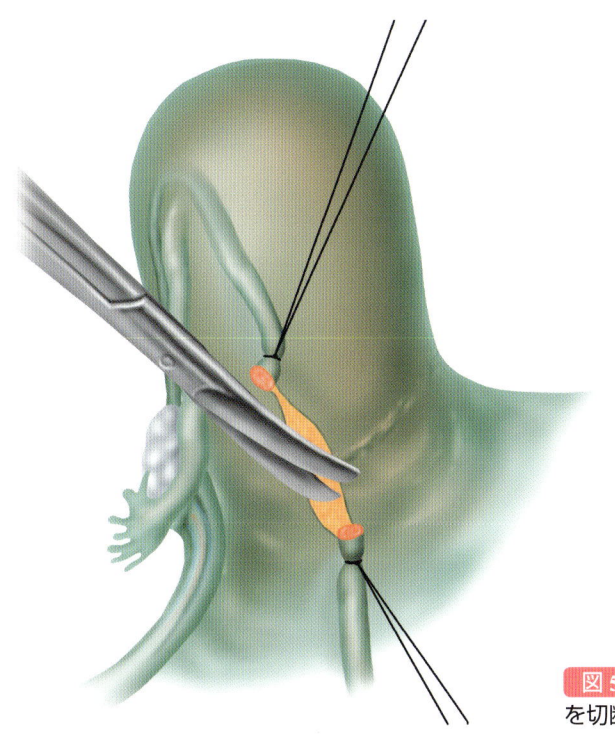

図5 子宮円索にかけた2本の結紮糸の中間を切断する

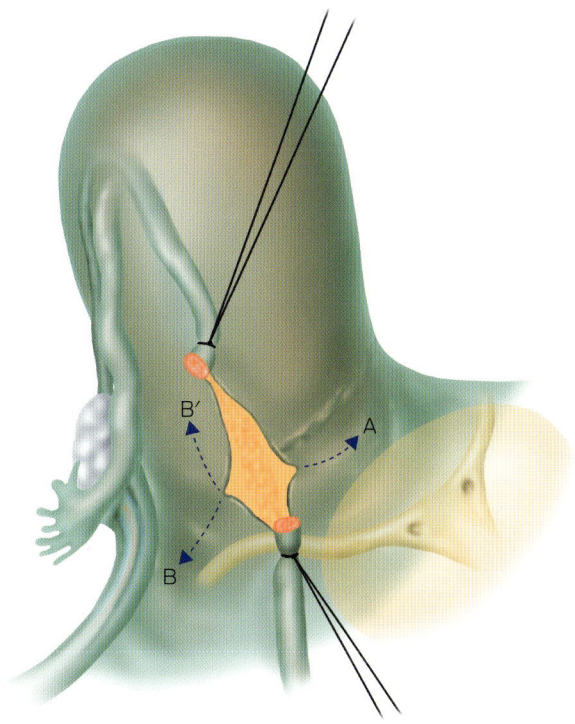

図6 子宮円索の結紮・切断
尿管の走行を示した.
B：付属器を摘出する場合.
B′：付属器を温存する場合.

　子宮円索が全周にわたって切断されていれば，広間膜壁に存在するクモの巣状の粗な結合組織が現れてくる．クモの巣状結合組織がみられないときは，子宮円索の切断が十分でないと考えてよい.

　子宮円索を切断したら2本の結紮糸のうち，骨盤側のものは以後の牽引のためにその末端に短コッヘル鉗子を付す．

52 ◆ 臨床解剖学に基づいた 新版産婦人科手術シリーズ Ⅰ

広間膜腔

広間膜前葉

図7 広間膜前葉の腹膜をピンセットで把持し，腹膜だけをそぐようにクーパー剪刀を挿入する

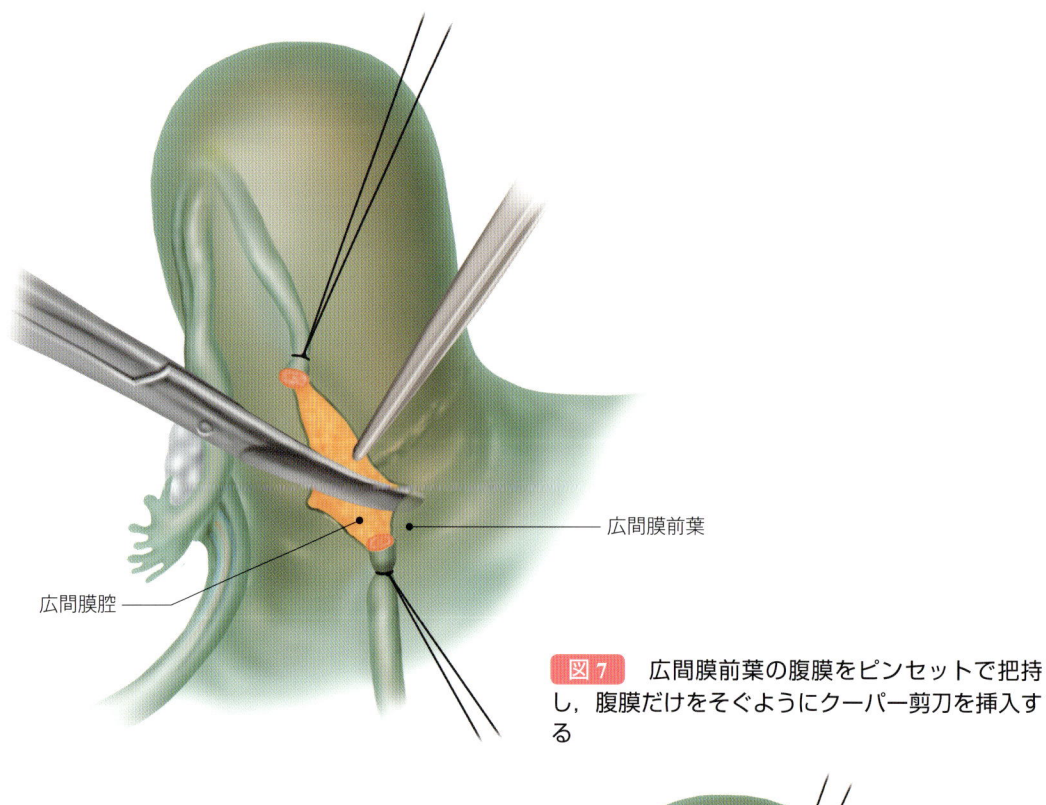

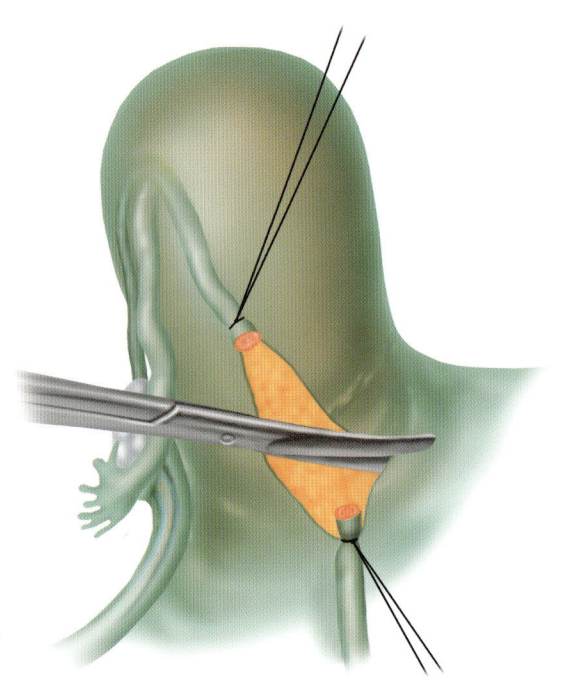

図8 広間膜前葉の切開を下方（恥骨側）に少し延長しておく

　次いで子宮を上方に牽引し，子宮円索結紮糸の骨盤側に付した短コッヘル鉗子を右側上方に牽引し，子宮円索の切断で明らかとなった広間膜前葉下方（恥骨側）切開端の腹膜を緊張させる．この緊張した広間膜前葉下方切開端の腹膜をピンセットで把持し，腹膜だけをそぐようにクーパー剪刀を挿入し（図7），広間膜前葉の切開を下方（恥骨側）に少し延長させておく（図6 点線 A，図8）．

単純子宮全摘術　腹式　◆　53

広間膜前葉

卵巣提索

図9　広間膜前葉上方(頭側)切開端をピンセットで把持し,腹膜だけをそぐようにクーパー剪刀を挿入する

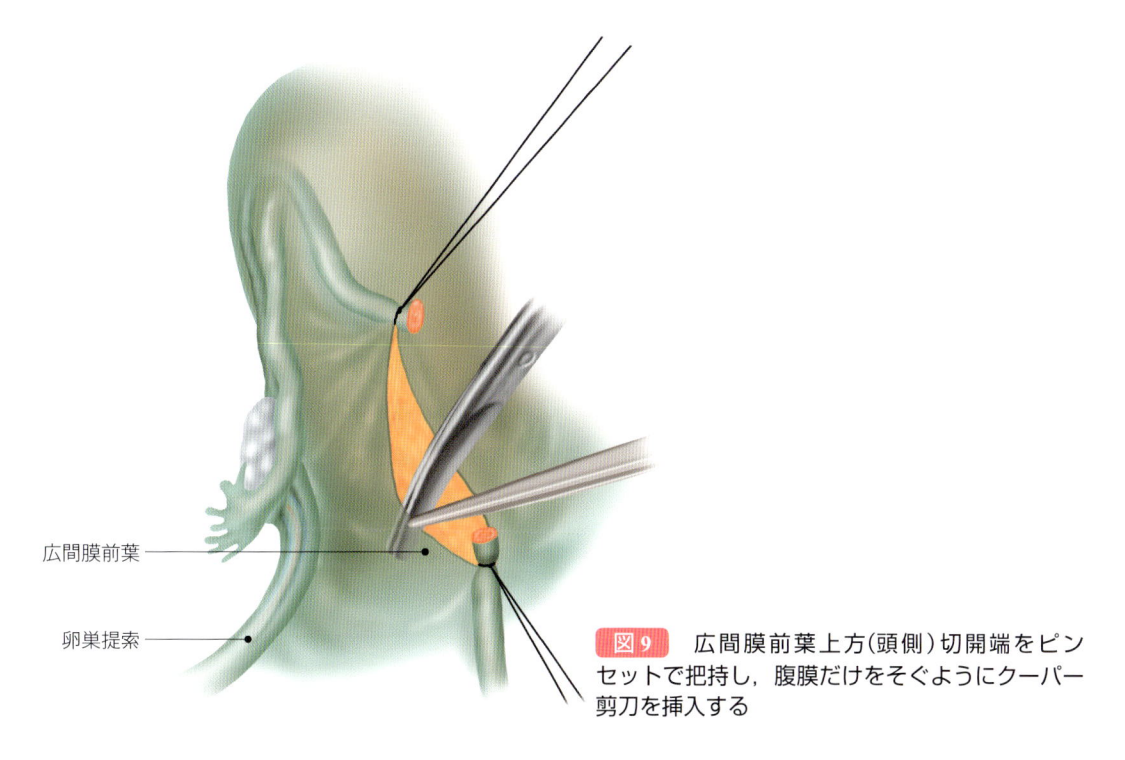

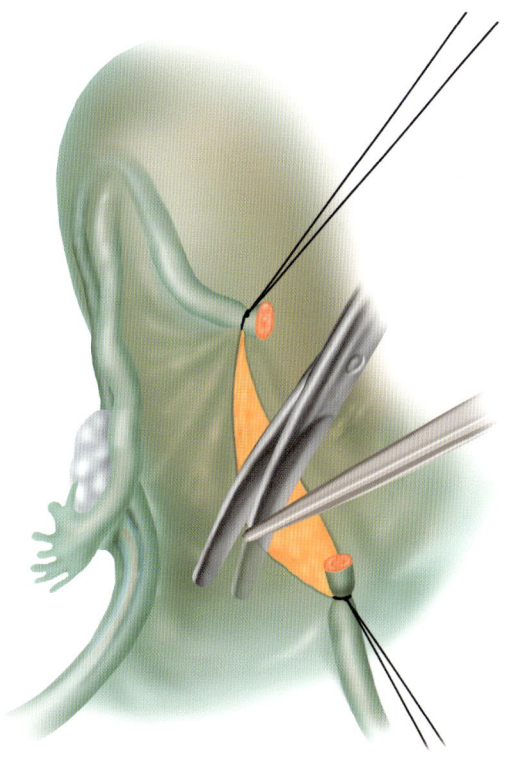

図10　広間膜前葉上方(頭側)の腹膜に切開を加える

　次に子宮を左側やや下方に牽引し,子宮円索骨盤側の結紮糸を右側やや下方に牽引することによって,広間膜前葉上方(頭側)切開端を緊張させ同様にクーパー剪刀を挿入して(図9),上方(頭側)にもやや延長させる(図6点線B,図10).

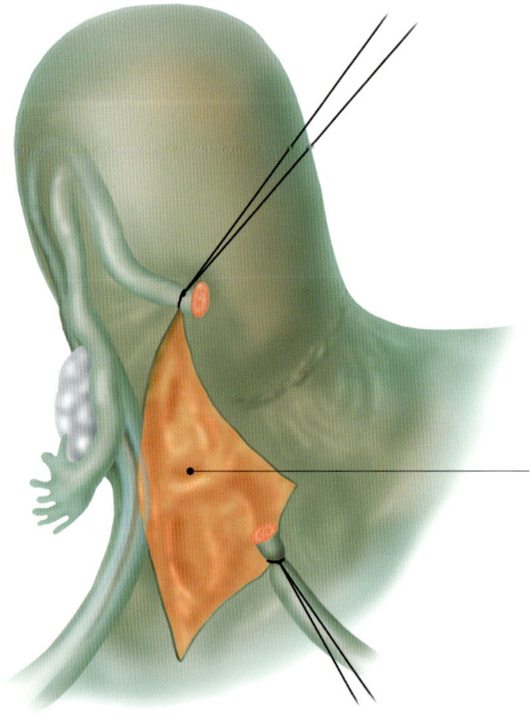

広間膜腔

図11 広間膜腔のクモの巣状結合組織を少し取りはらって，卵巣提索を確認する

5 卵巣提索（卵巣動静脈）あるいは卵管・固有卵巣索の結紮・切断

　付属器を摘出する場合は卵巣提索を確認，残す場合は卵管とそれに伴う血管群および固有卵巣索を確認し，これを結紮する．

　卵巣提索を結紮する際は，そのごく近傍を走る尿管を結紮の中に含めないことが大切である．そのためには，子宮円索の切断によってすでに一部展開された広間膜腔を少し広げ，広間膜腔のクモの巣状結合組織をクーパー剪刀で少しはらうようにして取り除き，まず広間膜後葉に位置する卵巣提索を確認し（図11），さらに尿管の走行を視覚的（peristalsis），あるいは触覚的（snapping sensation）な方法（図12，13）で確認する．

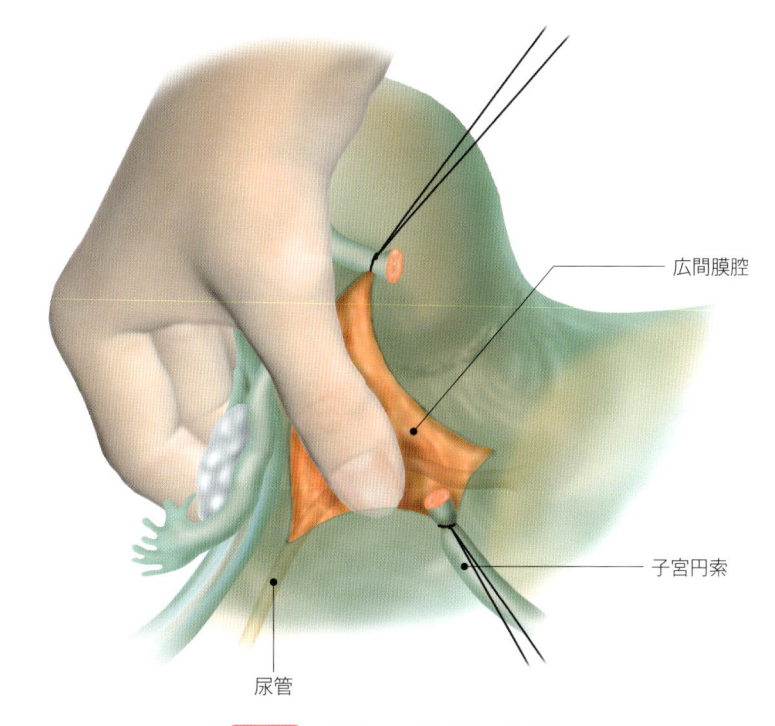

図12　触診による尿管の確認法

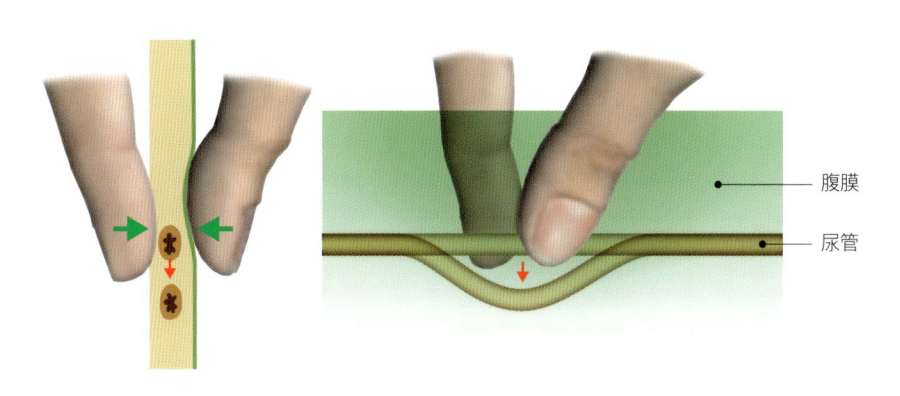

図13　snapping sensation の実際法

尿管の確認の方法

　snapping sensation とは，尿管と思われるものを母指と示指で挟み，少し力を加えるとその中に索状物を触れ，しかもこれが挟んだ指からくるっと逃げながらパチンと音がするような尿管独特の動きを感じる触診所見である（図 12，13）．

　これは他の血管などの索状物では感じられない感覚であり，何度か尿管を実際に指で挟み，自分の感覚として絶対に覚えておく必要がある．この snapping sensation を呈する索状物を追うことによって，尿管の走行が確認できる．

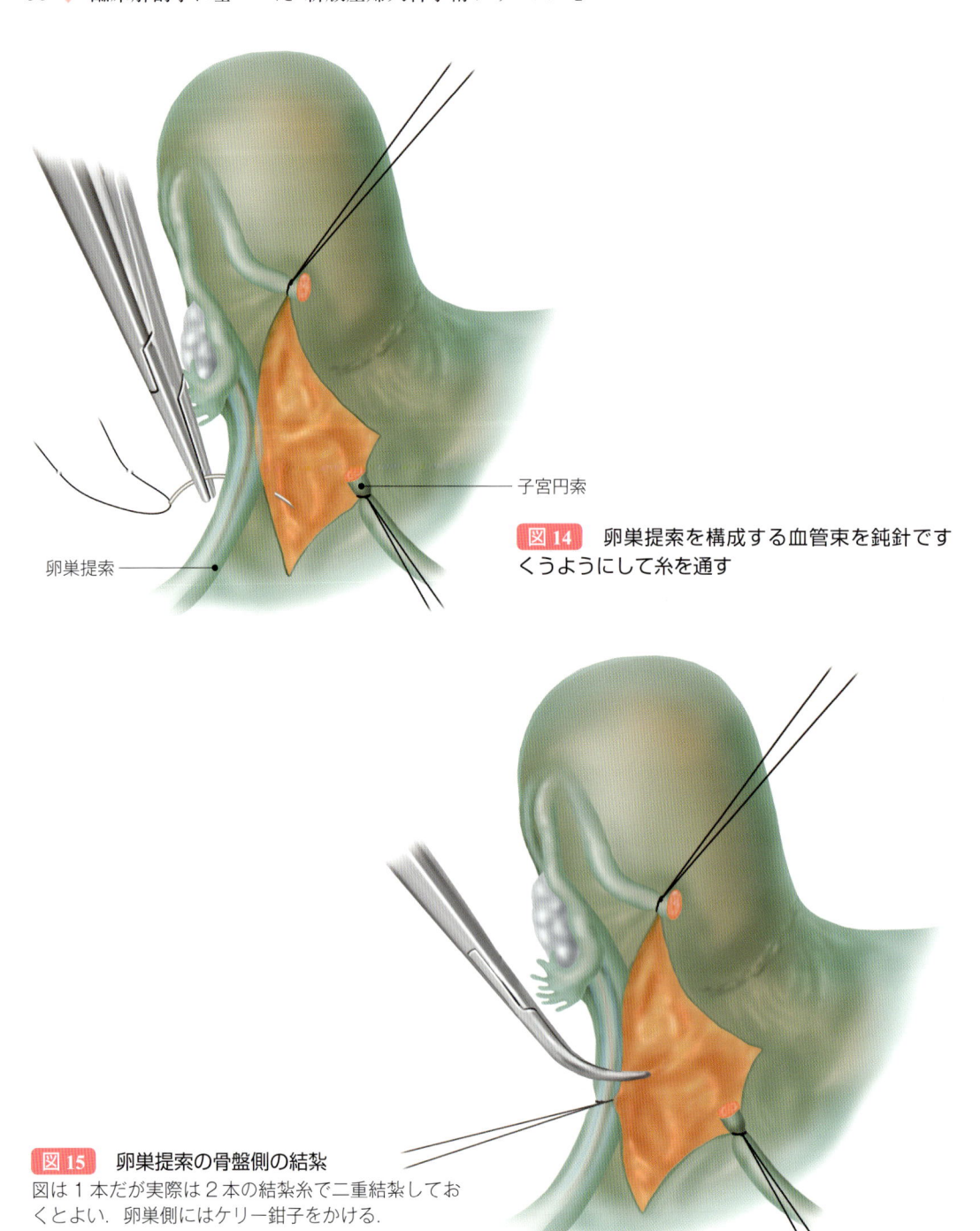

図14 卵巣提索を構成する血管束を鈍針ですくうようにして糸を通す

子宮円索

卵巣提索

図15 卵巣提索の骨盤側の結紮
図は1本だが実際は2本の結紮糸で二重結紮しておくとよい．卵巣側にはケリー鉗子をかける．

　次に子宮を左側やや下方に牽引することによって卵巣提索が一直線になるように緊張させ，卵巣提索を構成する血管束だけを鈍針ですくうようにして糸を通し（図14），これを結紮する（図15）．卵巣提索の骨盤側に2本の結紮糸を置き，卵巣側にケリー鉗子をかけ，結紮糸とケリー鉗子との間を切開する（図16）．この際，卵管と子宮円索の子宮付着部に短いコッヘル鉗子をかけておけば，卵巣側の結紮糸が緩んだ場合でも出血があまりみられない．

単純子宮全摘術　腹式 ◆ 57

卵巣提索

図16　卵巣提索の骨盤側の結紮糸と卵巣側の
ケリー鉗子との中間を切断する
ケリー鉗子は結紮糸におきかえる．

子宮体部後面

仙骨子宮靱帯

広間膜後葉

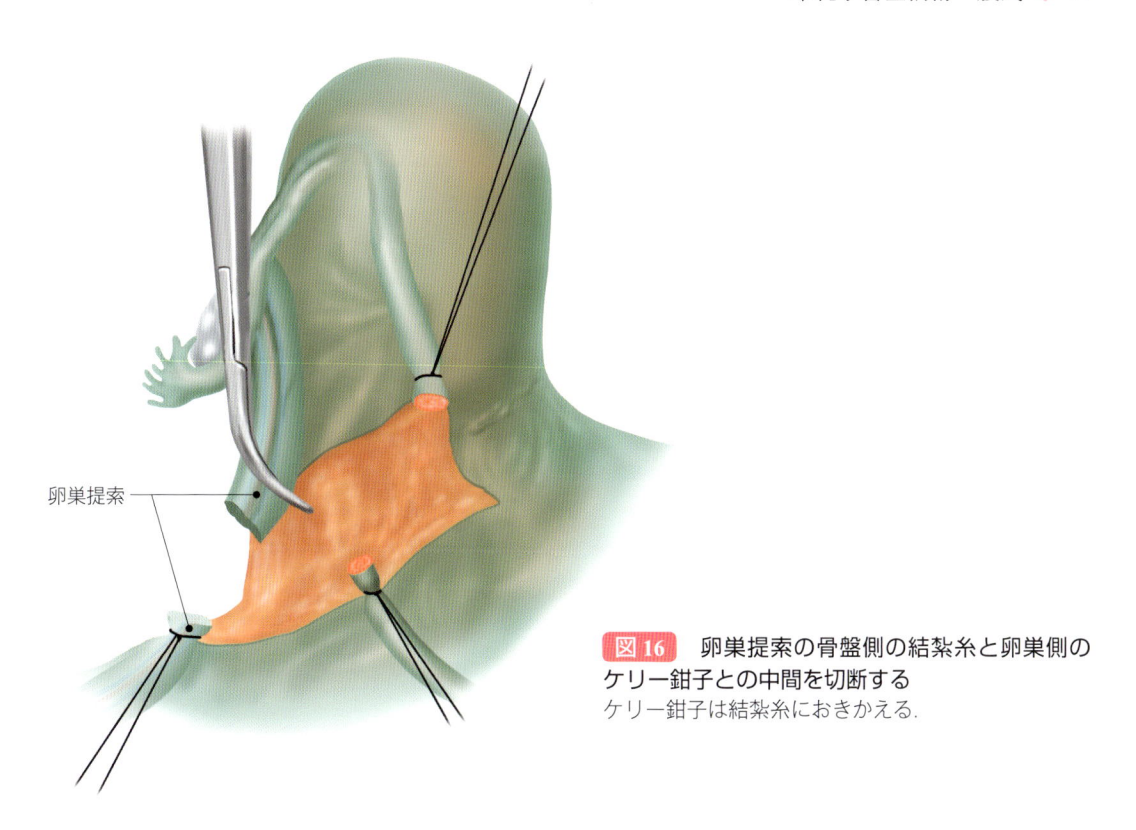

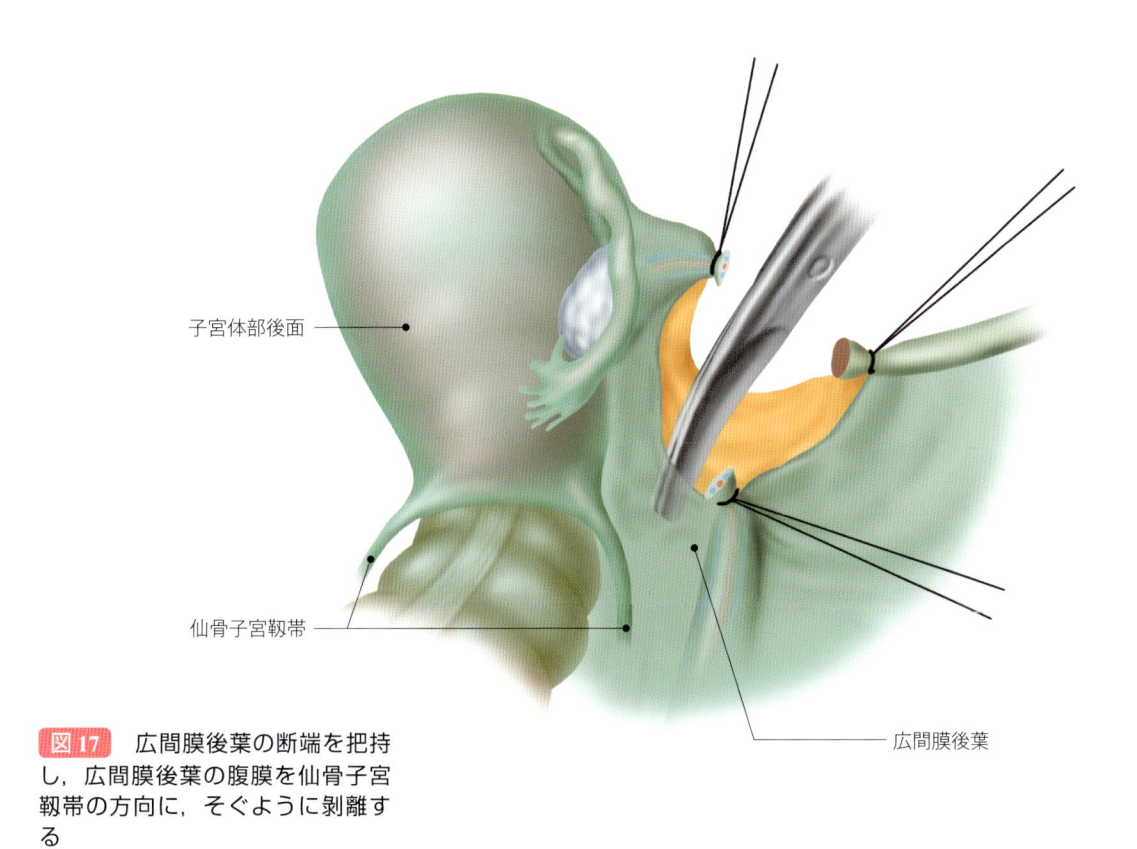

図17　広間膜後葉の断端を把持
し，広間膜後葉の腹膜を仙骨子宮
靱帯の方向に，そぐように剥離す
る

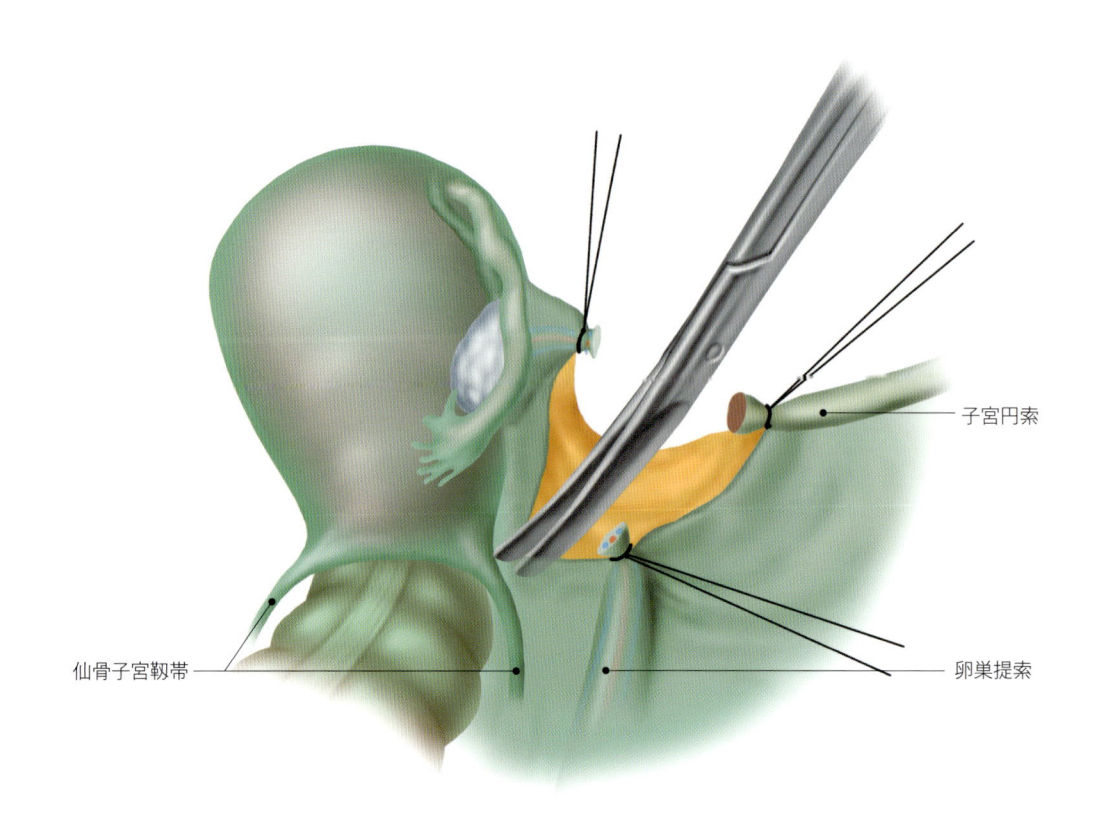

図18 広間膜後葉の腹膜だけ剥離し，これを仙骨子宮靱帯の方向に切開を加える

子宮円索
卵巣提索
仙骨子宮靱帯

6 広間膜後葉および仙骨子宮靱帯の切開

　以上の操作で広間膜の後葉の一部に切開が加えられているので，この断端を把持し広間膜後葉から広間膜腔の結合組織を剥離する（図17）．この方向は，仙骨子宮靱帯の子宮付着部に向かってである（図17）．この剥離によって，広間膜後葉に沿いつつ仙骨子宮靱帯側方で広間膜腔へと走行を変える尿管と，これから切断しようとする広間膜後葉および仙骨子宮靱帯との間に距離をつくる．この操作ののち，広間膜後葉を仙骨子宮靱帯まで切開する（図18）．卵巣提索を切断し，広間膜後葉を仙骨子宮靱帯のほうに切開を加えたときの尿管の位置関係は，図19のようになる．

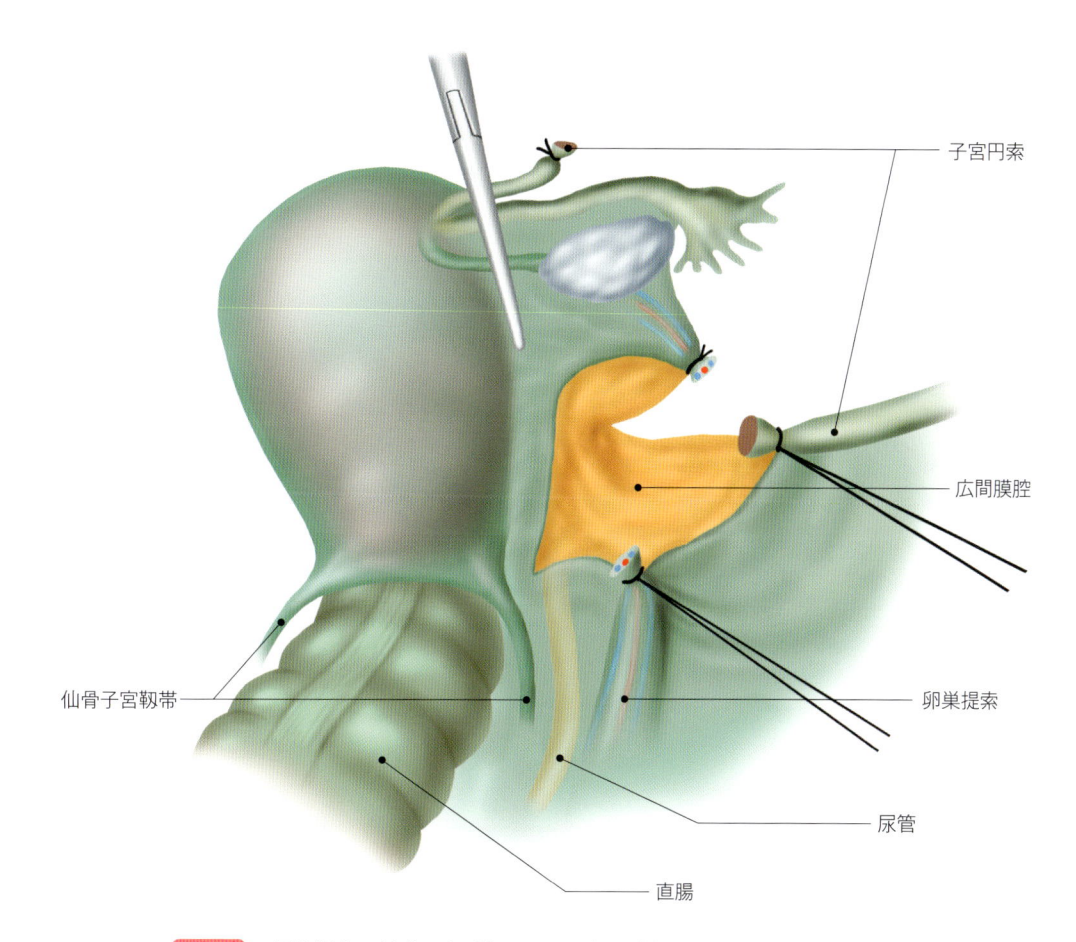

図19 卵巣提索の結紮・切断ののちに広間膜後葉の一部に切開を加えたときの尿管の位置

1）癒着がある場合の剥離の方法

　炎症や子宮内膜症などがこの部位に存在する場合は，広間膜後葉は肥厚し，尿管が後葉とかなり強く癒着して仙骨子宮靱帯の方向に偏位していることが多い．

　こうした場合は，尿管そのものを広間膜後葉との間で最も癒着が少ない部分にまでさかのぼって探り出し，その位置で尿管を露出させて後葉から分離し，尿管の走行を確かめながら癒着部分から尿管を丁寧に剥離する．

　いずれにしても，尿管が側方に移動したこと（仙骨子宮靱帯から遠ざけられたこと）を確認して以後の操作に移ることが大切である．

　仙骨子宮靱帯そのものの切断については，よほどこれが子宮の牽引の妨げにならない限り，必ずしもこの段階で行う必要はない．通常は，腟切断の際に同時に行っても何ら支障はない．しかし，前もって積極的に仙骨子宮靱帯を切断するときは，あらかじめ仙骨子宮靱帯を結紮して切断することもあるが，通常は問題となる出血はみられないので電気メスで凝固しながら切断すればよい．

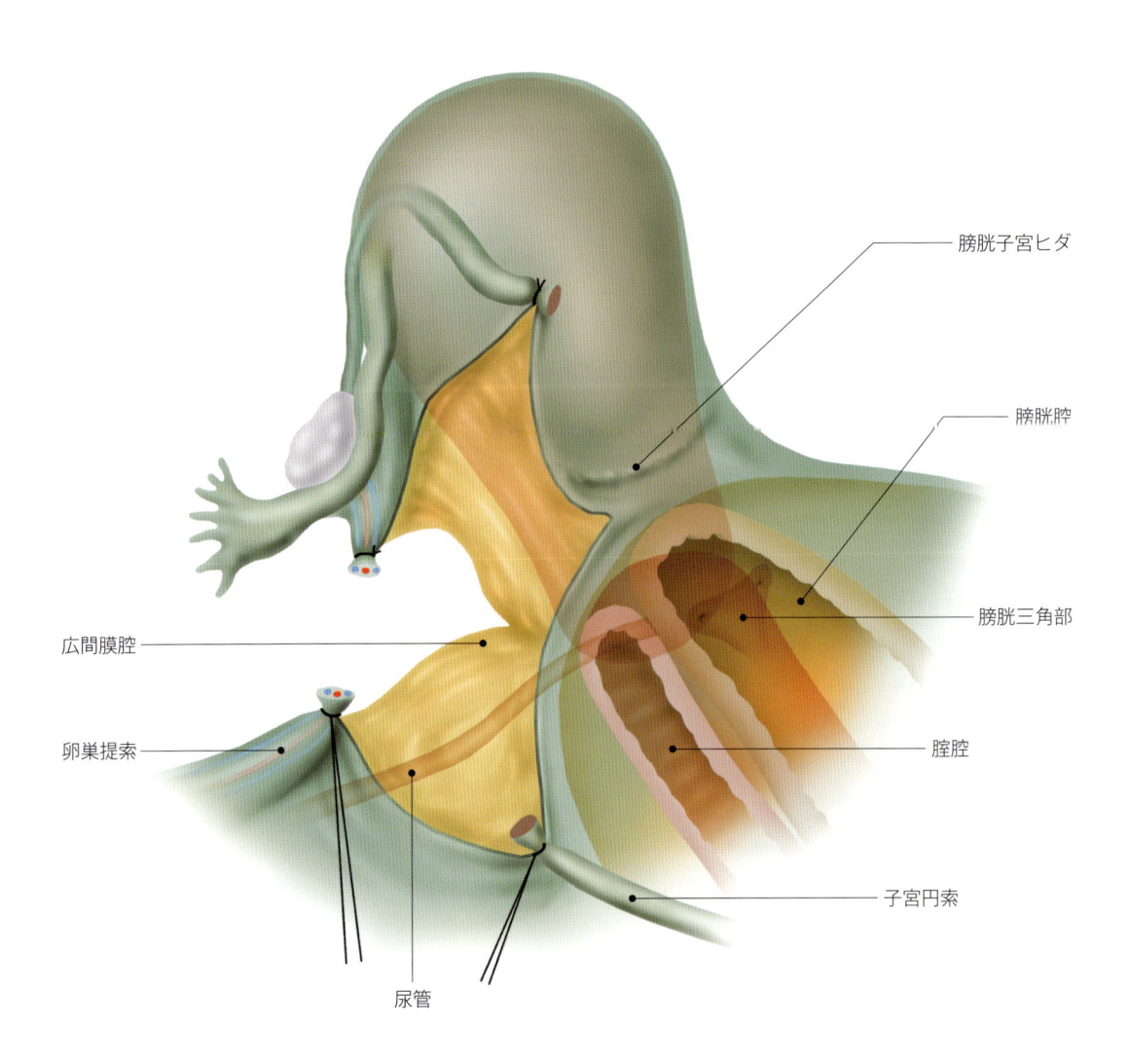

図20 子宮円索，卵巣提索の結紮・切断により展開された広間膜腔
膀胱と腟壁の一部に縦切開を加え，尿管の走行と膀胱三角部の位置関係を透見した図にしてある．以後，本図と同じ構成のものは尿管の走行，膀胱三角部の位置関係と単純子宮全摘術の操作がどのように変化していくかがわかるように図示している．

2) 直腸との癒着がある場合の剥離の方法

ところで，仙骨子宮靱帯自体の切断は前述したように最後に行ってもよいが，子宮の後方で直腸が癒着しダグラス窩が閉ざされているような症例（子宮内膜症や炎症など）では，必ず癒着を剥離してダグラス窩を開放し，仙骨子宮靱帯を露出する操作を行う必要がある．この操作が行われない限り，子宮後方での腟管は，その子宮腟翻転部で切断することができない．したがって，子宮後方での癒着の剥離を注意深く行い，直腸を正常の位置に近い場所へ戻すことが大切である．

以上の操作（子宮円索の切断，卵巣提索の切断）によって展開された広間膜腔の状態を図示すると図20のようになる．

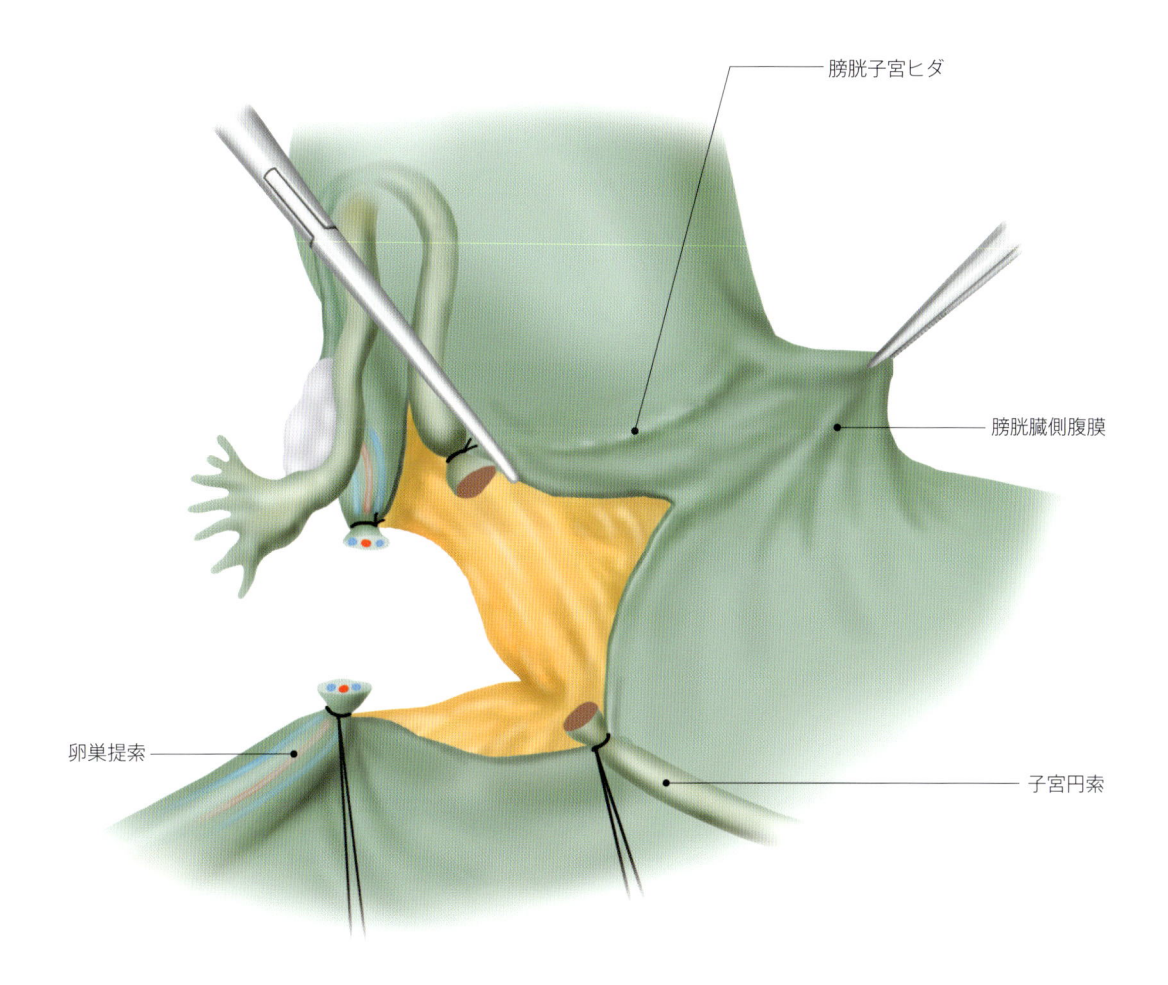

図21 広間膜前葉の膀胱頂部付近の腹膜をピンセットで把持し，その下の結合組織を明らかにする
この腹膜の下面にクーパー剪刀を挿入して腹膜だけとし，この腹膜を切開する．剥離する位置は膀胱子宮ヒダより5〜10mm下方である．

7 広間膜前葉の切開

広間膜前葉の一部はすでに子宮円索の切断の際に切開を加えてあるが，ここでは膀胱方向への切開をさらに加える．

まず子宮を直上方に牽引し，子宮円索の骨盤側に付した牽引糸を右やや上方に牽引することによって，すでに一部分切開が加えられている広間膜前葉をテント状に緊張させる．この緊張した広間膜をピンセットで把持し（図21），上側方に引き上げながら，広間膜下面にクーパー剪刀の凹面を前方（腹膜裏面）に向けながらその先端を挿入する．クーパー剪刀の先端は広間膜前葉裏面に密着させ，腹膜裏面から広間膜腔の結合組織を分離圧排し，一枚の腹膜だけとする．この操作とともに，子宮下方前面の腹膜に存在する膀胱子宮ヒダの位置を確認する．

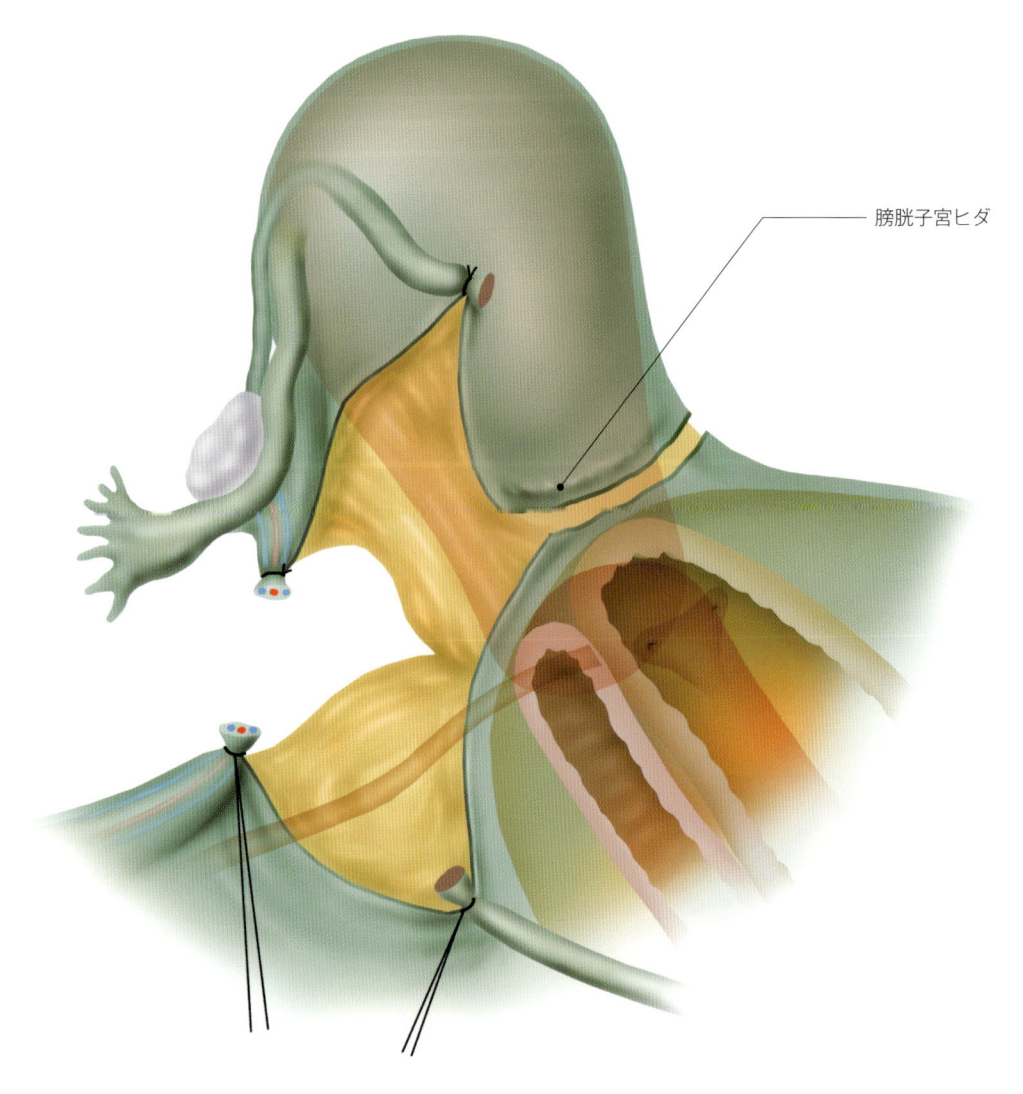

図22 広間膜腔後葉と前葉に切開を加え，膀胱子宮ヒダのやや下方で腹膜切開を左右に連続させたところ

　次いで，広間膜前葉裏面に挿入したクーパー剪刀の先端で，広間膜前葉を押し上げつつ膀胱子宮ヒダの約5～10 mm下方を目指してクーパー剪刀を進め，腹膜の剥離操作をする．このとき，クーパー剪刀の先端による剥離操作は，やや骨盤側に凸のカーブを描きながら，子宮に接近せず，しかも膀胱に及ばないように進める．すると，まったく何の抵抗もなく広間膜前葉の腹膜が1枚になった形でその下の結合組織から分離される．
　この際，クーパー剪刀の進め方は，あまり子宮から離れすぎないことが望ましいが，逆に膀胱に及ぶことを心配して子宮に近づきすぎると，広間膜前葉に連続する子宮臓側腹膜をその下の子宮筋から直接剥離する形となり，無用の出血をみるので注意が必要である．
　剥離した広間膜前葉は，腸骨稜（cristailiaca）と恥骨結合を結ぶ曲線に平行させる気持ちでややカーブを描きながらクーパー剪刀で切開を加える（図22）．ここで，子宮円索の切断から広間膜後・前葉の切開までの操作を左側でも同様に，しかも対称的な形で進める．

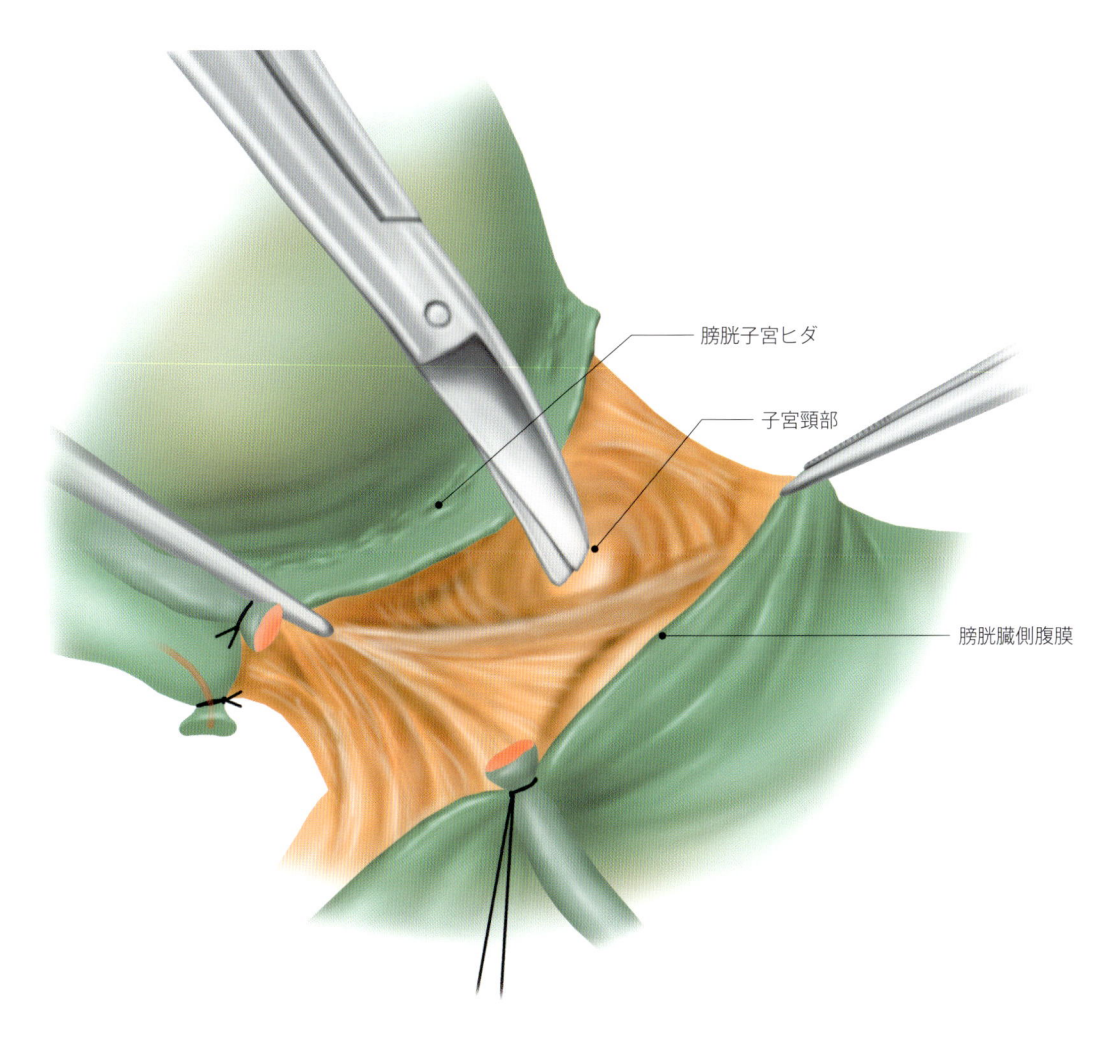

図23 膀胱を腹膜とともにピンセットで把持し，これを持ち上げたり，緩めたりすると，膀胱頂部と子宮頸部との間に"えくぼ"のような陥凹が生じる
この図は，持ち上げたところ．

8 膀胱の子宮頸部からの剥離

　膀胱は，左右の膀胱子宮靱帯を除いて，膀胱三角部上端に至るまでは子宮頸部筋膜と粗な結合組織のみで結合している．特にその中央部はあたかも左右の膀胱子宮靱帯の谷間のごとく，膀胱三角上端まで剥離しやすい状態にある．したがって，常に子宮頸部前方中央部を確認し，必ずこの中央部から剥離する．

　膀胱そのものを持ち上げたり緩めたりすると，膀胱頂底と子宮頸部との間に，その中央部で"えくぼ"のような結合組織の陥凹が生じる（図23, 24）．この部分の結合組織を少し切断し（子宮頸部の筋膜がみえるように）（図25），クーパー剪刀の先端を子宮頸部筋膜に密着させたままでクーパー剪刀の彎曲の凸部分で膀胱を圧排しながら，膀胱三角上端近くまで剥離を進める（図26〜28）．

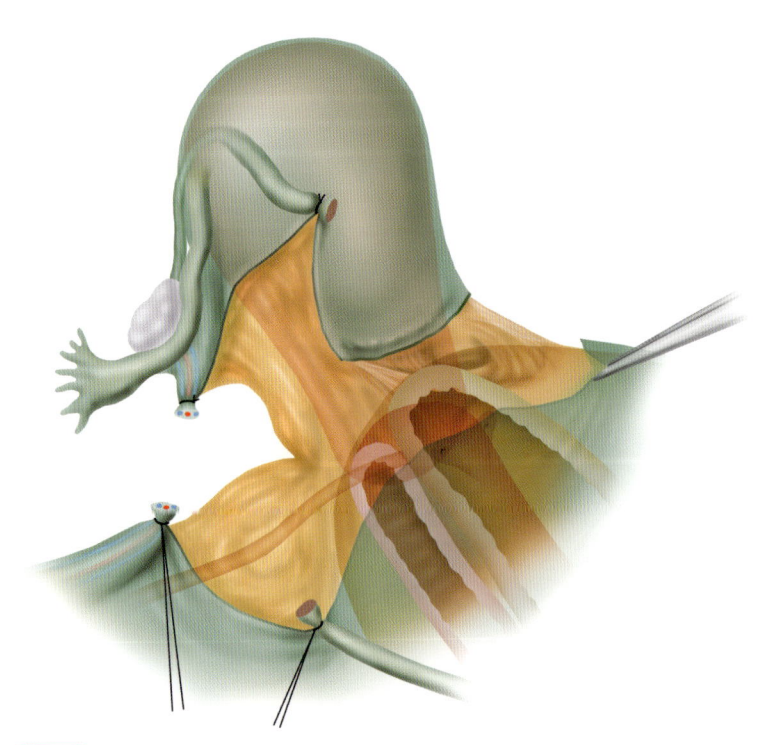

図 24 膀胱を頸管から剥離するために膀胱の臓側腹膜を持ち上げ，子宮頸部と膀胱頂部との間の組織間隙を探しているところ

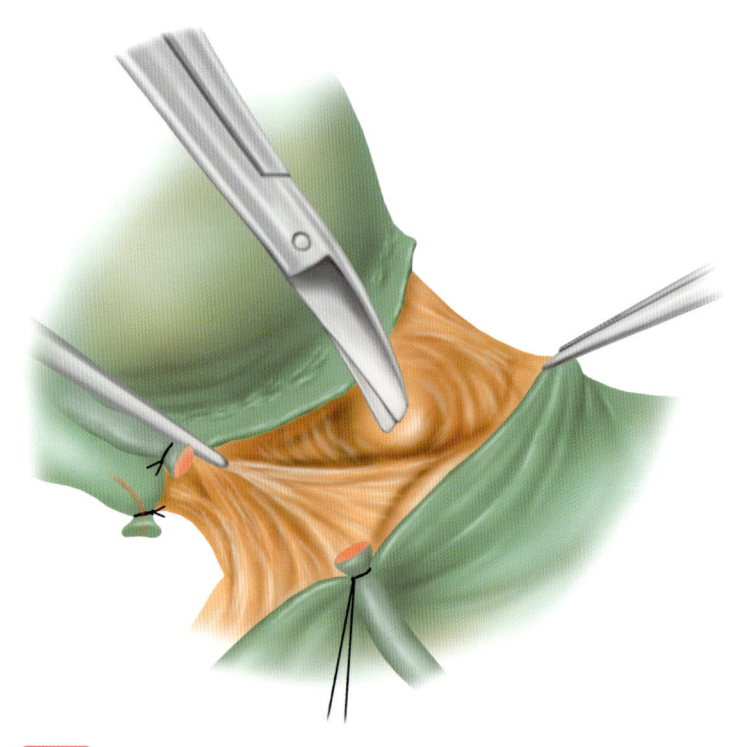

図 25 膀胱と子宮頸部の間にできた凹みの結合組織をクーパー剪刀で少し切断して子宮頸部の筋膜を露出させる

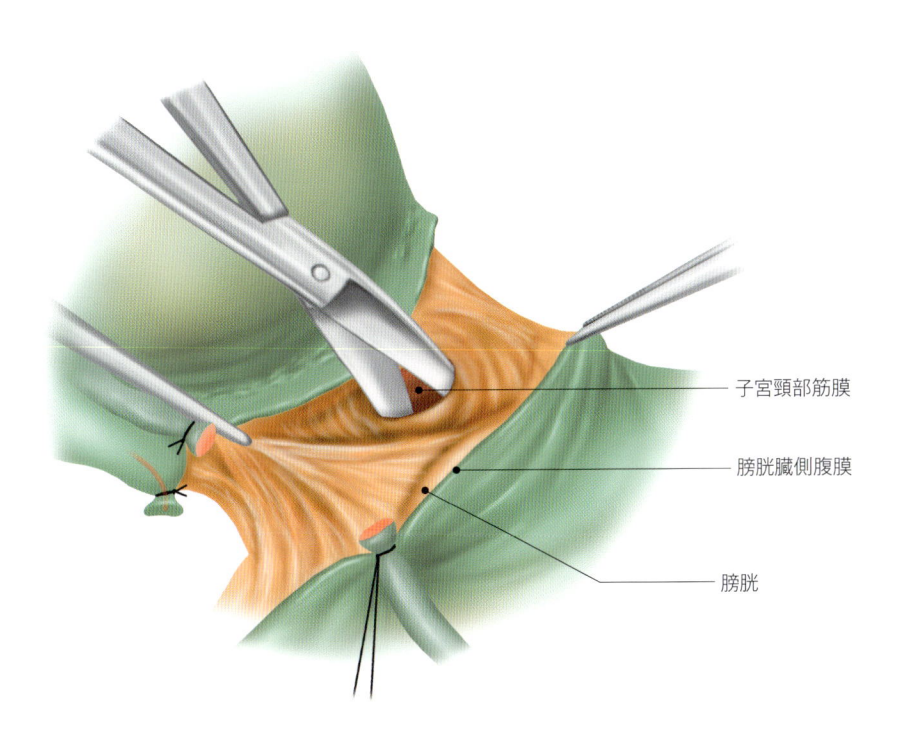

図26 子宮頸部筋膜にクーパー剪刀を密着させ，膀胱を圧排する
クーパー剪刀は子宮頸部筋膜に密着させたまま，下方に剝離を進める．

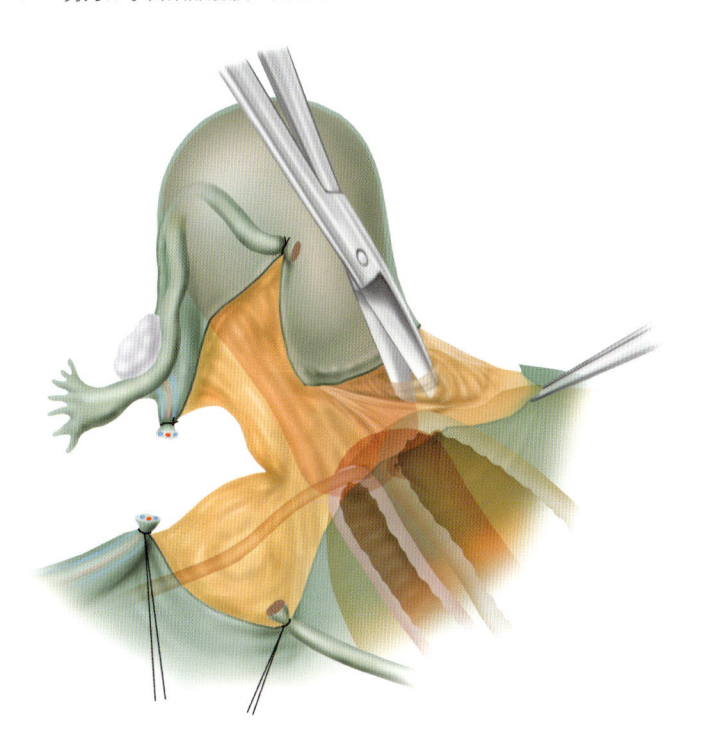

（子宮頸部筋膜／膀胱臓側腹膜／膀胱）

図27 図24の組織間隙から，子宮頸部筋膜に沿わせてクーパー剪刀を腟管の方向に挿入しているところ
子宮頸部の中央部分を正確に見出して，ここにクーパー剪刀を挿入する．無理なく剝離できる高さは膀胱三角上端までである．

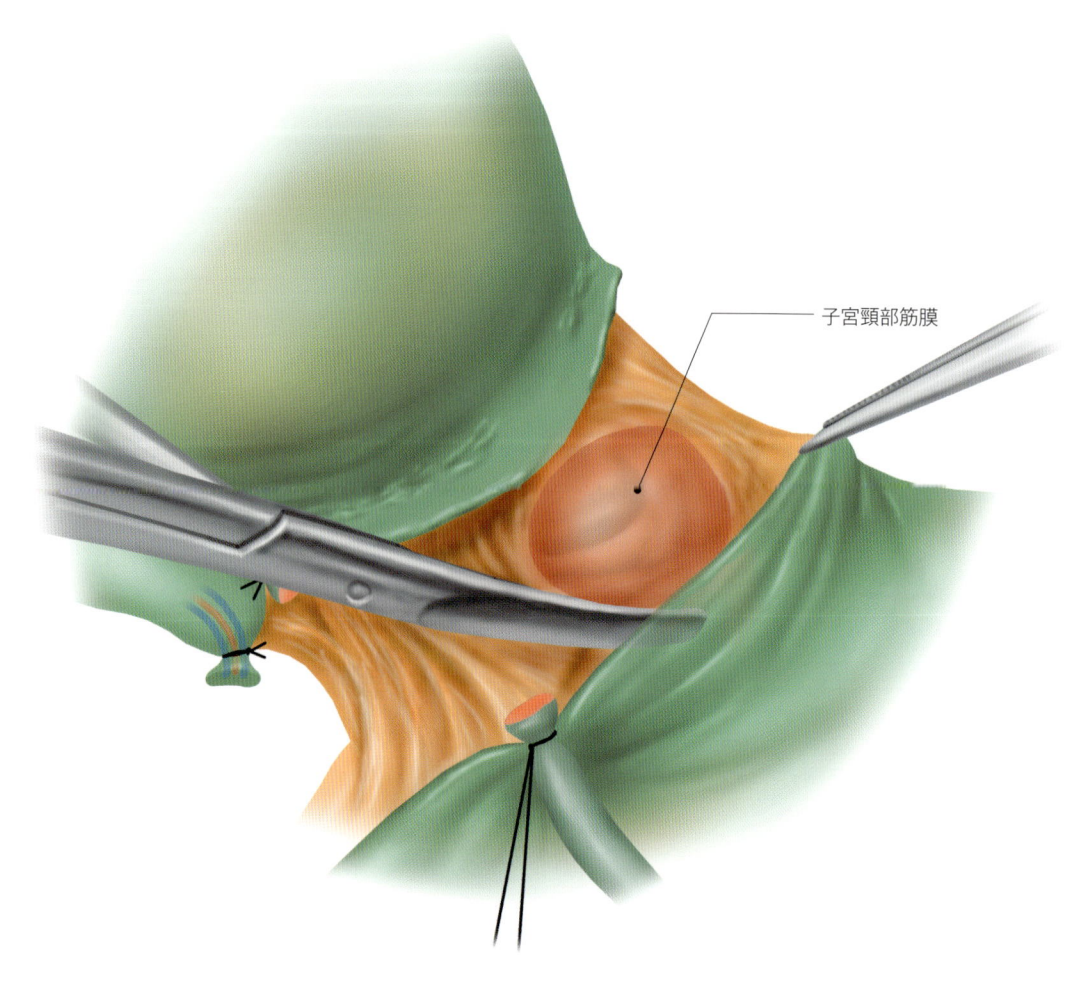

図28 ある程度剥離が進んだら，クーパー剪刀で膀胱を左右に圧排して剥離面を広げる

 さらに，腟管の横径にほぼ一致した幅をもつ膀胱側鉤を用いて，この先端をさきほど剥離した子宮頸部筋膜に密着させ，膀胱頂底を押し包むように恥骨側へと頸部筋膜をこすりながら十分に引くと，膀胱が膀胱三角上端近くまで押し下げられる（図29, 30）．
 しかし，その左右側方には膀胱から子宮頸部に至る膀胱子宮靱帯前層を覆う粗な結合組織の束が残る．これをできるだけ薄く剥離したうえで順次切開していく．こうすることで後の子宮頸部側方の血管処理の際に，膀胱子宮靱帯の間を走行する尿管を巻き込む心配がなくなる．また，膀胱もさらに尾側へ剥離され，腟管の前面の筋膜を十分に露出させることができる．（図31, 32）．
 もし，これでも腟管前面の剥離が不十分である場合は，ここで，いったん膀胱側鉤ははずし，用手的に母指と示指の間に，子宮頸部を前後に（示指はダグラス窩に入れる）挟み，母指の側方で膀胱を圧排しながら（歯磨きのチューブをしぼり出すような要領で），膀胱を切断しようと思う腟管前面の筋膜が十分に露出するまで押し下げる．この膀胱剥離の操作が十分であれば，次に行う頸部支持組織の結紮・切断が容易となり，腟管からの子宮の離断も容易となる．

単純子宮全摘術　腹式 ◆ 67

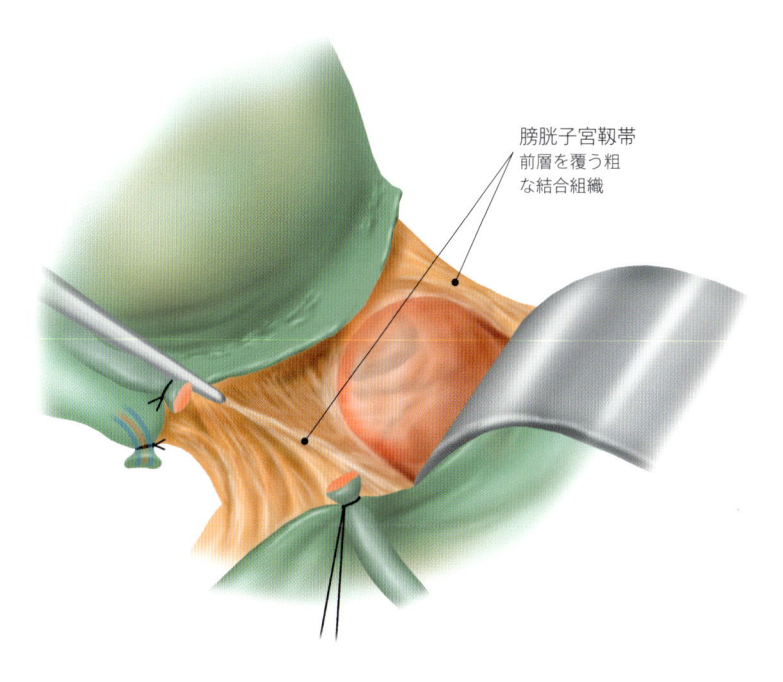

図29　膀胱側鉤の先端を子宮頸部筋膜に密着させて，これを擦りながら，膀胱を下方に圧排する

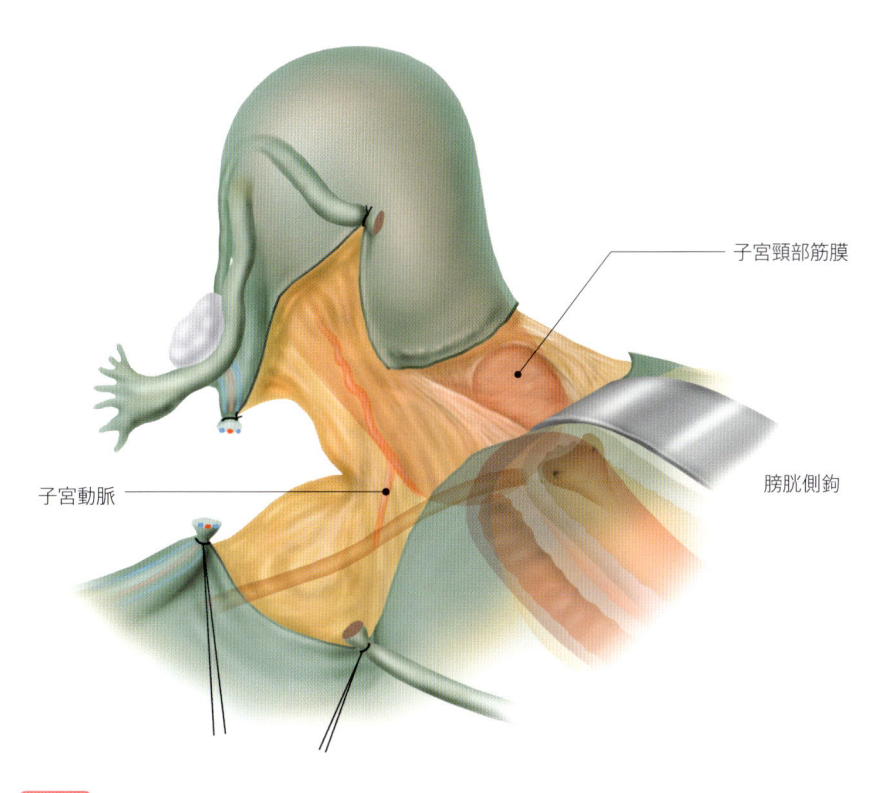

図30　剝離した膀胱と子宮頸部筋膜との間に，頸部筋膜に密接したかたちで膀胱側鉤を挿入し，恥骨側に引いたところ

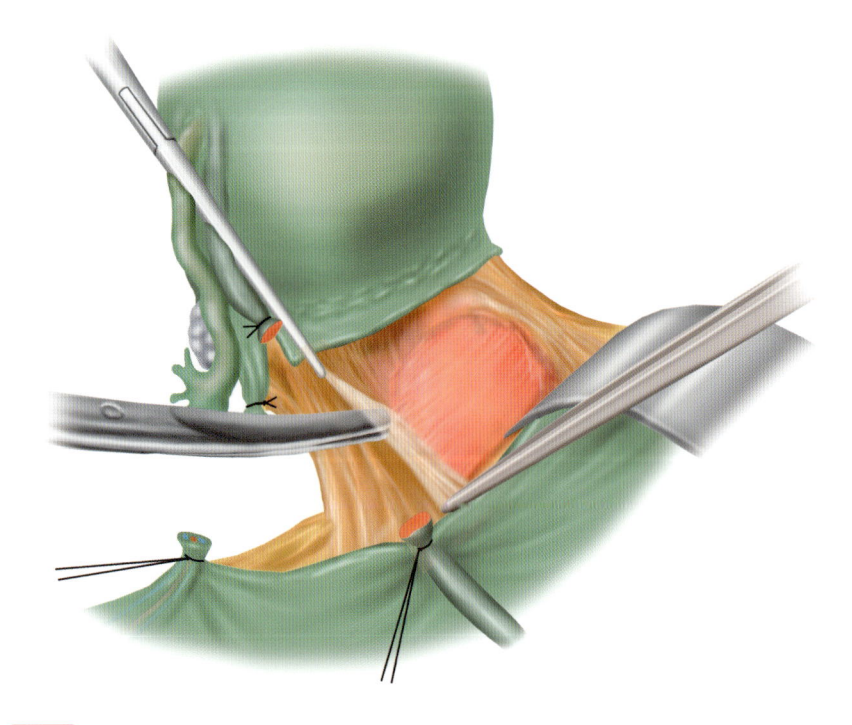

図31 膀胱子宮靱帯前層を覆う粗な結合組織をクーパー剪刀ですくって透見し，血管が含まれていないことを確かめる

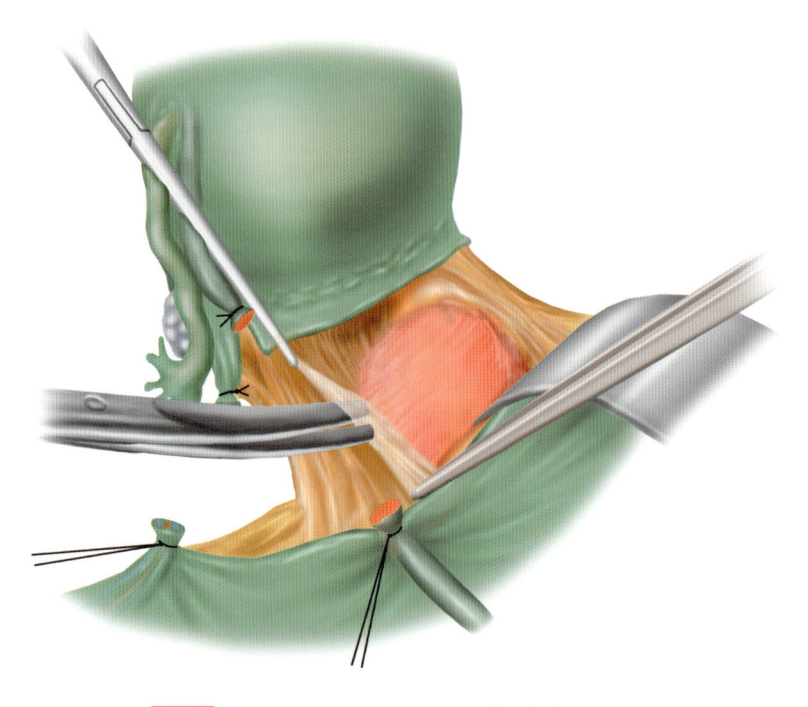

図32 図31で確認した結合組織を切断していく

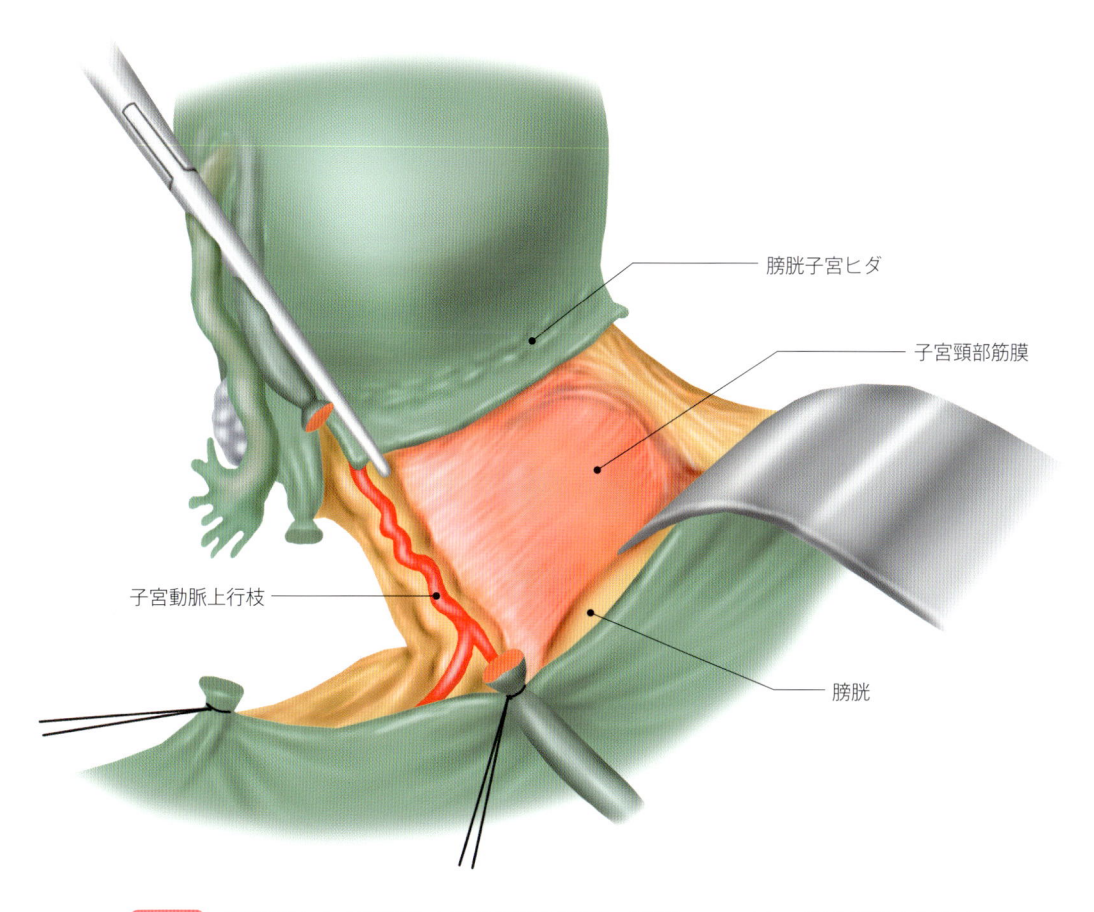

図 33 子宮側方の広間膜腔の結合組織を透見，切断していくと，子宮動脈上行枝と静脈が現れてくる

9 広間膜腔結合組織の剥離・切断

　以上で前方の処理が終わったので，次に子宮側方の処理に移る．子宮側方の広間膜腔は粗な結合組織で充満された形で開放されている．この広間膜腔の粗な結合組織の中には，子宮の側方においては，子宮動脈本幹の高さまでは特に問題となる血管や組織は存在しない．

　クーパー剪刀で子宮側方の結合組織を分離し，クーパー剪刀に乗せた結合組織を透見しつつその中に血管のないことを確認しながら切開する操作を繰り返す．細かい血管があれば結紮または電気メスで凝固する．この操作は，子宮動脈本幹からその上行枝が分枝してくるあたりの位置まで進めることが大切である(図 33, 34)．

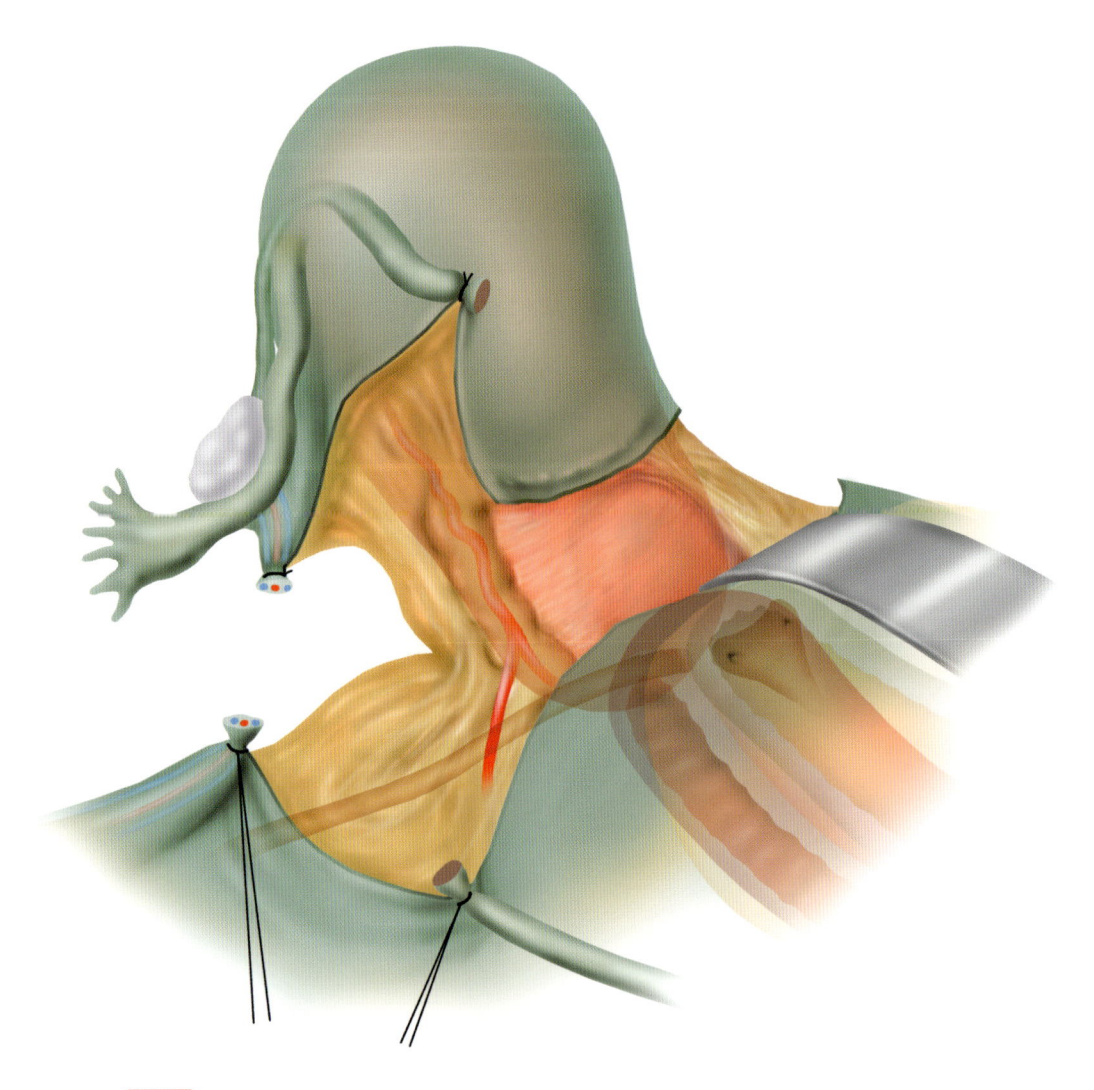

図34 膀胱と子宮頸部との間に存在する結合組織を剥離・切断し，さらに広間膜腔の結合組織も剥離・切断して子宮動脈上行枝を露出させたところ

10 子宮動静脈の結紮・切断

　今までの操作で，子宮の側方においては子宮動脈本幹付近まで子宮動静脈の上行枝が露出されているはずである（図33, 34）．このことを確認したうえで，まず子宮動脈本幹が上行枝へと分枝した直後くらいの位置で子宮動静脈上行枝をその周囲の結合組織とともに結紮・切断する．

　子宮動静脈上行枝の結紮・切断には，2通りの方法が考えられる．第一は2本の鉗子で挟鉗し，その中間を切断し，次いで下方のコッヘル鉗子に挟まれた子宮動静脈上行枝の組織を結紮する方法である．第二は，鈍針にてこれらの組織を集束結紮し，その上方に鉗子をかけその中間を切断する方法である．本項では，後者の鈍針による方法を記述する．

単純子宮全摘術　腹式　◆　71

図35　鈍針を子宮筋層に沿わせながら，子宮動静脈上行枝の子宮側をすくうように通す

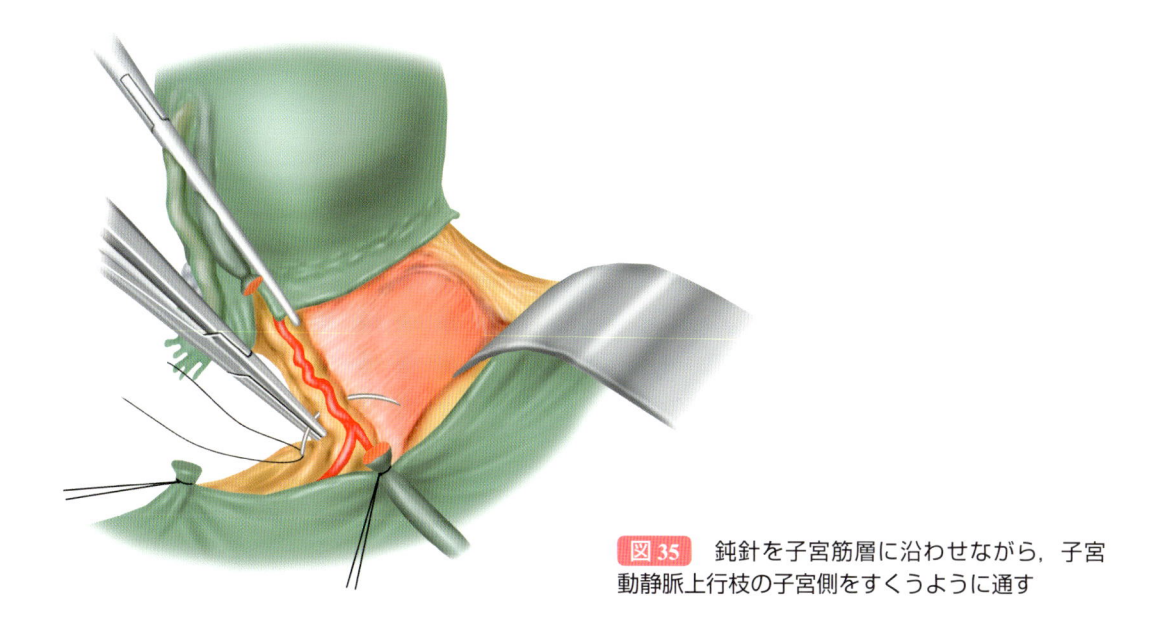

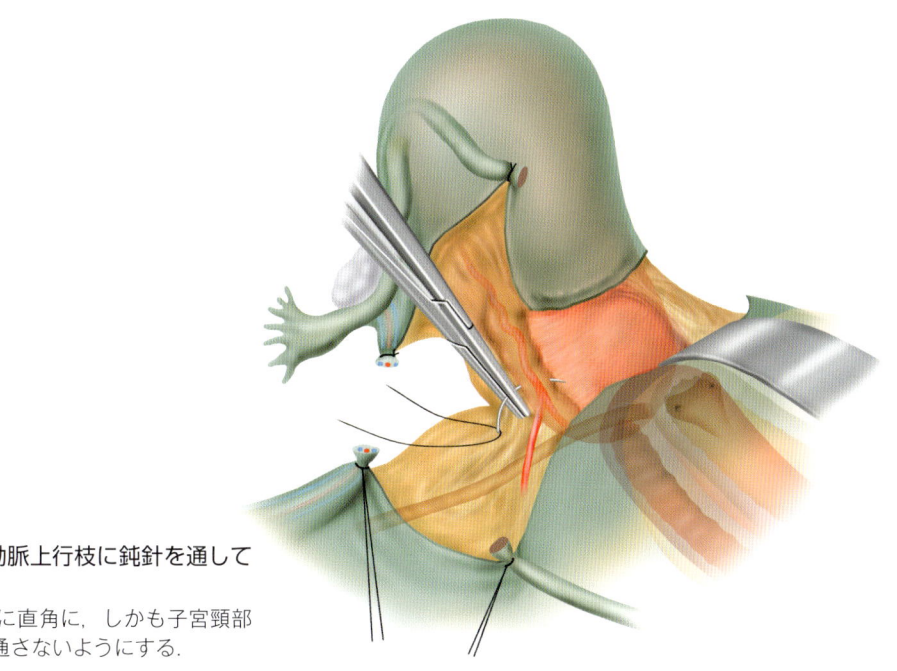

図36　子宮動脈上行枝に鈍針を通しているところ
子宮動脈上行枝に直角に，しかも子宮頸部の筋組織に針を通さないようにする．

　子宮動脈本幹が上行枝へと分枝したあたりの高さで，鈍針を子宮筋層に沿わせながら，子宮動静脈上行枝の子宮側をすくうように通す（図35, 36）．鈍針は子宮の後方から前方へ，子宮の長軸に直角に通す．鈍針は通常の力では子宮筋層やその筋膜に刺さることはない．むしろ鈍針の背が子宮の筋層を擦るようにして通過していくはずである．この部分が子宮筋と子宮動静脈上行枝の間の組織間隙である．無理に力を加えて鈍針を通すと筋層や筋膜に針が達してしまう．

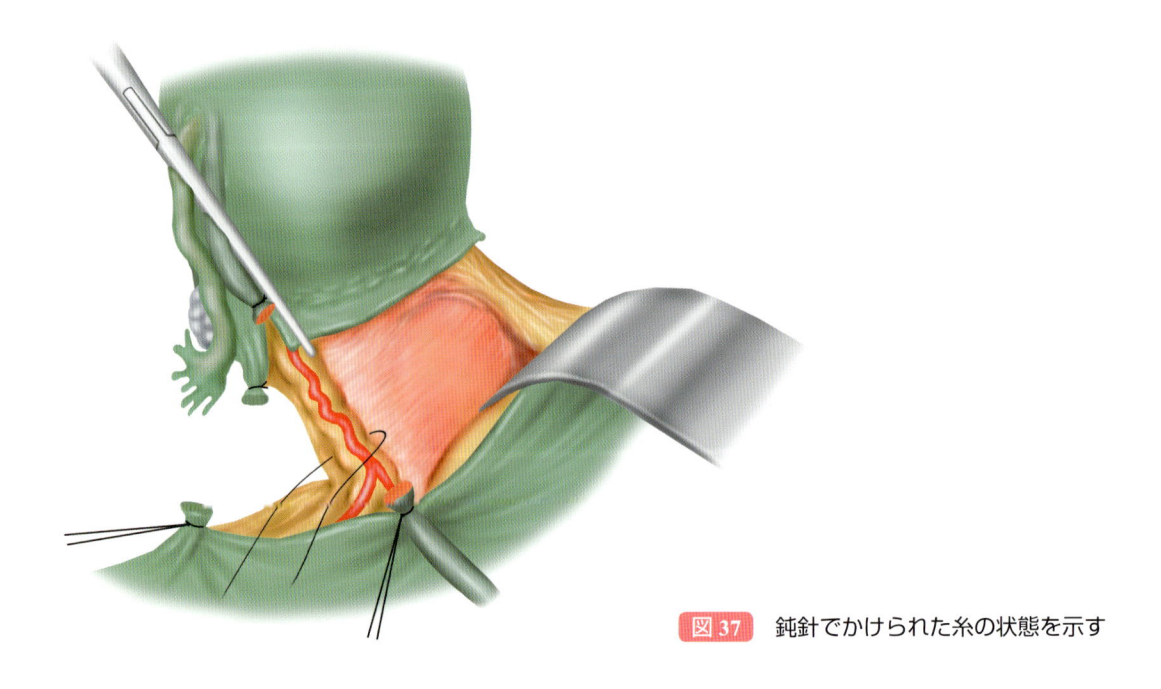

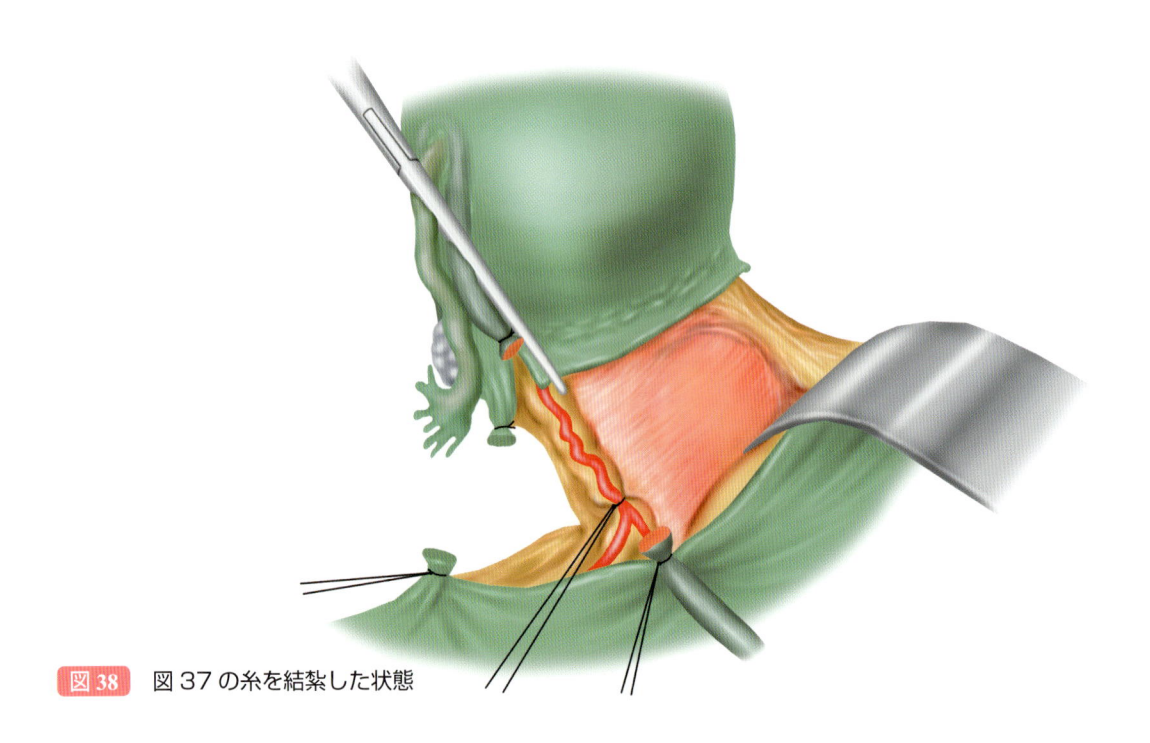

図37 鈍針でかけられた糸の状態を示す

図38 図37の糸を結紮した状態

　鈍針の先は，必ず上行枝に対して直角になるように挿入する．鈍針を抜くときも，その針の彎曲に逆らわずに抜く必要がある．不用意に鈍針を抜くと，その耳で動静脈を傷つけることがある．この結紮糸を上行枝に対して直角になるようにしっかり結紮する（図37，38）．

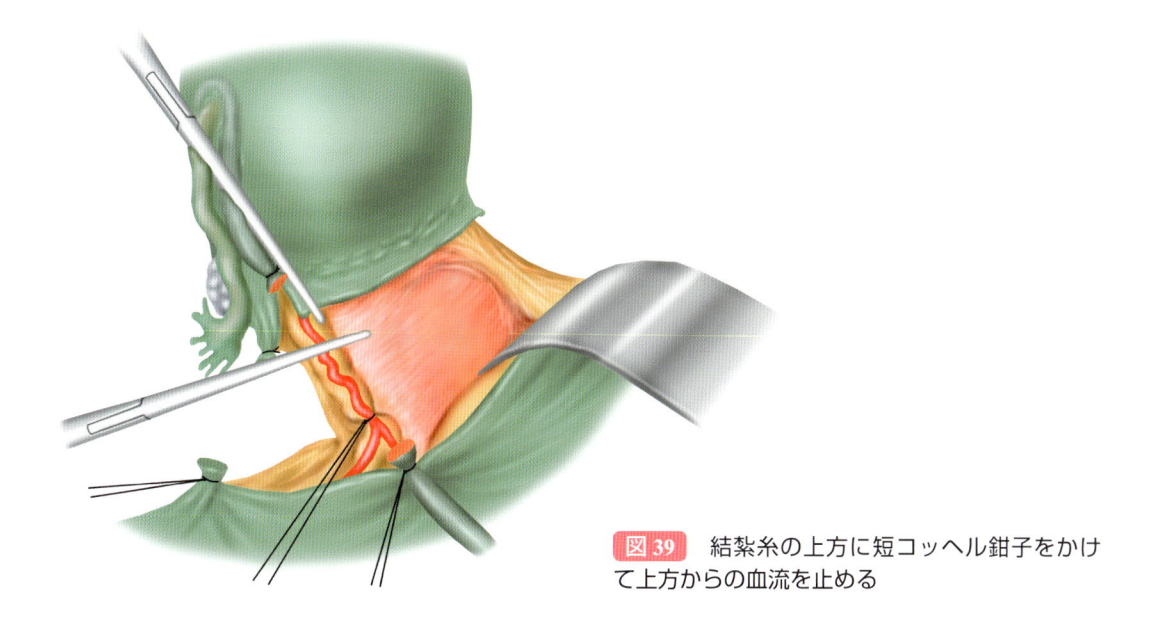

単純子宮全摘術　腹式 ◆ 73

図39　結紮糸の上方に短コッヘル鉗子をかけて上方からの血流を止める

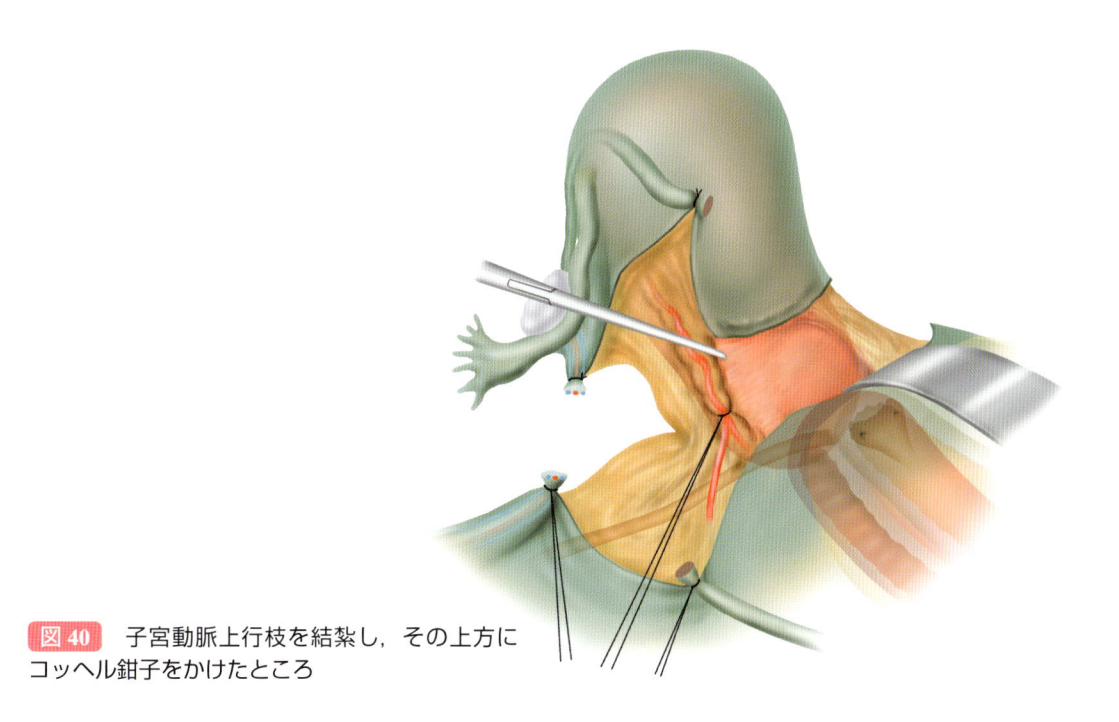

図40　子宮動脈上行枝を結紮し，その上方にコッヘル鉗子をかけたところ

　結紮糸は以後の操作の目標となるので，切らずに短コッヘル鉗子をかけて残しておく．結紮糸の上方約 1.5～2 cm のところに短コッヘル鉗子をかけて上方からの血流を止め（図 39，40），結紮糸とコッヘル鉗子の中間で子宮動静脈上行枝を切断する（図 42）．

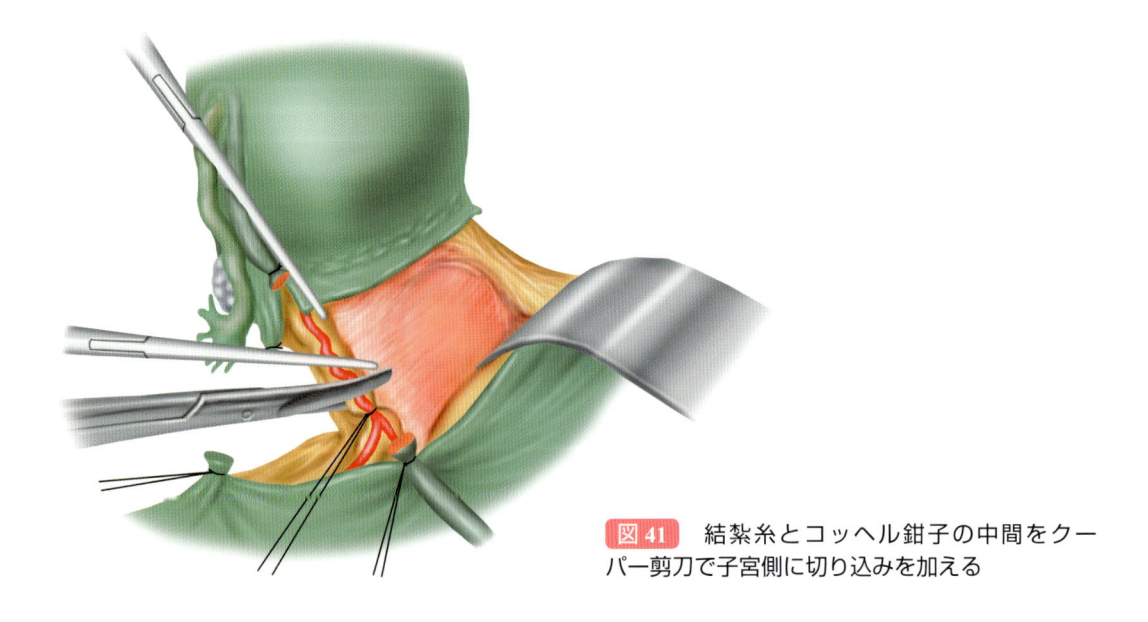

図41 結紮糸とコッヘル鉗子の中間をクーパー剪刀で子宮側に切り込みを加える

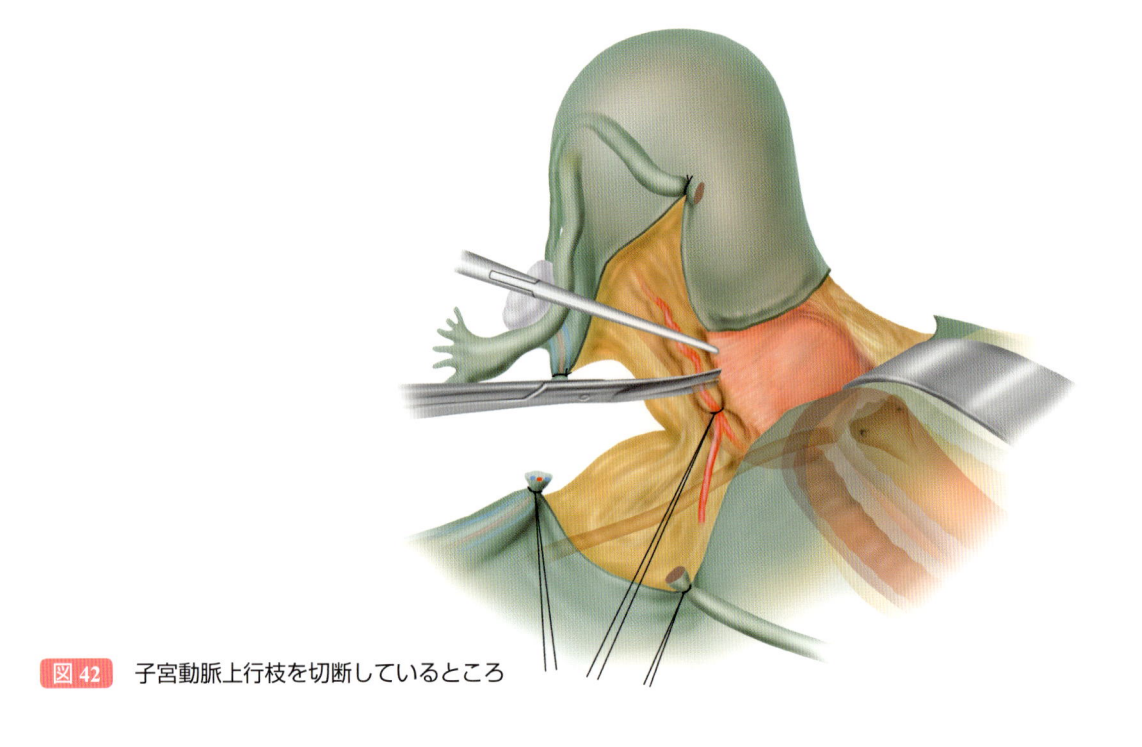

図42 子宮動脈上行枝を切断しているところ

　結紮位置から少なくとも上方(頭側)5 mm は残して切断する．この切断に際しては，結紮糸を右方に軽く引きつつ，コッヘル鉗子を少し上方に持ち上げて，動静脈に対し直角にクーパー剪刀で子宮側へ切り込みを加えていく(図41，42)．結紮・切断された動静脈の断端が輪状にみえることを確認したのち，ほんの少しだけ子宮筋層方向への切り込みを追加する(図43，44)．

単純子宮全摘術　腹式　◆　75

子宮頸部筋膜

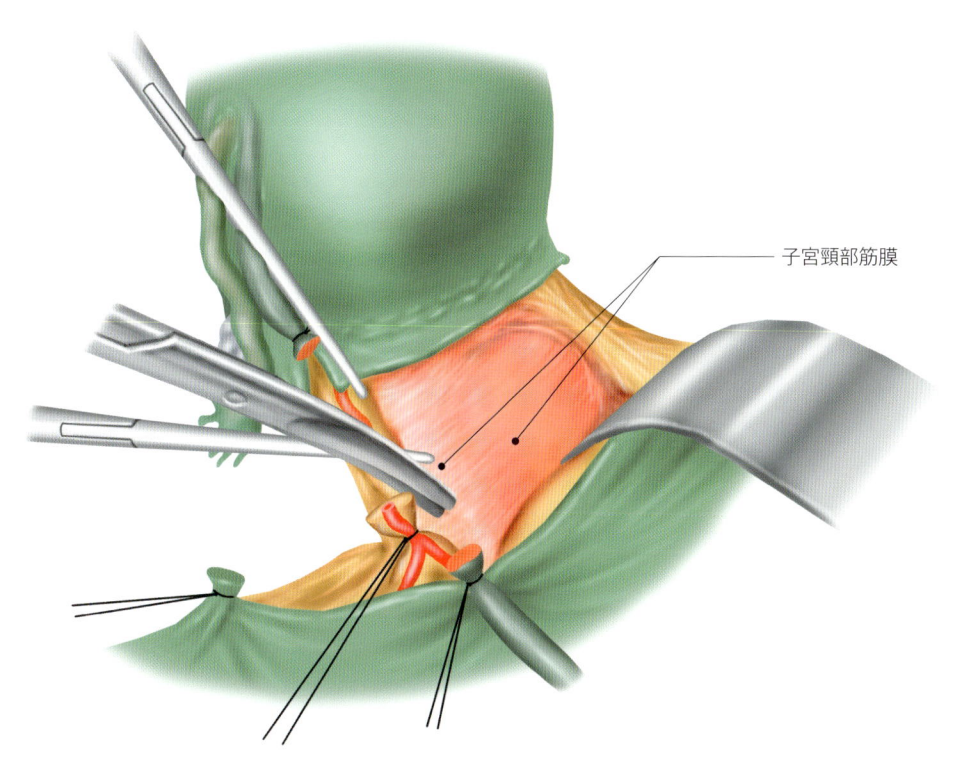

図43　結紮・切断された動静脈の断端が輪状にみえることを確認したら子宮頸部の方向に少し切り込みを追加する

子宮頸部筋膜

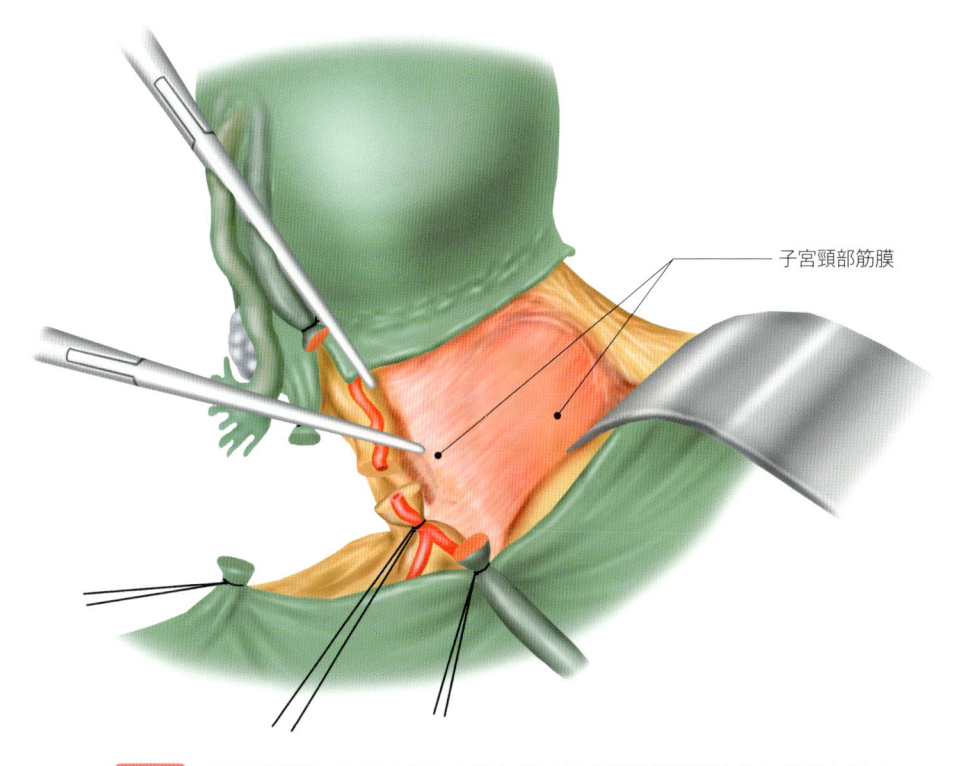

図44　子宮動静脈上行枝とそれを取り巻く結合組織が切断された状態を示す

膀胱子宮靱帯
（前・後層）

基靱帯

尿管トンネル

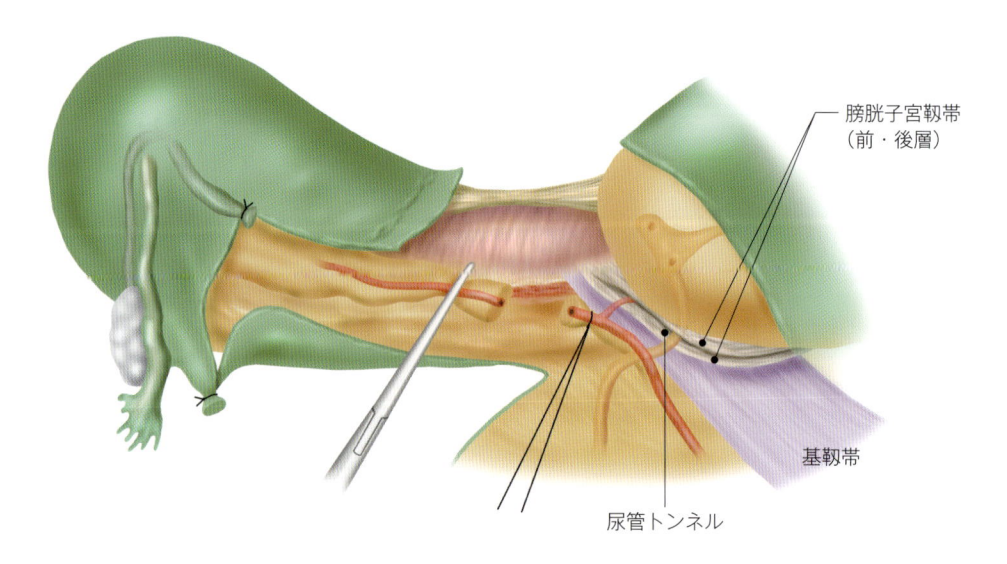

図45 子宮動静脈上行枝を切断した図
これから子宮頸部支持組織の切断に入るが，このとき，尿管，膀胱子宮靱帯，基靱帯がどのような位置関係にあるかを示している．

11 子宮頸部支持組織の切断・結紮

　子宮動静脈上行枝の切断位置では，まだ子宮を摘出することができない．さらに子宮頸部支持組織の下方への切断が必要である．子宮の側方で，膀胱子宮靱帯前・後層の子宮頸部筋膜付着部，やや後側方の基靱帯の子宮頸部筋膜付着部の一部である（図45）．

　このように述べると，多くの組織を切断するように思えるが，すでに前方で膀胱は押し下げられ，腟管の全幅にわたって結合組織が取り除かれ，子宮頸部と腟管の筋膜が露出し，後方では広間膜後葉が仙骨子宮靱帯まで切開されているため，あまり多くの組織束ではない．これらの子宮頸部支持組織は，尿管と子宮動静脈血管群を包んで一塊となっているが，その子宮頸部筋膜付着部を切断し，子宮頸部支持組織もろとも尿管を側方に（いわゆる尿管トンネルに包まれたまま）移動させて，子宮を摘出する方法が単純子宮全摘術である．

　手術操作としては，この頸部支持組織の子宮頸部筋膜付着部に鉗子をかけ，子宮頸部とかけた鉗子の間を切断し，鉗子を結紮糸に置き換える．この鉗子の先端を切断しようとする腟管の高さに装着できれば1回の操作でいいし，不十分であれば再度同じ操作を繰り返す．鉗子を結紮糸に置き換えるとき，子宮動脈を切断した際に結紮した子宮動脈上行枝を二重に結紮しておくと安全である．

図 46 鉗子の先を広げ子宮頸部そのものを挟むようにして挟鉗すると，子宮頸部支持組織が子宮頸部筋膜に付着した部位に装着される
鉗子の先端は子宮頸部から側方に離れないように装着する．

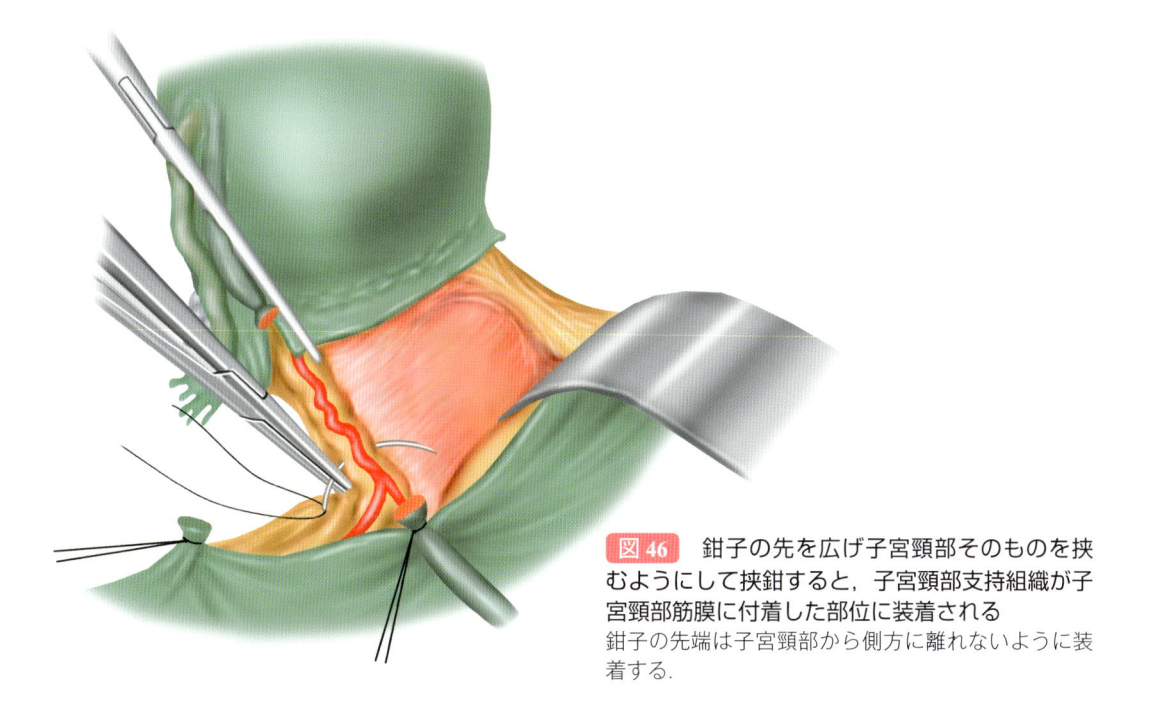

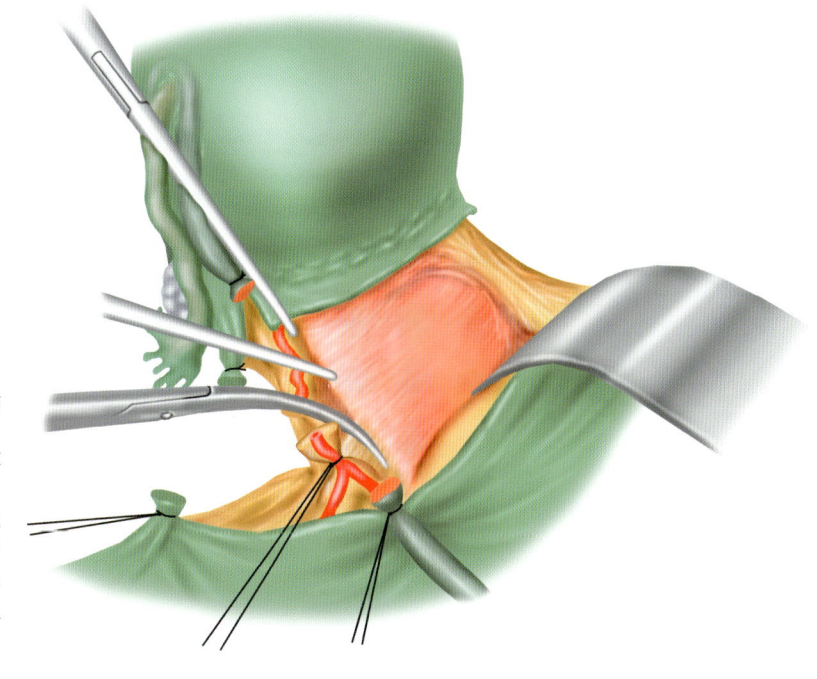

図 47 鉗子の先端が子宮頸部に沿うように装着することが必要である
鉗子の先端が子宮頸部支持組織の子宮動脈側に離れて装着されていると，次の操作で出血することがある．

　この切断操作を，鉗子の装着，切断・結紮という手順で行う．鉗子はケリー鉗子のような彎曲のあるもの，あるいは直線の鉗子でもよい．いずれの鉗子の場合でも，挟鉗した部分の組織が滑脱しにくいように工夫された形状のブレードをもっているものが望ましい．

　彎曲のある鉗子は子宮頸部支持組織と頸部筋膜付着部の間に装着しやすいので，これを使った手技を次に記載する．

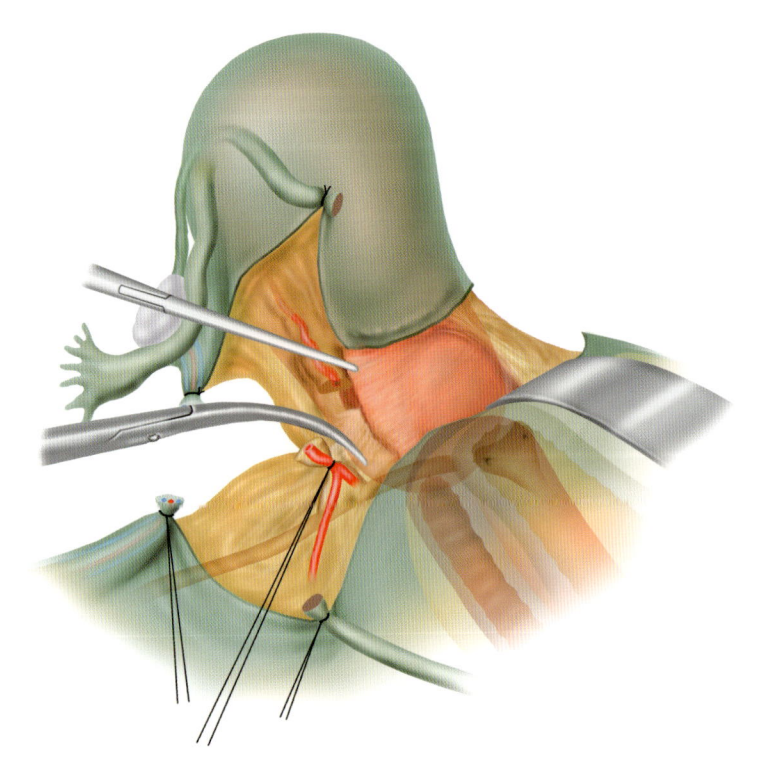

図 48-a 子宮頸部支持組織の子宮頸部筋膜付着部に鉗子を装着したところ①
鉗子は頸管をすべらすように頸管に沿って装着すると，この付着部位にかけることができる．

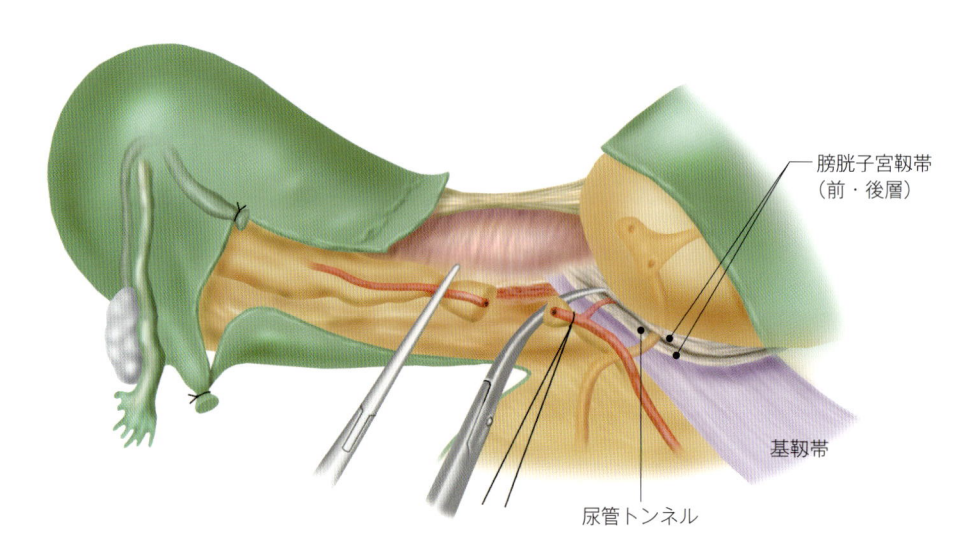

図 48-b 子宮頸部支持組織の子宮頸部筋膜付着部に鉗子を装着したところ②
鉗子と子宮頸部支持組織との関係を示している．

彎曲のある鉗子の場合は，その彎曲の凸の方向を子宮頸部に向け，その先を広げ子宮頸部そのものを挟むようにして挟鉗すると（図46），鉗子は子宮頸部を滑るようにして，そのまま子宮頸部支持組織の子宮頸部筋膜付着部に装着される（図47, 48）．

単純子宮全摘術　腹式　◆　79

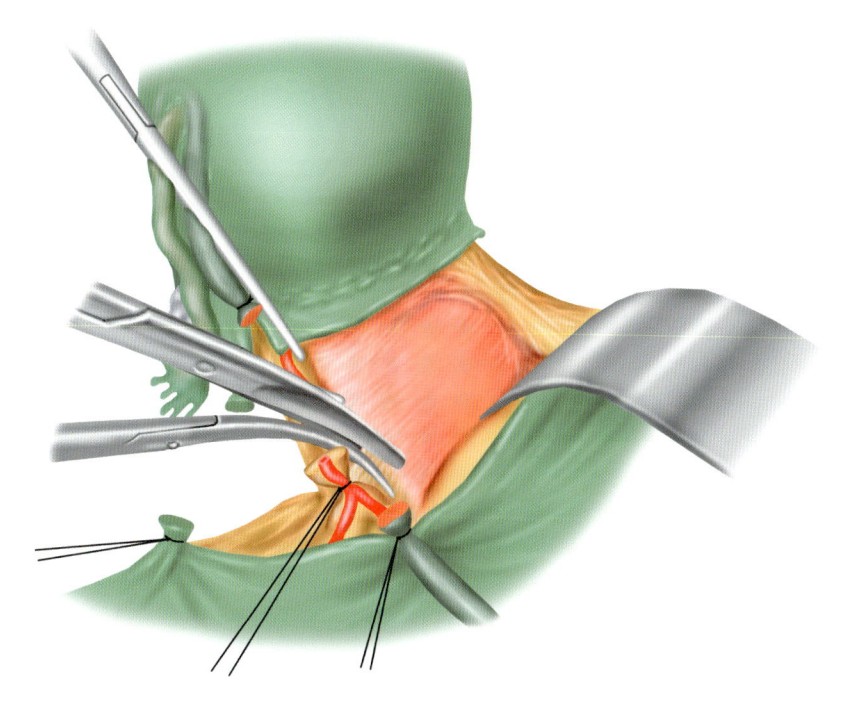

図49　鉗子が正確に子宮頸部に沿って装着されていることを確認して，この鉗子と子宮頸部との間を鉗子に沿ってクーパー剪刀で切り下げていく

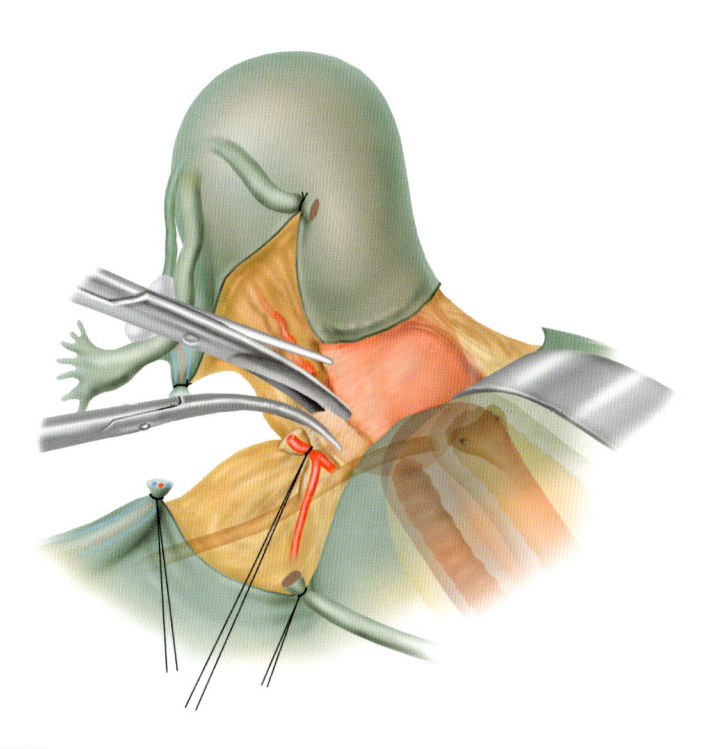

図50　鉗子と子宮頸部間の結合組織をクーパー剪刀で切断しているところ

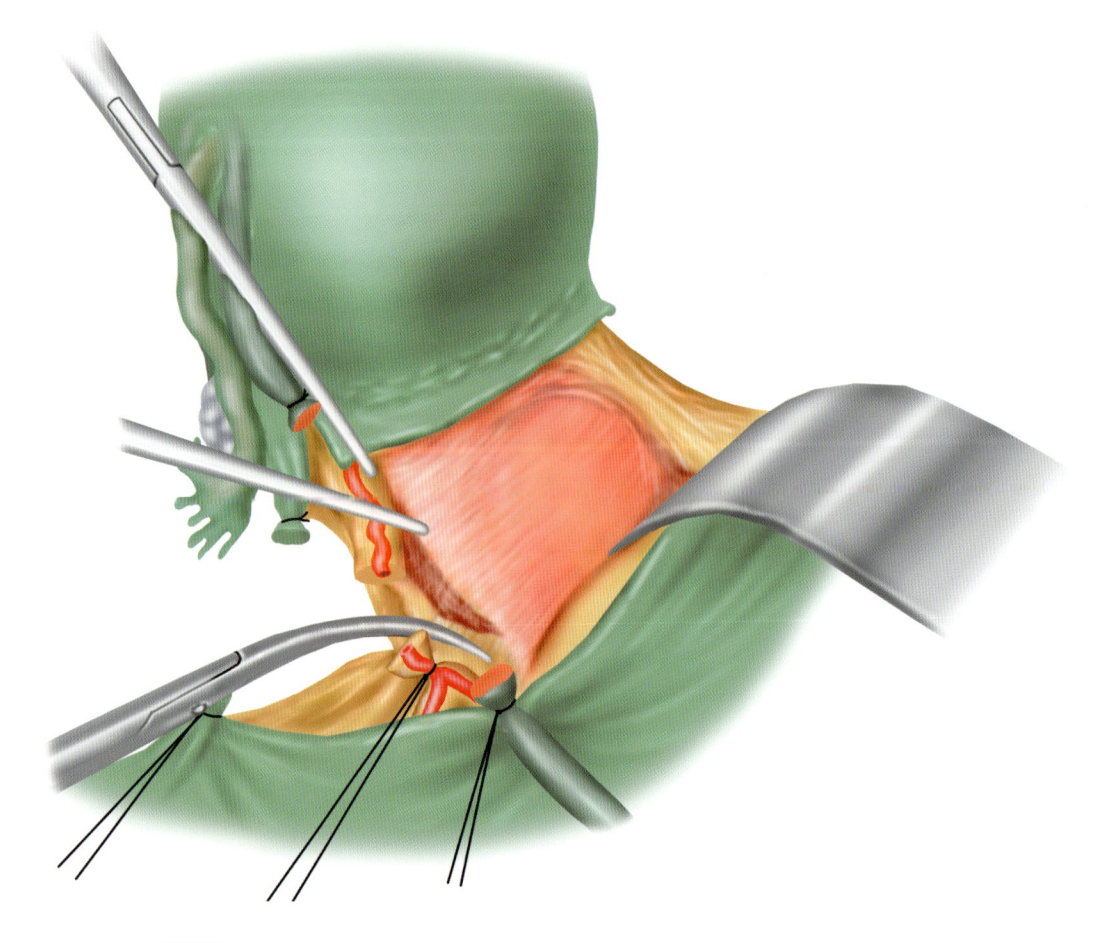

図 51 子宮頸部支持組織の子宮頸部筋膜付着部をクーパー剪刀で切り下げた図
切り下げは鉗子の先端をほんの少し越えたあたりまで行う．

　鉗子の先端側の直線的な部分を子宮頸部の長軸に沿わせ，先端は子宮腟翻転部をやや越えたあたりの高さになるように装着する（図 47，48）．この操作で子宮支配血管群は子宮頸部支持組織とともに一塊となって，子宮頸部から分離される．
　鉗子が十分に装着されたことを確認して切断に移る．クーパー剪刀で鉗子と子宮頸部筋膜との境を切り下げる（図 49，50）．この時，子宮頸部そのものを切ってはならないし，あまり鉗子に近づきすぎてもよくない．クーパー剪刀で，鉗子の先端をほんの少し越えたあたりまで切り込んでいく（図 51）．
　ここまで切り込んだら，鉗子の先端に向けて，子宮の後方から（前方からでもよい）鋭針を通す（図 52，53）．この鋭針を用いて通した糸で鉗子の凹側の部分の組織の集束結紮を行う．この集束結紮の方法は，鉗子の彎曲からすると逆装着ともいっていい状態となり，違和感があるかもしれないが，通常はまったく問題のない操作である．

単純子宮全摘術　腹式　◆　81

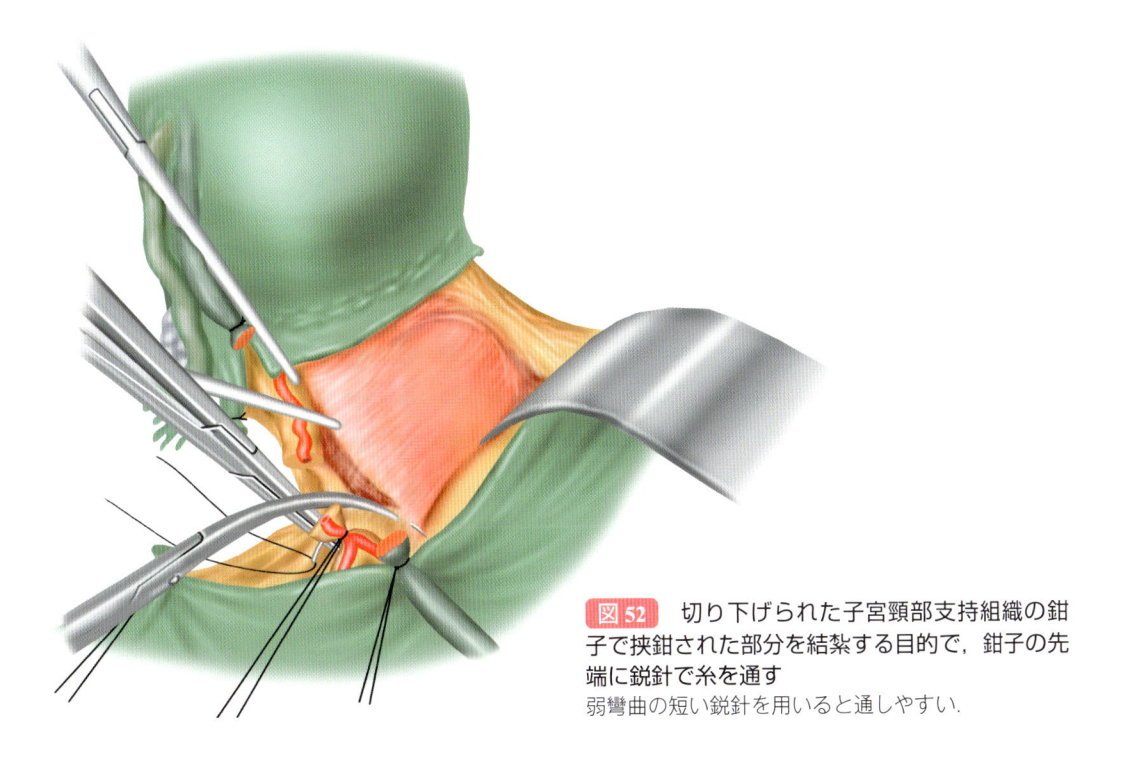

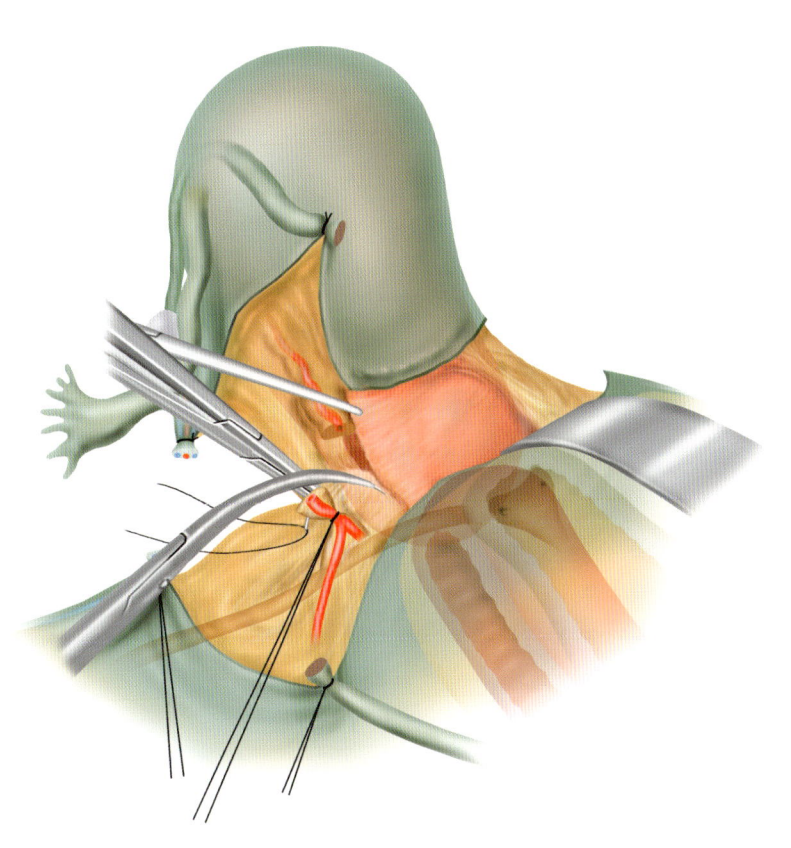

図52　切り下げられた子宮頸部支持組織の鉗子で挟鉗された部分を結紮する目的で，鉗子の先端に鋭針で糸を通す
弱彎曲の短い鋭針を用いると通しやすい．

図53　切断し鉗子に挟まれた鉗子先端の組織に鋭針を通しているところ

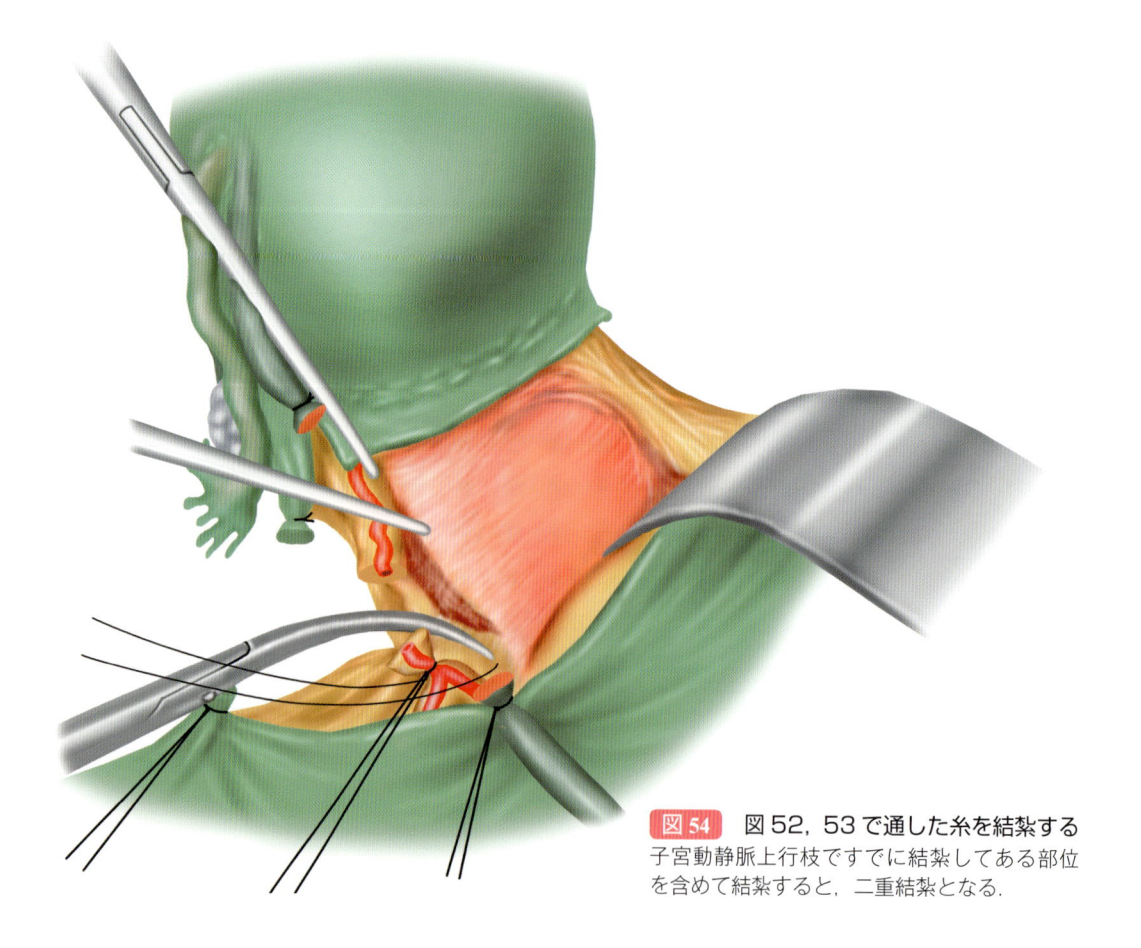

図 54 図 52, 53 で通した糸を結紮する
子宮動静脈上行枝ですでに結紮してある部位を含めて結紮すると，二重結紮となる．

　この結紮の仕方は，鉗子を助手に軽く持たせ，すでに子宮動静脈上行枝を結紮した結紮糸の上に重ねるように第一の結び目を作り，鉗子で挟鉗した組織を結紮するとともに，助手に鉗子をはずさせる（図 54）．子宮動静脈上行枝を二重に結紮しながら，鉗子に沿った組織を結紮することになる．これにより，子宮頸部支持組織切断端が最も子宮に近い部分で結紮されることになる．この結紮糸は，結び目から 5 mm くらいの所で切り離しておく．
　これらの操作で子宮頸部側方の支持組織は，子宮腟翻転部を越えて切り下げられたことになる（図 55）．また後方では，すでに広間膜後葉の切開で子宮腟翻転部まで切り下げられている

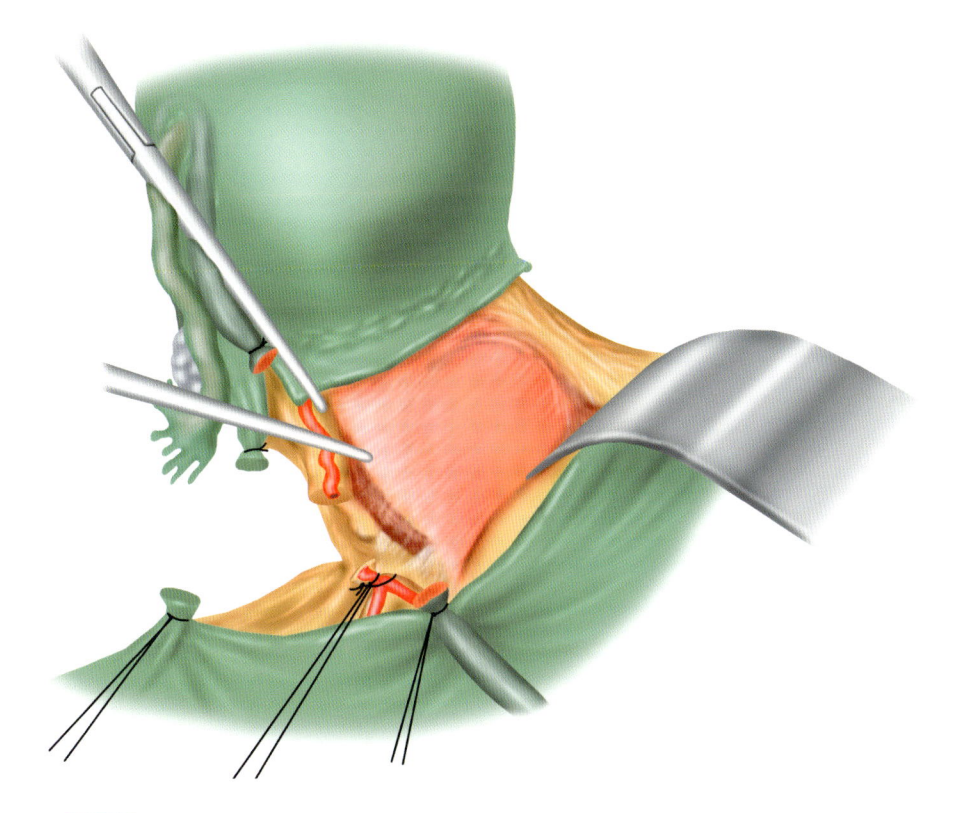

図 55 子宮頸部支持組織が子宮頸部から切り離され，子宮動静脈とともに二重結紮され，子宮腟翻転部を越えた位置まで切り下げられていることを確認する

ので，左側で同様の操作を行ったのちに仙骨子宮靱帯を切れば，腟管のみが子宮とつながった状態となる．

この操作ののち，子宮腟翻転部の位置を確かめ，子宮頸部支持組織の切断が十分であれば鉗子操作は1回でよい．しかし，子宮頸部が通常よりも長い場合などでは，鉗子操作を追加する．

2回目も同様に，子宮頸部に沿って装着，切断し，その結紮糸は，鉗子の彎曲の凹側に挟鉗された組織だけを結紮する．この場合は子宮動脈を重ねて結紮せず，鉗子に挟まれた結合組織のみを結紮することになる．以上の操作を左側にも同様に行う．

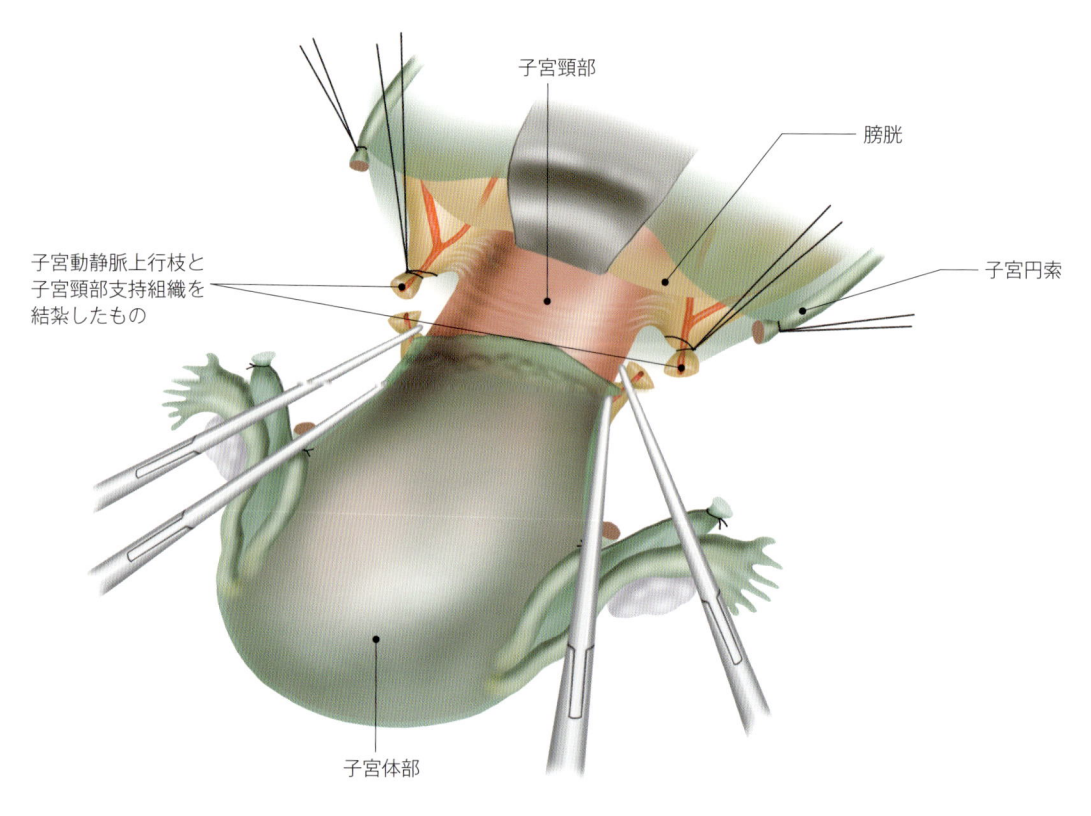

図56 左右で，子宮頸部支持組織が子宮腟翻転部を越えた位置まで切り下された図
この状態を確認して腟管の切断操作に移る．

12　腟管の切開と離断

　以上の操作で，子宮は腟管上端の子宮腟翻転部の高さまでその支持組織が切り離され，後方に仙骨子宮靱帯を残しただけの形となる（図56）．

　ここで，母指と示指で子宮頸部組織を挟み，子宮の周囲の支持組織がその全周にわたって子宮腟翻転部の高さまで切り下げられているか否かをもう一度確かめておく．膀胱は当然のことながらこのときまで十分に押し上げられているはずであるが，ここで母指を用いて，もう一度膀胱を十分に押し下げておくとよい．

1）腟管切開の位置の確認
　用手的に子宮と腟の関係を知ろうとするときに注意しなければならないことは，腟管の離断する部位は子宮腟翻転部の高さであり，子宮腟部の先端ではないことである．したがって，子宮頸部側方の支持組織は不必要に深く切り込みすぎないよう注意する．

　側方での子宮頸部支持組織の切り込みをあまり深めすぎると，傍腟組織からの出血がみられることがあり，その止血操作の過程で誤って尿管を巻き込むことがある．通常は子宮腟部先端から上方0.5～1.0 cmくらいの余裕をもって，子宮腟翻転部が存在していることを意識しておくべきである．

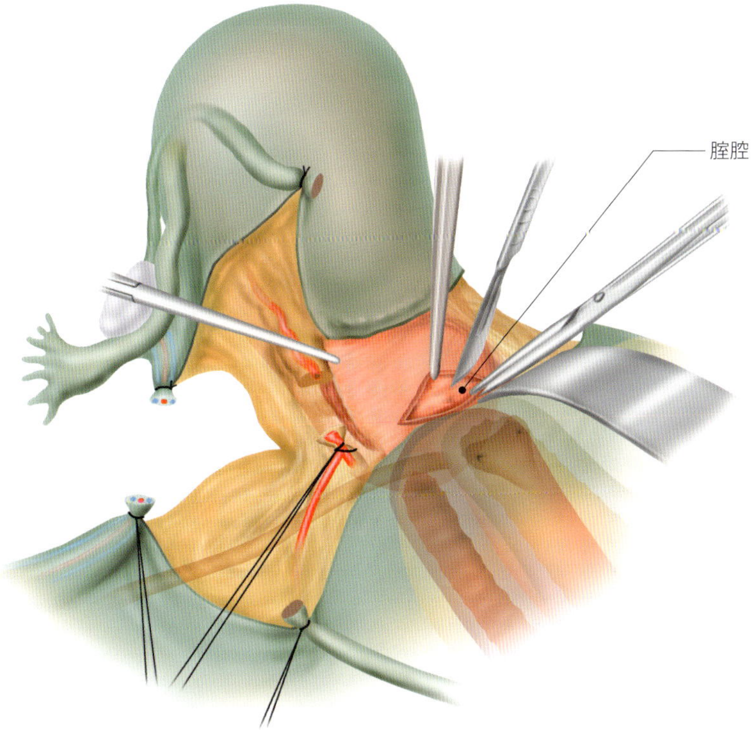

図 57 腟管にメスで切開を加えたところ

　こうした確認操作のあと，子宮を上方に牽引し，膀胱を膀胱側鉤で恥骨側に強く引き，子宮頸部から腟管に至る前面の組織を，ほぼ手術台に平行になるように緊張させる．このとき，膀胱側鉤は膀胱三角部の上端に近い部分を押し下げることになる．この十分下方(恥骨側)に引いた膀胱側鉤から約 5 mm 上方の中央部分(すなわち膀胱三角部上端より 5 mm 頭側)に，尖刃刀をペンホールドに持ち，腟管横径に対して平行かつ長軸に対して直角に，1.0〜1.5 cm の深さで突き刺す(図 57)．腟壁を通過したときに急に抵抗が減弱した感覚があるので，腟腔に達したかどうかの判別がつく．

2)腟管が開口しない場合

　メスの使い方は上記の通りであるが，それでも腟管がどうしても開口しない場合は，腟管の長軸の方向，すなわち恥骨側に向かって子宮頸部をその長軸方向に切り込み，肉眼的に腟管と子宮頸部とを見分ける方法もある．しかし，この方法は子宮頸部上皮内がんなどの場合は行ってはならない．通常は前述の方法に習熟することが望ましい．

　開かれた腟壁の上下を長コッヘル鉗子でそれぞれ挟み，開かれた腟管の中にケリー鉗子の先端につけたガーゼ 1 枚を腟軸に沿って押し込み，腟分泌物を清拭したのちに腟管を消毒する．

　こうして開口された腟管の上下に装着された長コッヘル鉗子をそれぞれ持ち上げながら腟管の切開部を開き，腟腔にクーパー剪刀の blade の一つを挿入する．クーパー剪刀の彎曲の凹部を子宮腟部の彎曲に沿わせ，腟腔に挿入した blade は子宮腟翻転部に強く押し当てて，腟の円周をクーパー剪刀で切開していく．これによって腟管は子宮腟翻転部の高さで正確に離断され，また離断された腟管の最上部が断端として十分に残されることから，以後の止血と縫合操作が便利になる．

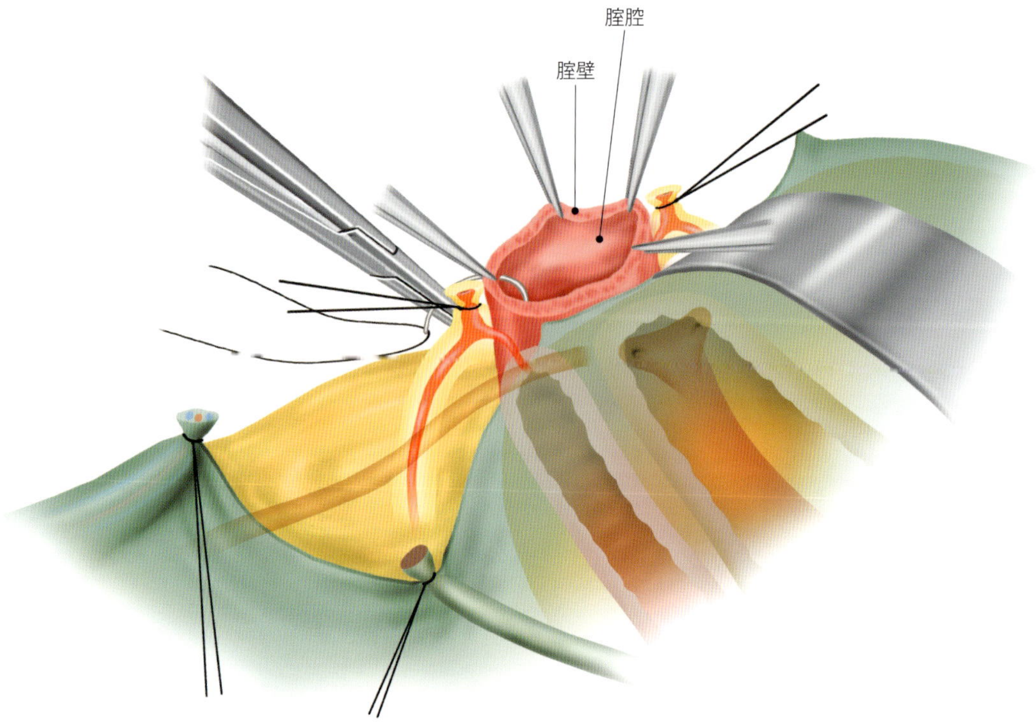

図 58 腟管から子宮を切り離し，腟断端に結紮糸をかけているところ
子宮動脈上行枝はこの結紮で三重に結紮されることになる．ほかの腟断端はそれぞれ止血をかねて全周にわたる結紮を行う．

　クーパー剪刀で離断された腟管の断端に止血と牽引の目的で，長コッヘル鉗子を順次装着していく．この操作を子宮頸部全周にわたって行うと，子宮は腟管から離断される．このとき，腟後方の仙骨子宮靱帯を同時に切断し，出血があれば長コッヘル鉗子を装着する．

　腟切断操作で注意が必要なのは，腟管の左右側方の切断である．子宮を十分に上側方（左右において）に引き，クーパー剪刀の腟管に入れた側の blade で，十分に上方に子宮腟翻転部を押し上げつつ切開を進めると，側方での腟管も十分に残されることになる．結果として，離断された腟管に数本の長コッヘル鉗子が装着されている形になるが，腟断端の左右（子宮頸部支持組織の断端付近）には，必ず長コッヘル鉗子を装着しておく必要がある．なお，以上の腟管の切断操作は，電気メスを用いてもよい．

13　腟管の縫合

　離断された腟管の断端の止血操作に移る．装着された長コッヘル鉗子を上方に牽引しながら腟断端組織を引き上げ，腟管の横径に平行に1本ずつ吸収結紮糸を置いていく（図58）．結紮糸は，一応腟断端全周に及ぶようにかけていく．結紮糸は，溶解するものであれば，腟上皮表層に及んでかけても問題はない．前方に3～4針，後方に3～4針，側方に各1針くらいかける．後方の2針はそれぞれ左右の仙骨子宮靱帯を含めるようにしてかける（図59）．

　側方の子宮頸部支持組織が存在する部位への各1針は，これまでに子宮頸部支持組織に加えている結紮糸の上から結紮する．子宮頸部支持組織の結紮束とともに腟管に沿った傍腟組織がその下方へと離断して深く裂けていくことがあるため，これを予防する目的でかけるものである．したがって，側方の結紮糸は，結果として3本が重なるようにして結ばれることになる（図59）．このとき，尿管はこれら結紮糸の下側方から膀胱へと最終的に進入していくことになる．この操作の後，腟管の前後を吸収糸で寄せれば，残るのは腹膜縫合だけとなる．

　腟断端の処理は，十分な注意のもとで行わないと，知らないうちに尿管の一部に結紮糸を通していたということが起こりかねない場所である．前述したように，尿管は子宮の側方では子宮頸部支持組織に包まれ，この組織の子宮付着部を切断することによって側方へ移動する結果，尿管の損傷は避けられてきた．腟断端両側端の結紮によって側方に移動させられた子宮頸部支持組織は，組織束として再度腟断端に引き寄せられた状態になっている．このこと自体は尿管にとって何ら問題のないことである．

　ところが，腟断端の処理で問題になるのは，膀胱三角部に達する直前の尿管である．この部位の尿管は，前述したように単純子宮全摘術でまったく移動させない部分である．すなわち腟断端前側方で膀胱に入るまでの尿管は，移動していない部分である．しかも，尿管は腟管の前側方でやや上位に偏位していることが多い．したがって，腟断端の止血処理，それも前側方に近い部分は腟壁のみを結紮することが大切であり，ここで余分な組織を巻き込まないように注意する必要がある．もしここで余分な組織を含めるようなことがあれば，尿管の一部を引き寄せる，あるいは結紮するという可能性がある．

　これを防止するためには，膀胱を腟壁側方近くまで十分に剝離し，腟管と傍腟組織上端部を完全に展開する操作を最初から心がけておく必要がある．また，腟断端の止血操作は，腟管そのものに対してのみ行うことが大切である．一方，子宮頸部支持組織の腟下方への過度の切り下ろしは，その止血操作によって何かと尿管損傷の危険が生じやすいため，できる限り避けるべきである．

　腟断端の縫合にあたっても，このような尿管への十分な配慮が必要である．尿管の結紮はこの部位で起こることが最も多いことを知っておくべきである．しかし，十分な膀胱の押し下げと，腟壁前方での膀胱の剝離が十分に行われていれば，こうした危険性はない．

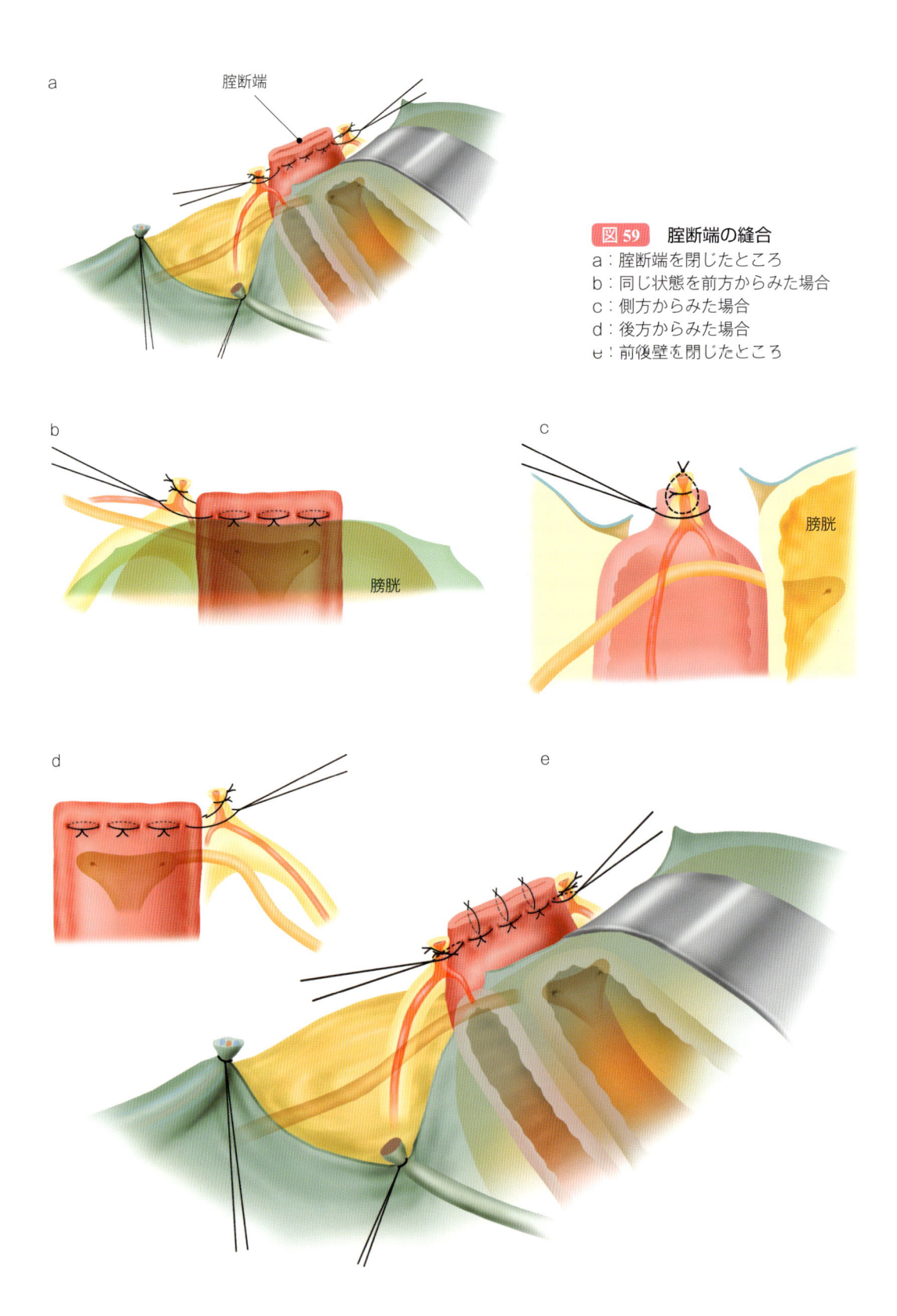

88 ◆ 臨床解剖学に基づいた 新版産婦人科手術シリーズ Ⅰ

図59 腟断端の縫合
a：腟断端を閉じたところ
b：同じ状態を前方からみた場合
c：側方からみた場合
d：後方からみた場合
e：前後壁を閉じたところ

14　腹膜縫合と閉腹

　以上の操作が終了した時点で，後腹膜腔あるいは膀胱壁からの出血があるか否かを確認し，出血があれば，丹念に止血操作を行っておく．このとき，後腹膜に沿った尿管の走行を確認し，蠕動が十分にみられ，尿管の怒張などの異常がみられないこと，また後腹膜腔にガーゼなどの遺残のないことも確認しておく．

　次に後腹膜の連続縫合に移る．通常は卵巣提索の上方から始め，卵巣提索と子宮円索の断端を埋没しながら，腸骨稜から恥骨に沿った彎曲に従って腹膜を縫合していく．このとき，腹膜のみを持ち上げその下の組織を巻き込んで縫合しないようにする．特に卵巣提索から仙骨子宮靱帯に至る広間膜後葉には，その断端近くに尿管が沿って走っていることを忘れてはならない．

　後腹膜の縫合が終わったら上方に押し上げた腸管などを小骨盤腔に元通りに戻し，その上を大網で覆う．上腹部にガーゼなどの遺残がないことを確かめて，閉腹する．

　前腹壁腹膜を吸収糸で連続縫合した後，筋膜下の止血を確認し筋膜の縫合に移る．吸収糸で1本1本の結紮縫合を約1cmの間隔で置いていく．指が入らない程度に間隔をせばめた縫合が必要である．筋膜の縫合が十分でないと術後腹圧で開くこともあるので注意が必要である．

　筋膜の縫合を終えたら腹壁の皮膚縫合を施して腟管に挿入したガーゼを抜去し，腟壁縫合部からの出血がみられないことと尿の流出が良好であることを確認して手術を終了する．

まとめ

　以上で単純子宮全摘術の手術操作と尿管との関係についての解説を終わるが，単純子宮全摘術といっても様々な難度の症例がある．子宮頸部に発生した筋腫，frozen pelvisとなった子宮内膜症や骨盤内炎症，後腹膜腔に進展した卵巣腫瘍や筋腫など，いずれも手術としては困難である．しかし，これまでに述べてきた単純子宮全摘術の原理に沿い，解剖学的に忠実な組織間隙の剝離，結紮，切断という操作が行われている限りにおいては，いかなる難度の手術でも本書で述べたものと同じレベルのものになる．すなわち，いかなる難度の手術でも，これまでに述べてきた単純子宮全摘術の基本型に導くことができるはずである．また，この基本型に導かれるまでは単純子宮全摘術の細部の操作，特に子宮頸部支持組織の結紮・切断の行為は行ってはならない．術者は子宮動脈上行枝が露出され，その確認を行って初めて子宮頸部支持組織の結紮・切断の行為に移ることを考える習慣をつけることが大切である．

　単純子宮全摘術は簡単な操作で終えることもできる．しかし，いかなる難度の症例にも対応可能な単純子宮全摘術の基本原理を理解していて初めて手術を簡素化しうるのであり，手術の初心者はあくまでも単純子宮全摘術の基本原理に沿った手術に習熟することが望まれる．基本に忠実かつ臨機応変な態度をとれることが，手術にとって最も大切な心がまえである．

子宮頸部支持組織の処理法

　腹式単純子宮全摘術のうち子宮頸部支持組織の処理については，施設あるいは術者により若干の相違がみられる．いずれも出血を抑え，尿管・膀胱の損傷を防いで安全に行うために工夫された手技であり，それぞれを理解しておけば，高度の癒着がある場合など術中の様々な局面に際し適切に対応できるようになる．これまで一通りの術式を述べてきたが，以下にその他に広く用いられている二法を紹介する．

1　子宮頸部支持組織の処理方法①

　子宮頸部支持組織の処理に際しては，子宮・膀胱・傍子宮組織の解剖学的位置関係を明瞭にすることが重要である．また，尿管損傷を起こす可能性が一番高いのは傍子宮組織の切断時であり，安全な手術を行うためには，可能な限り尿管を子宮から遠ざける必要がある．そのためにはまず，傍子宮組織表面の結合組織を攝子でつまみあげて血管を確認し，これを避けながら切断を進めていくと血管叢が露出され，尿管・膀胱は子宮頸部から側下方に離れていく．

　血管叢の前面は，膀胱剝離と並行して行う．後面に関しては，広間膜後葉を血管叢から剝離し，仙骨子宮靱帯の子宮付着部上端に向かって切開を加える．この操作により，広間膜後葉に付着する尿管は子宮からいっそう下方に離れることになる．この時点で傍子宮組織はすでに血管叢のみになっており，尿管から十分に離れて挟鉗・切断することができる．

　傍子宮組織の最初の挾鉗は，子宮動脈上行枝を含めて集束結紮・切断するため，通常は内子宮口の高さの約1 cm下方の部位で，子宮頸部を滑らせるように鋸歯長彎コッヘル鉗子を用いて挾鉗する（図1）．この鉗子の上方（頭側）に接して滑脱防止のための短彎コッヘル鉗子を置き，子宮側にも血液逆流防止の短彎コッヘル鉗子を装着しておく（図2）．この二つのコッヘル鉗子の間を，クーパー剪刀を用いて切断する．切断端に子宮動脈が含まれていることを確認し，子宮頸部の方向へ少し切り込みを追加しておく．

　結紮にあたっては，まず1-0の丸針吸収糸を用いて2針運針する．丸針を用いるのは，運針時に傍子宮組織の静脈などを損傷して不要な出血をさせないためと，二針目の運針時に一針目の運針糸を切ってしまわないためである．最初の運針は，まず長彎鋸歯コッヘル鉗子の先端へ針糸を通し，続いて子宮動脈を囲むようにもう1度運針する（図3）．二針目は，長彎鋸歯コッヘル鉗子の先端へ針糸を通すのみとする（図4）．結紮は，二針目の運針糸より行う．これは，一針目の運針糸は二針目の運針で傷つけられて切れてしまう可能性があるためと，結紮時に糸が切れてしまっても，一針目の運針糸が子宮動脈を取り囲んで運針してあるので滑脱の可能性が少ないためである．二針目の運針糸を外科結紮で押し込みながら長彎鋸歯コッヘル鉗子をはずし，結紮を追加したのち，その内側で滑脱防止のための短彎コッヘル鉗子をはずしながら一針目の運針糸の結紮を行う．

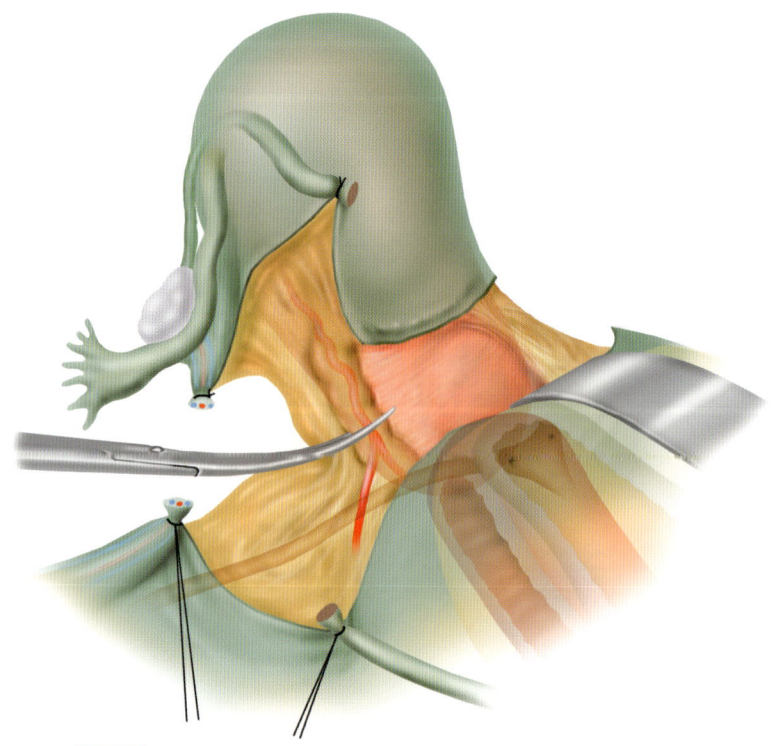

図1　傍子宮組織の挟鉗①
子宮頸部を滑らせるようにして，子宮動脈上行枝に直角に挟鉗する．

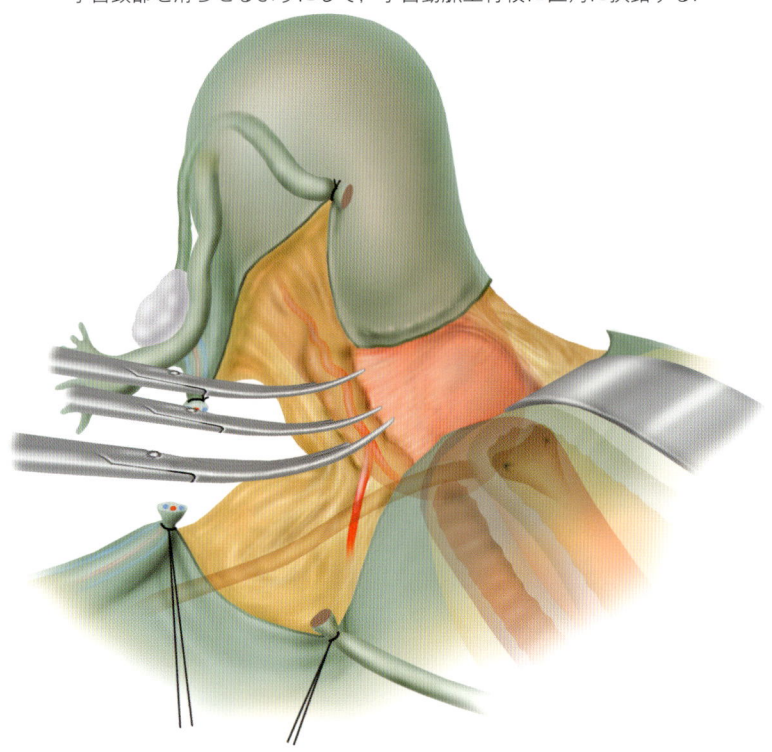

図2　傍子宮組織の挟鉗②
子宮動脈上行枝を挟鉗し，滑脱予防の安全鉗子をかけ，上方にも子宮側からの血液逆流防止のための鉗子をかけておく．

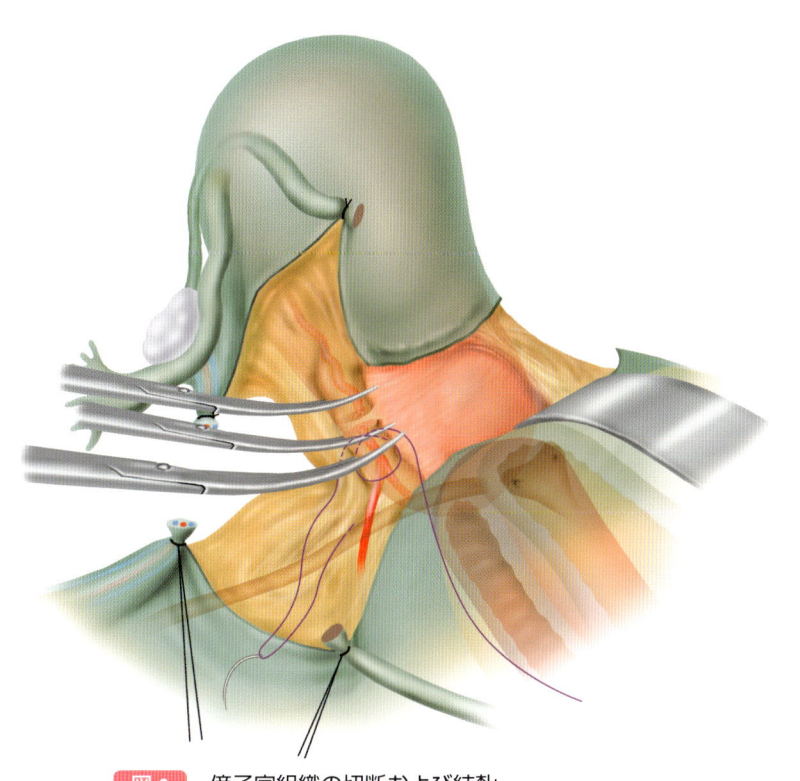

図3 傍子宮組織の切断および結紮
丸針・1-0吸収糸を用いて子宮動脈上行枝を二重に結紮する．

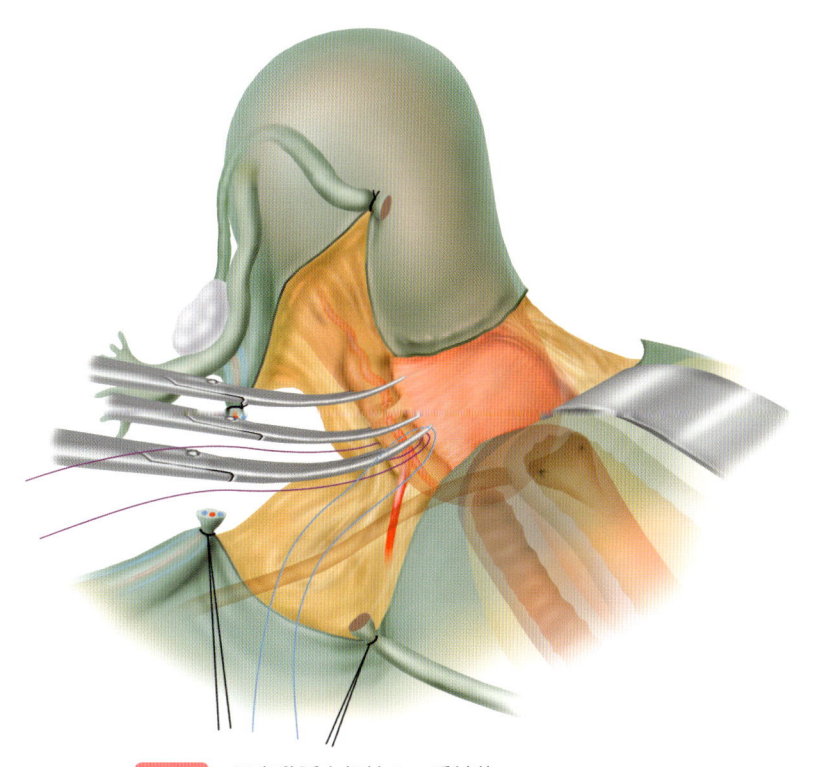

図4 子宮動脈上行枝の二重結紮
二針目の縫合（青）は，子宮動脈を取り囲むように運針する．

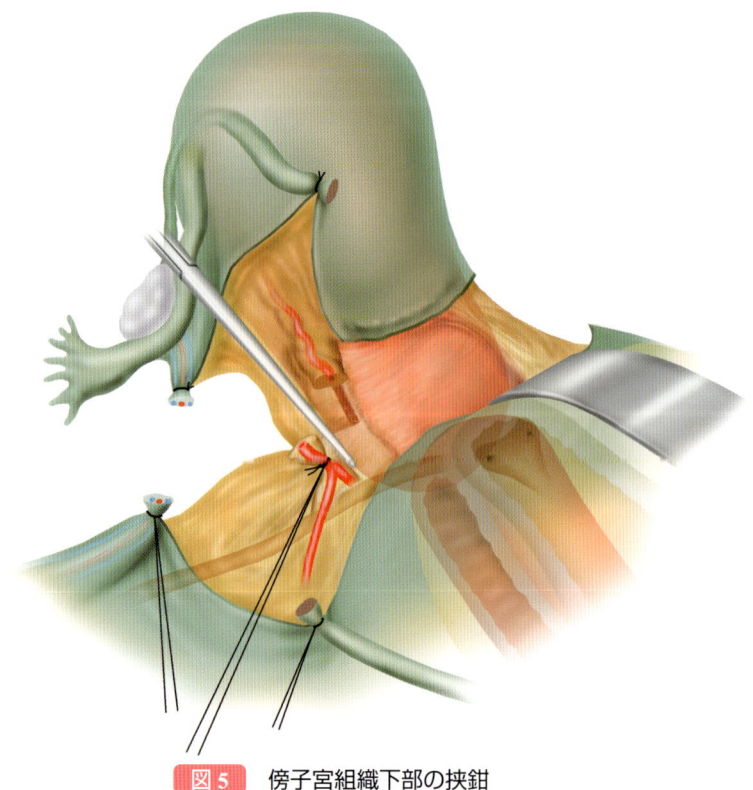

図5 傍子宮組織下部の挟鉗
子宮頸管筋層を前後からかむように装着する．

　傍子宮組織の下部は，長直の鋸歯コッヘル鉗子を用いて，子宮頸部側壁前後から挟むように左右各々を挟鉗・切断・結紮する．子宮頸部筋層を多少かむように挟むと，鉗子は頸部の前後を滑りながら装着される（図5）．子宮側の血液逆流防止の鉗子は不要である．次に，クーパー剪刀を用いて子宮頸部側の組織を鉗子の先まで切り込んでいく．この部位の縫合は，一針のみの運針でよい．通常この処理は1〜2回の操作で腟円蓋部まで到達し，この時点で子宮頸部支持組織は仙骨子宮靱帯と腟以外はすべて切断されたことになる．続いて前腟円蓋部に横切開を加え，子宮腟部に沿って腟を切断し，子宮を摘出する．

2　子宮頸部支持組織の処理方法②
1）子宮動静脈の挟鉗，切断，結紮縫合

　子宮動脈上行枝を包む粗な結合組織を子宮動静脈に沿うように分離し，外下方に圧排する（図6）．同様の操作を数回繰り返すことにより，子宮動静脈は挟鉗に十分なだけ露出される．挟鉗する位置は膀胱・子宮窩腹膜翻転部（内子宮口の位置）より下方約1cmのところである．

　長コッヘル鉗子または鋸歯鉗子などを用い，切断予定部より下方へ2本，上方にペアン鉗子1本を装着する（図7）．その際，挟鉗があまり子宮頸部に近いと子宮頸部筋膜まで同時に挟鉗することとなり，のちの処理が難しくなる．そこで，鉗子の先を少し開いたまま子宮頸部に押し付け（図8，9-a），引きながら閉じ，子宮動静脈と可動性のある周囲組織（ほとんど結合組織）を一括挟鉗する（図9-b）．

子宮頸部支持組織の処理法 ◆ 95

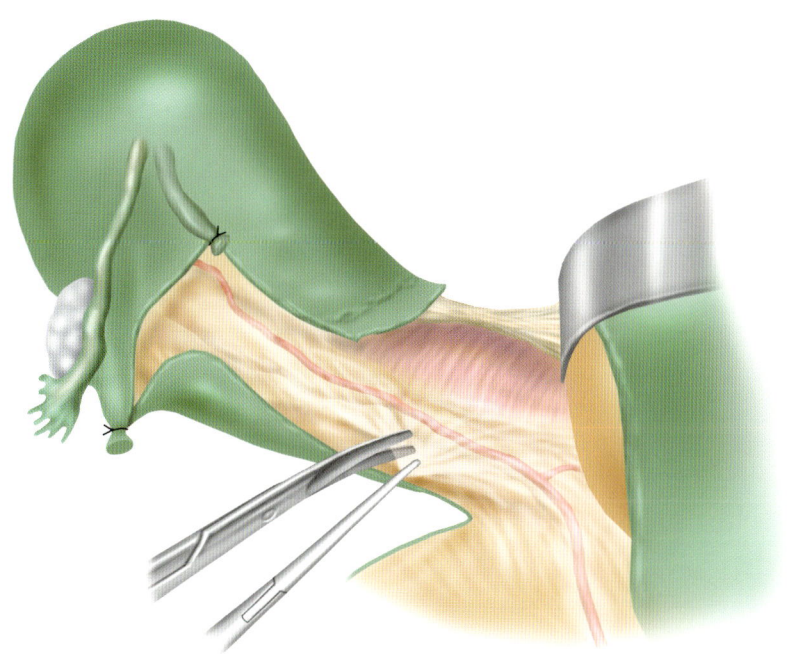

図6　子宮動脈上行枝周囲の結合組織の除去
子宮動静脈周囲組織を摂子でつまみあげ，クーパー剪刀で鋭性・鈍性に切離して下方へ圧排し，血管を視認できるようにする．

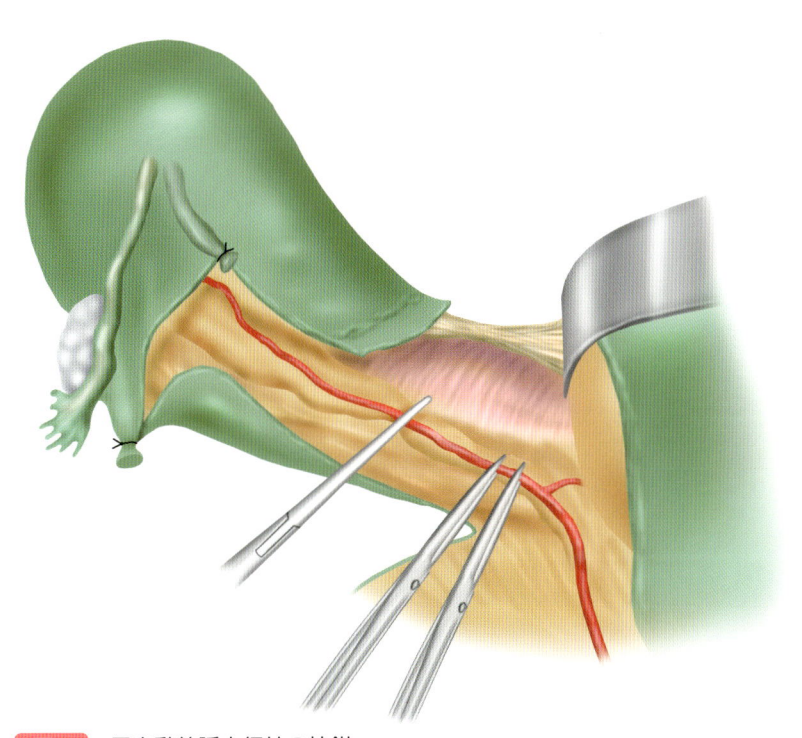

図7　子宮動静脈上行枝の挟鉗
子宮動静脈は内子宮口よりやや下方で長コッヘル鉗子2本により挟鉗，さらに約1cm上方でペアン鉗子により挟鉗する．

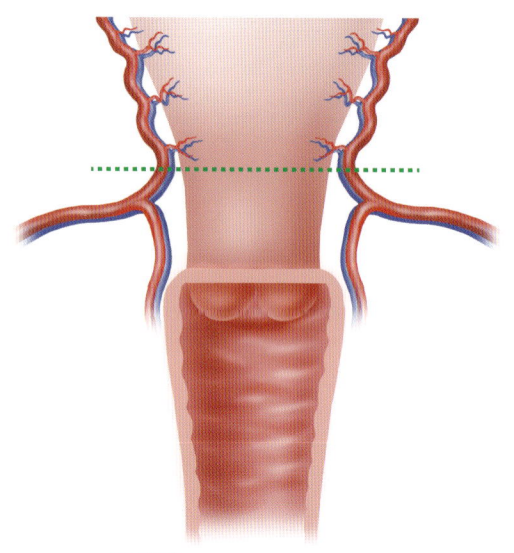

図8 子宮動脈の切断部位

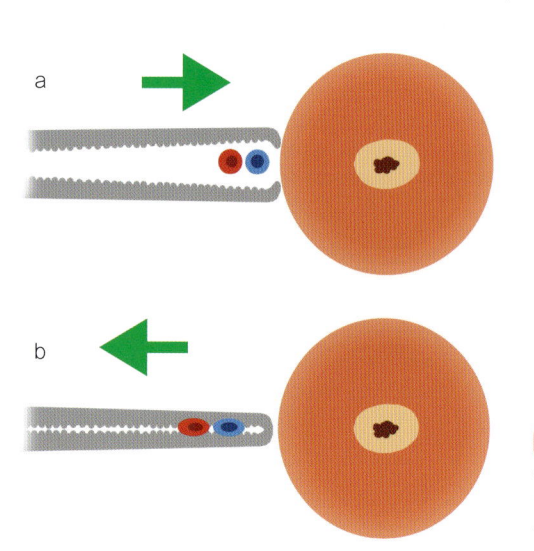

図9 子宮動静脈挟鉗の際のコツ
子宮動静脈の挟鉗は長コッヘル鉗子を用い，少し広げて子宮動静脈を挟む状態で先を子宮頸部に直角に押しつけ(a)，次に鉗子を引きながら閉じて挟鉗する(b).

挟鉗した血管をクーパー剪刀で切断し(図10-a，10-b)，子宮動静脈を損傷しないよう，先ほど長コッヘル鉗子で挟鉗した血管と子宮頸部の間に針糸を通し，下方のコッヘル鉗子をはずしながら，挟鉗し圧挫された部分で結紮する(図11).

子宮頸部支持組織の処理法 ◆ 97

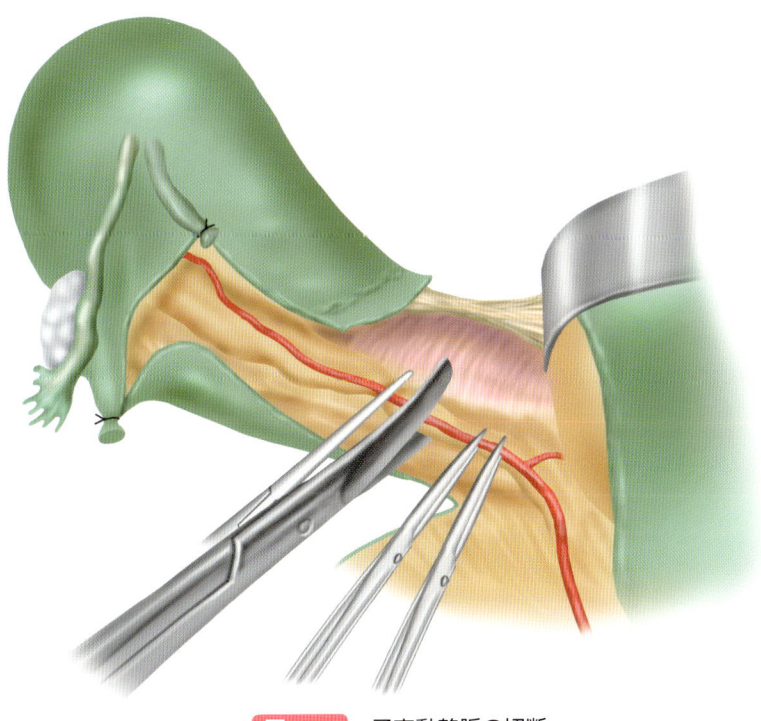

図 10-a 子宮動静脈の切断

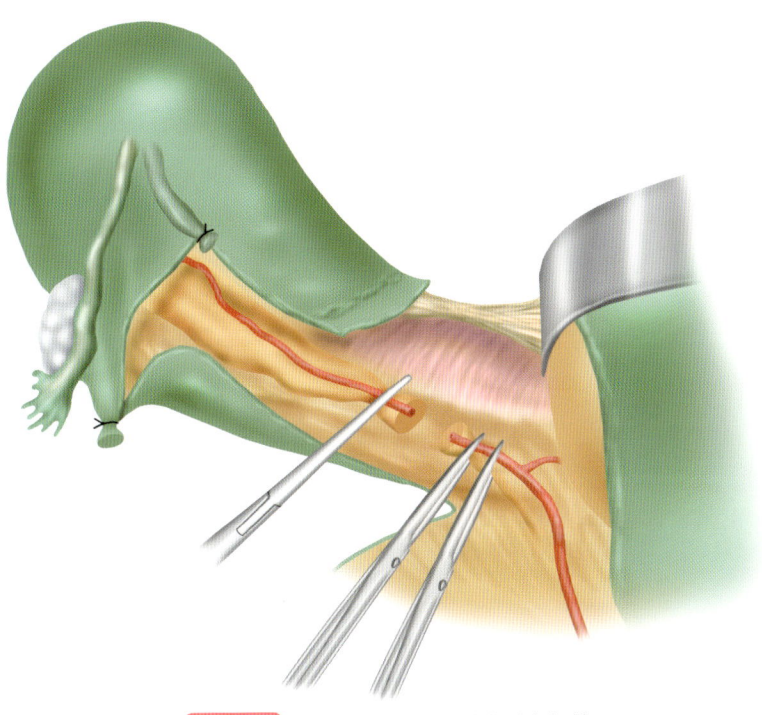

図 10-b 切断された子宮動静脈上行枝

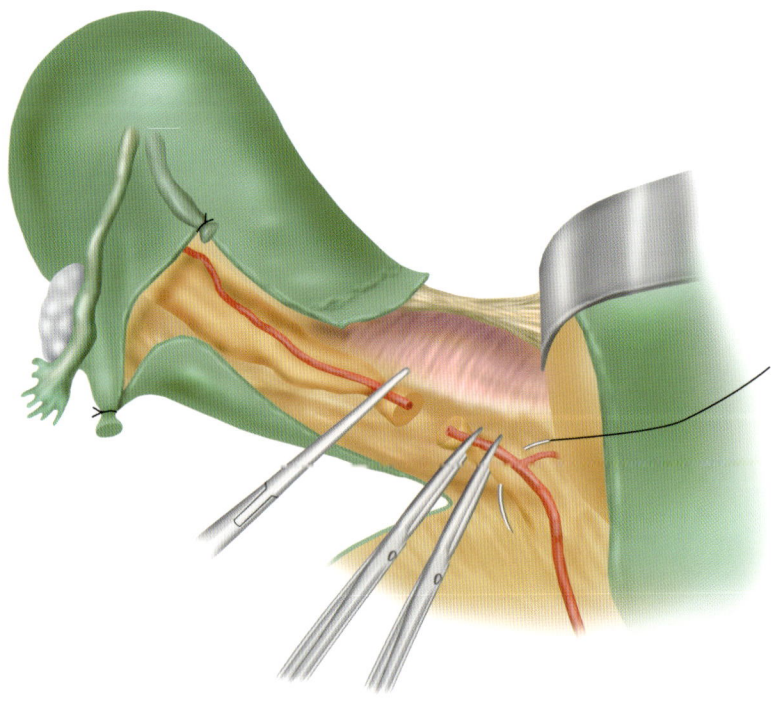

図11 子宮動静脈の結紮
下方の鉗子の直下に針糸を通し，結紮しながら下方から順に鉗子をはずす．

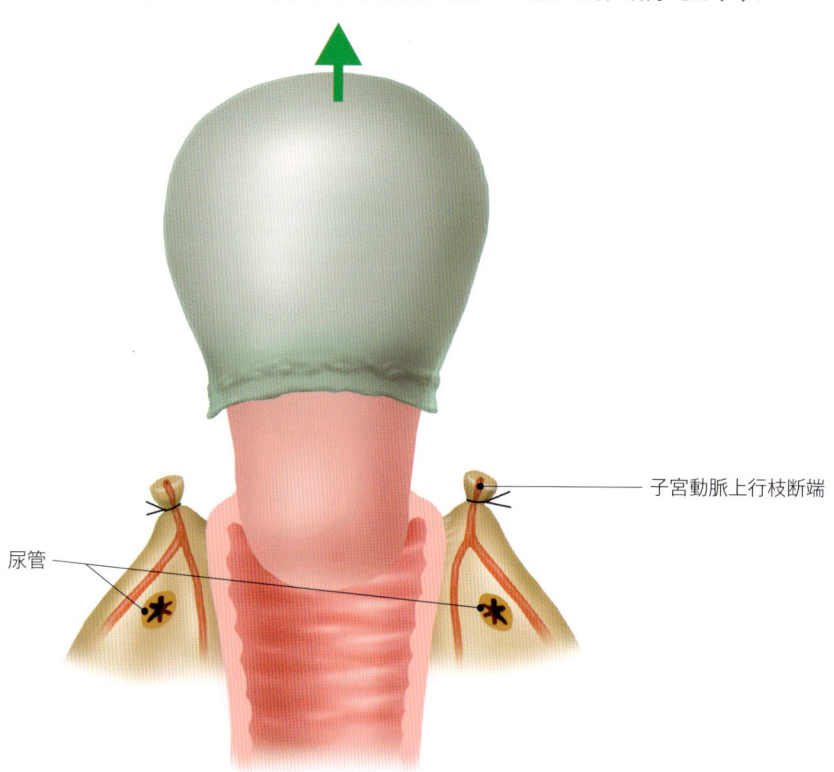

図12 両側の子宮動静脈の切断・結紮の終了図
これらの処置は，子宮を強く頭側（上方）へ牽引して行うことで尿管の損傷を未然に防ぐことができる．

子宮動脈上行枝断端

尿管

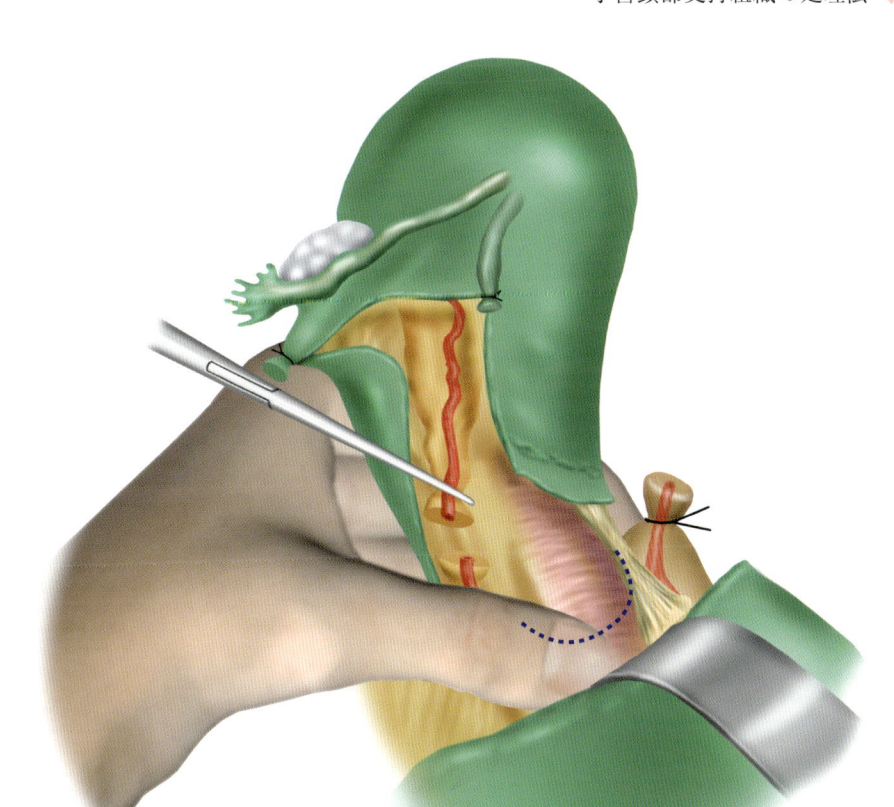

図 13 腟切断部の確認
膀胱を十分下方へ圧排し腟壁を露出する．そこで母指と示指で腟前後から子宮頸部を確認する．子宮頸部先端から 0.5 cm ほど上方が腟の切開を行う部位である．

　子宮動静脈の処理に際しては，子宮を頭側に強く牽引する．こうすることにより，上行枝の切断部位と子宮動脈本幹尿管交差部との間に距離ができ，比較的安全に子宮動静脈の処理ができる（図 12）．ただし，この一括挟鉗は，子宮内膜症などで癒着が強く尿管が挙上されているものや，子宮頸部筋腫，広靱帯内発育卵巣囊腫で尿管の走行が通常と著しく異なる場合は適応とはならない．

2）腟の開放
　膀胱が十分下方へ圧排されているかを再確認し，次いで母指と示指で子宮頸部を前後からつかむように下方へすべらせ，子宮頸部を触知する．さらに下方へ進み，子宮腟部が腟へ移行する部分を前後からつかみ，腟管切断の位置を検討する（図 13）．

　助手に子宮を頭側に牽引させ，また，膀胱を鉤で下方へ圧排し，腟管の切開部を露出し十分緊張させる．

　子宮腟翻転部より下方約 0.5 cm の部分を尖刃刀で腟管長軸に対し直角方向，すなわち腟に横切開を入れる要領で切開し，腟に入る（図 14）．長コッヘルを開放された腟内に挿入してこれを開き，その間にもう 1 本の長コッヘルを入れ膀胱側の腟壁を挟鉗把持する（図 15）．

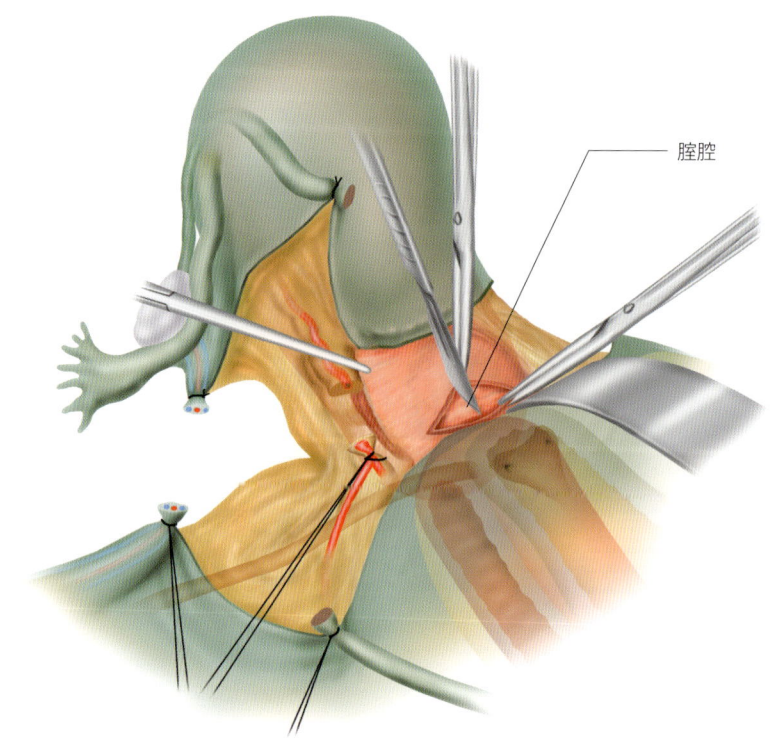

100 ◆ 臨床解剖学に基づいた 新版産婦人科手術シリーズ Ⅰ

腟腔

図14 腟管に尖刃刀で切開を加えたところ
尖刃刀を腟管に挿入し，左右に切開を広げる．

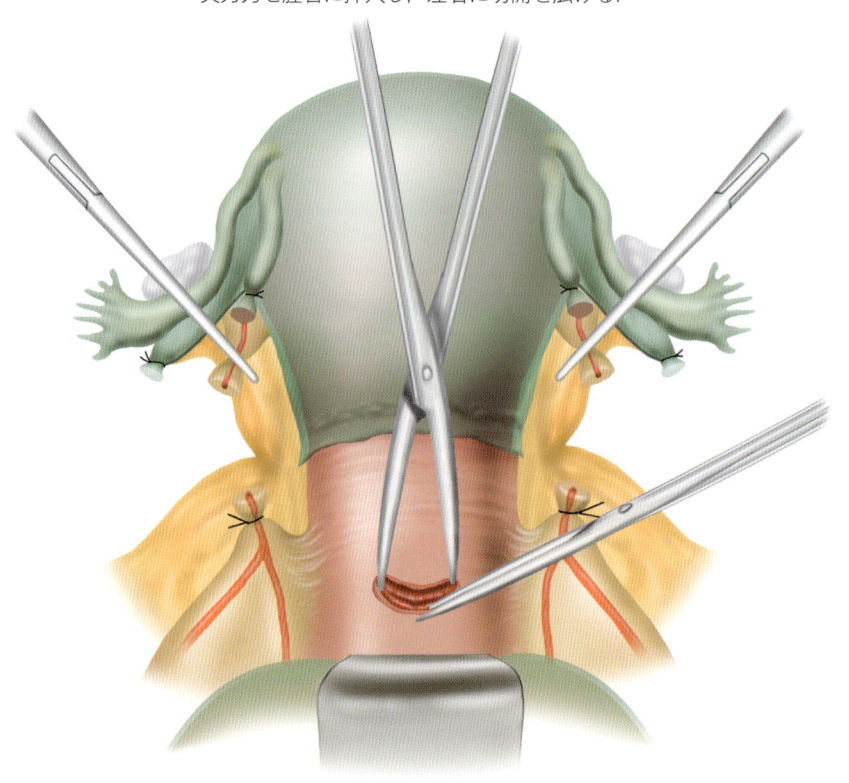

図15 腹壁の開放と把持
長コッヘル鉗子を腟に挿入し，広げたままもう1本の長コッヘル鉗子で腟壁を把持する．

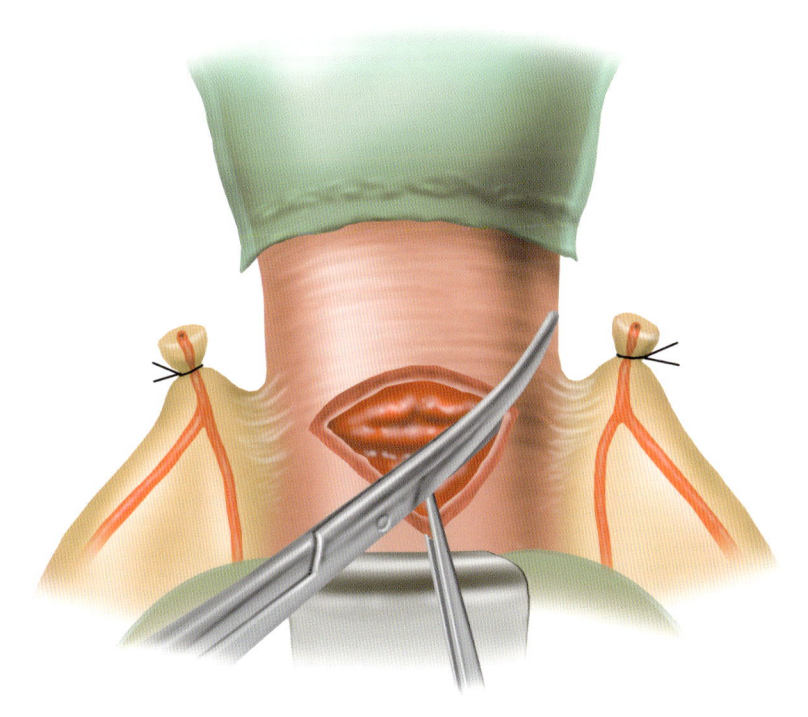

子宮頸部支持組織の処理法 ◆ 101

図 16 腟の切開をクーパー剪刀で延長する
クーパー剪刀の刃を腟円蓋に押し当てるようにして腟の切開を進める．

3)腟の切開と子宮摘出

　腟円蓋部に沿うようにクーパー剪刀で腟の切開を左右に延長する(図 16)．

　子宮腟部が露出されるようになったところで子宮腟部に双鉤鉗子をかけ，前方に挙上する(図 17)．腟切開を進めるにあたっては，クーパー剪刀で腟円蓋部の一番深い位置で切断するよう，クーパー剪刀の刃が子宮頸部と平行になるように向ける(図 18)．このようにすることによって切断面が腟軸に直角になり，腟縫合の際の処理が容易になり，また術後腟断端の肉芽形成の予防にもつながる．子宮を上方に牽引した状態でクーパー剪刀の刃を寝かせて腟を直角に切断すると断端は図 18 の B のようになり，創面が大きくなって出血量が増加する．

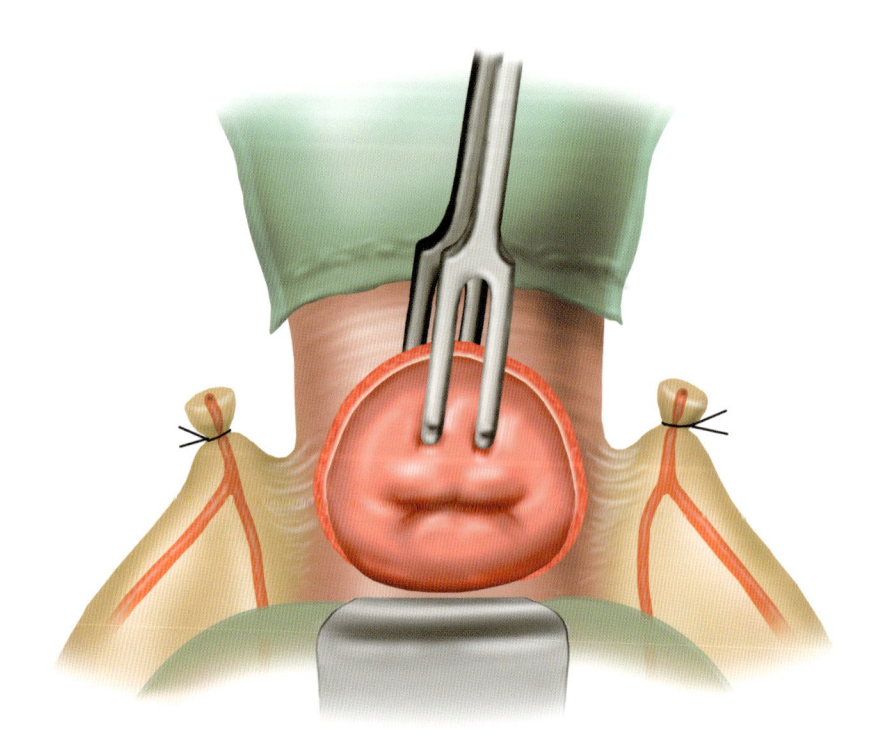

図17 双鉤鉗子で子宮腟部を把持したところ

腟切開がある程度左右に延長されたところで腟内および子宮頸部を消毒し，子宮頸部を長コッヘル鉗子またはミューゾー双鉤鉗子で把持し挙上する．

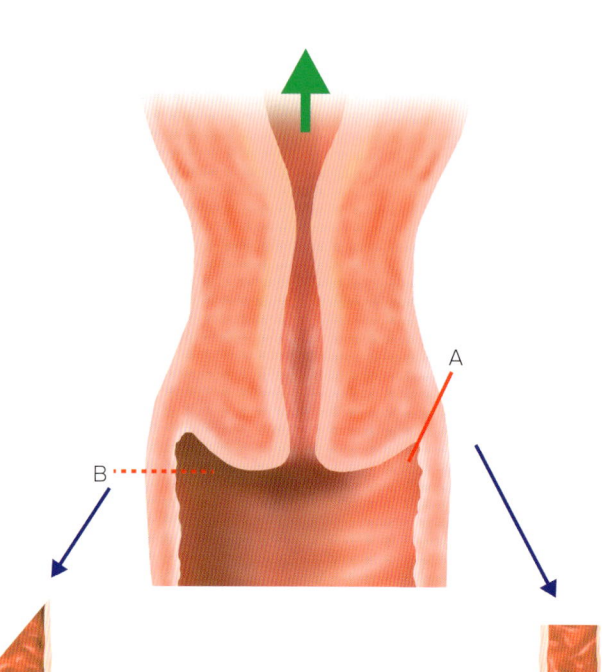

図18 腟切断の方向と切除面

腟の切断にあたっては，子宮が上方に牽引され腟が伸びた状態になっているのでクーパー剪刀の刃をAの方向に立てると切断面が直角になるが，Bの方向で行うと腟壁をそぎ切ることになり，創面が斜めになる．

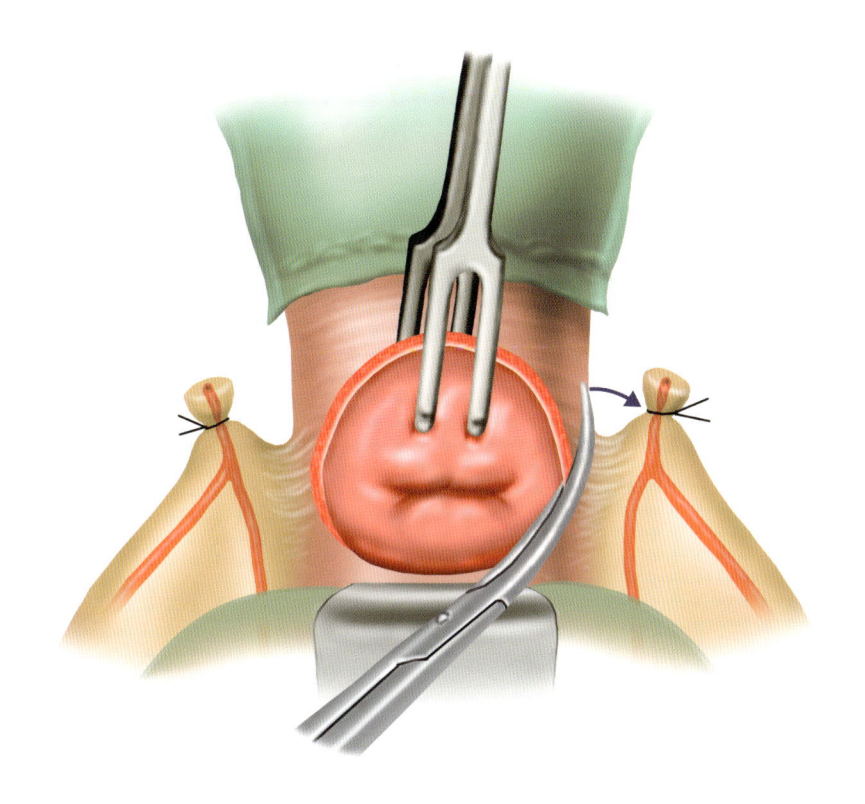

図19 曲鋸歯鉗子で2〜4時方向の子宮頸部周囲組織を挟鉗したところ
曲鋸歯鉗子を腟円蓋2時〜4時方向に装着する場合，鉗子の先を時計方向1時→3時に回転させ，子宮頸部周囲組織を鈍的に剝離し，子宮血管結紮部位と血管を外方へ押しやりながら挟鉗する．

　本法では，子宮頸部周囲組織，特に子宮動静脈と子宮頸部の間の組織が十分に切離されていない．したがって，同部近くまで腟の切開が進んだら曲鋸歯鉗子の一方を腟内に入れ，腟円蓋部において左側の処理では鉗子の先を時計の1時方向→3時方向，右側の処理であれば11時方向→9時方向へ回旋させながら挟鉗することにより，子宮頸部と子宮動脈の間の結合組織を外下方へ圧排すると，子宮腟部と腟円蓋部の間に余裕ができ，切除しやすくなる（図19）．挟鉗した曲鉗子の内側をクーパー剪刀で切断し，曲鉗子をはずし，長コッヘル鉗子でつかみかえる．

　対側も同様の操作を行い，次に仙骨子宮靱帯の切断に移る．これも曲鋸歯鉗子を用いて仙骨子宮靱帯を腟内外より挟鉗し，腟円蓋部を切断して子宮を摘出する．

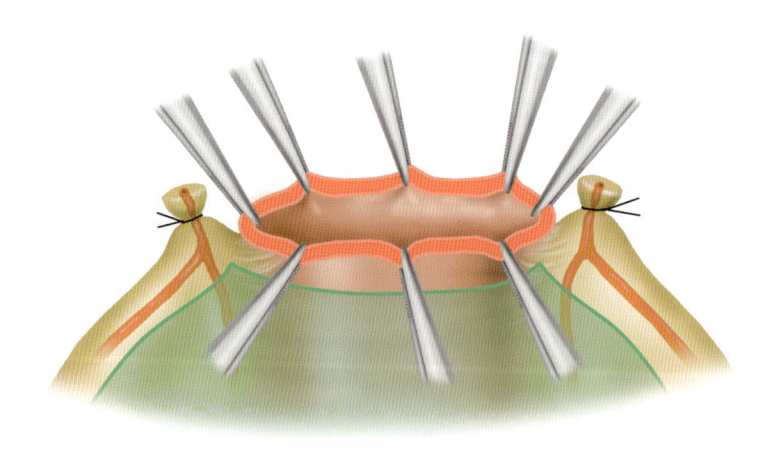

図20 腟断端の把持
腟断端は8本の長コッヘル鉗子で把持する.

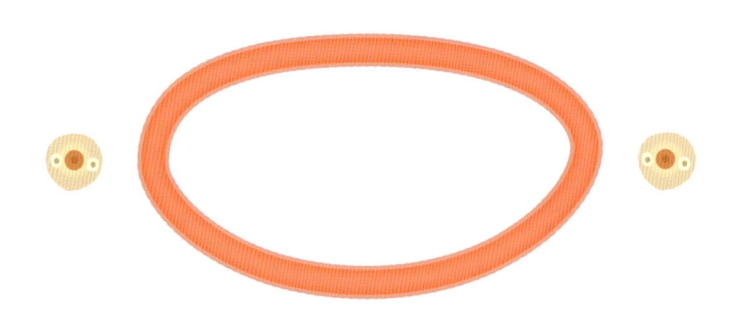

図21 腟断端の縫合①
子宮動静脈結紮部近傍腟前壁に針糸を通して腟内に出し，さらに腟後壁を通過して縫合する．

4) 腟断端の処理

子宮頸部周囲組織の剝離がスムースであった症例では，腟管を閉鎖する．腟断端を長コッヘル鉗子8本で把持し（図20），腟左側より操作を開始する．まず腟前壁より後壁へ針糸を通し，子宮血管と腟との間の組織を結紮するように縫合する（図21）．次に，右側端においても左側と同様，子宮血管と腟との間の組織を結紮縫合し，最後に腟前・後壁を連続縫合し腟を閉鎖する（図22，23）．

腟を開放にて処理する場合は，腟左右両側端の処理を上記と同様に行い，次に前腟壁のみを右側より連続ロック縫合し，腟左側端に至る．腟後壁を同様に連続ロック縫合する（図24）．

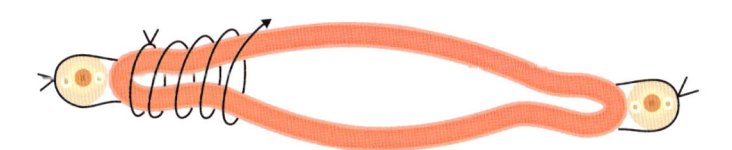

子宮頸部支持組織の処理法　◆　105

図 22　腟断端の縫合②
前後腟壁を併せるように連続縫合する．この際，前腟壁のほうが長いため，前後等間隔で縫合していくと前腟壁に余剰が出るので，後壁をより細かめに運針する工夫が必要である．

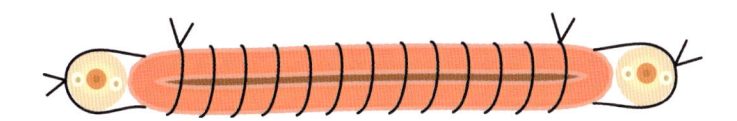

図 23　腟断端の連続縫合が終了したところ

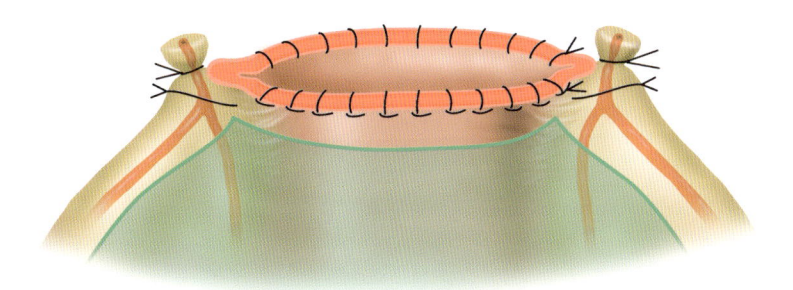

図 24　腟断端の開放処理
全周をロック縫合し，止血を確認する．

腹式帝王切開術

　腹膜内帝王切開術には，子宮壁の切開の方法により以下の三つの術式が挙げられる．
　① 体部縦切開術（古典的帝王切開術）
　② 深部縦切開術
　③ 深部横切開術
　このうち，成熟児の帝王切開としては一般的に深部横切開術が用いられている．その利点としては，体部縦切開に比べて切開創が小さく侵襲が少ないこと，出血が少ないこと，子宮切開創縫合部を腹膜や膀胱で覆うので術後癒着や術後感染が少ないこと，子宮切開創が子宮筋の走行に沿っているため次回妊娠・分娩において子宮破裂を起こしにくいこと，などが挙げられる．
　体部縦切開術（古典的帝王切開術）は，腹腔内の癒着などのため子宮下部に到達することができない場合や，ごく一部の前置胎盤，超低出生

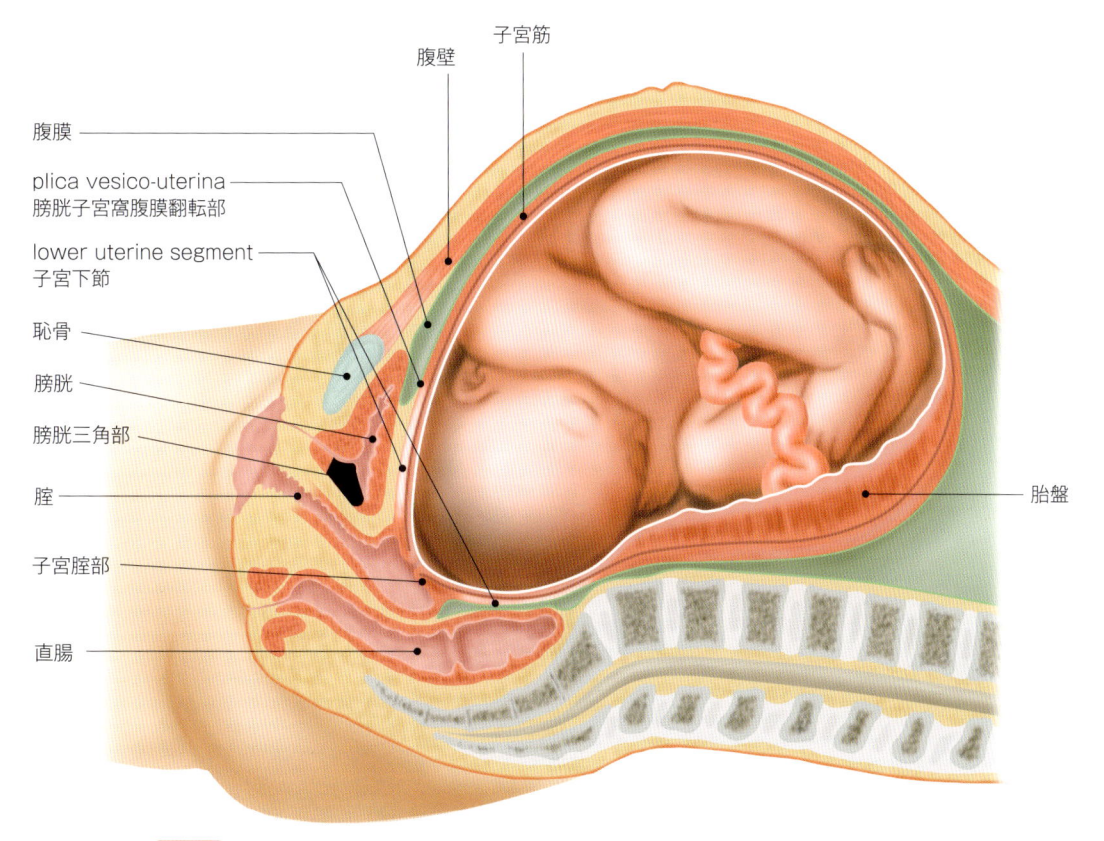

図1　成熟児において腹式帝王切開術を行う前に骨盤の解剖を側面からみた図

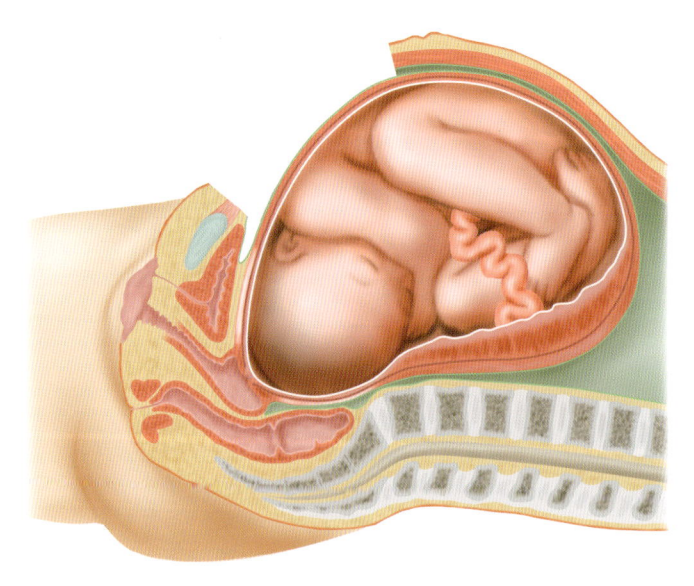

図 2-a 下腹部正中切開を腹壁に加え，子宮壁の腹膜を露出させた図
（以後この側面図においては，子宮を動かさない形で図示しているため実際の手術手技はb図を参考にしていただきたい）．

妊娠子宮腹膜

膀胱

plica vesico-uterina

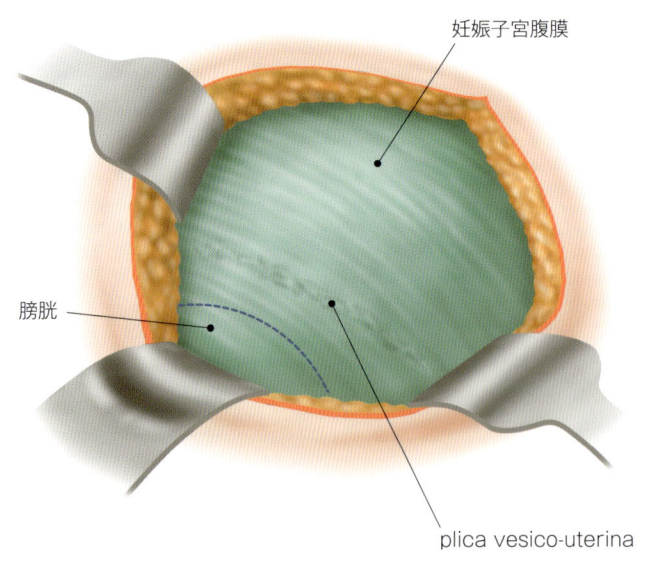

図 2-b 開腹し子宮壁を露出させた図
子宮下部を十分に露出させ膀胱子宮窩腹膜翻転部（plica vesico-uterina）の確認と膀胱頂部の確認が必要である．

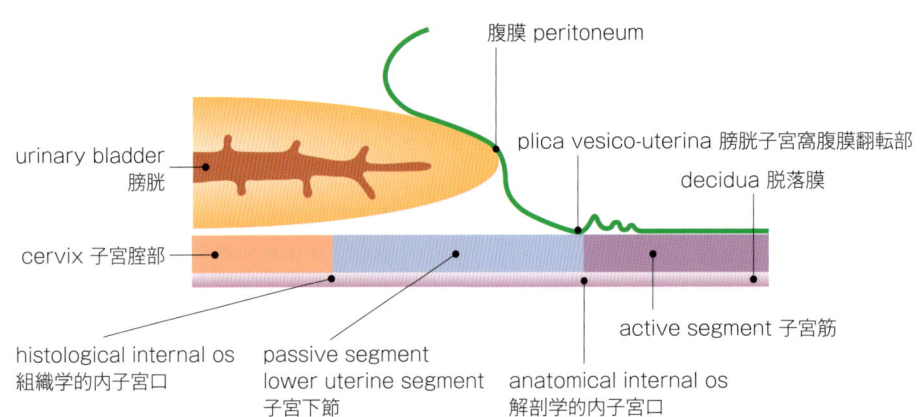

腹膜 peritoneum
plica vesico-uterina 膀胱子宮窩腹膜翻転部
urinary bladder 膀胱
decidua 脱落膜
cervix 子宮腟部
active segment 子宮筋
histological internal os 組織学的内子宮口
passive segment lower uterine segment 子宮下節
anatomical internal os 解剖学的内子宮口

図 2-c 膀胱，腹膜，子宮下節（lower uterine segment）の関係を側面から模式的に示した図
子宮下節は，妊娠末期に伸展する．

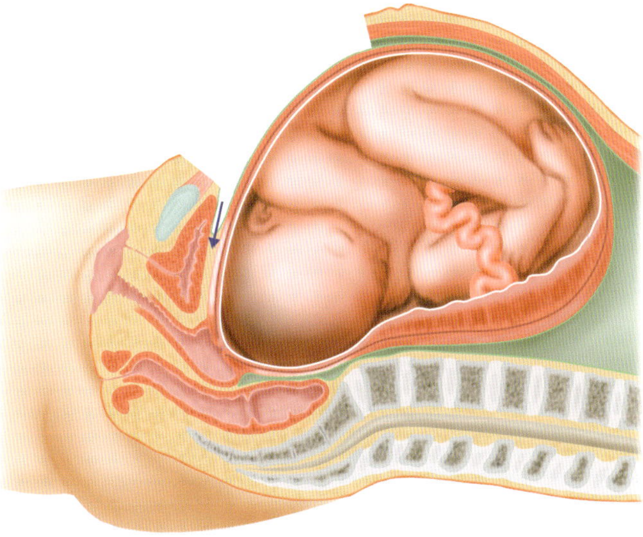

図3 膀胱子宮窩腹膜に切開を加える位置（矢印）を示した図

体重児，子宮頸がんの合併，帝王切開直後の子宮全摘術（cesarean hysterectomy）が必要な場合など，特殊な症例においてのみ適応となるが，今日では臨床的にはほとんど必要とされていない術式となっている．

深部縦切開術は，児娩出時に切開創が子宮体部に及んだり，下方に延長して膀胱損傷や頸管二分を起こす可能性がある，などの欠点があるため，特殊な場合（横位，骨盤位，前置胎盤など）を除いてあまり行われていない．

本稿では，以下に現在広く行われている深部横切開の術式について述べる．

1 開腹

開腹は通常は下腹部正中切開で行う（図2-a, b, c）．その際，腹壁は妊娠子宮のため伸展・菲薄化し，ことに経産婦では腹直筋もほとんど離開していることが多いので，不用意な深い切開では直接腹腔内に達したり，子宮壁を傷つけてしまうことがあるので注意を要する．選択的帝王切開の場合は，美容的な面から下腹部横切開を行ってもよいが，帝王切開を反復する際には，腹壁内の瘢痕が強いため筋膜と腹直筋の剝離が困難となったり，皮膚創が極端に大きくなってしまう場合がある．また，緊急の場合など反復帝王切開を縦切開で行うと腹壁切開は十字または逆T字となり，美容的なメリットがまったく生かされなくなってしまうため，患者の希望，術者の技量などをふまえて決定すべきである．一般的には，正中切開のほうが手技が容易であり，出血も少なく，横切開の場合はやや時間もかかるため，緊急帝王切開の場合は縦切開を選択すべきであろう．

開腹したら，胎脂などの異物が腹腔内に流入しないように腸ガーゼや腸管圧排用スポンジを用いて腹腔内・子宮周囲をパッキングしてもよいが，子宮内感染を疑うなどの特別な場合を除いて特に全例に行う必要はない．

このようにして腹腔内に至ったら，膀胱圧抵鉤などの手持ちの鉤を用いて子宮下部を十分に露出する．児が娩出するまでこの状態で手術を続け，児娩出後に開腹鉤を装着する．

2 膀胱子宮窩腹膜の切開・膀胱の剝離
（図3，図4-a，b，c，図5-a，b，c）

妊娠末期の子宮下節は非妊時に比べ伸展しているので，それに伴い膀胱子宮窩腹膜翻転部（plica vesico-uterina）も頭側に移動している．

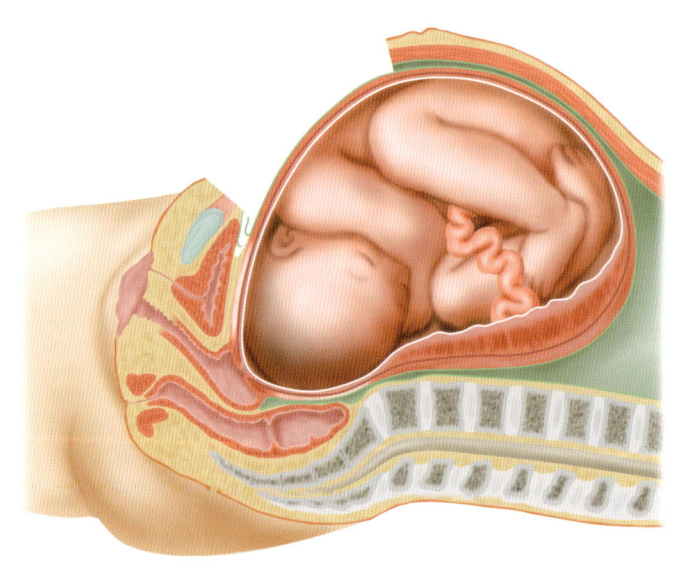

図 4-a 膀胱子宮窩腹膜に切開を加えた図

膀胱　　plica vesico-uterina
　　　　膀胱子宮窩腹膜翻転部

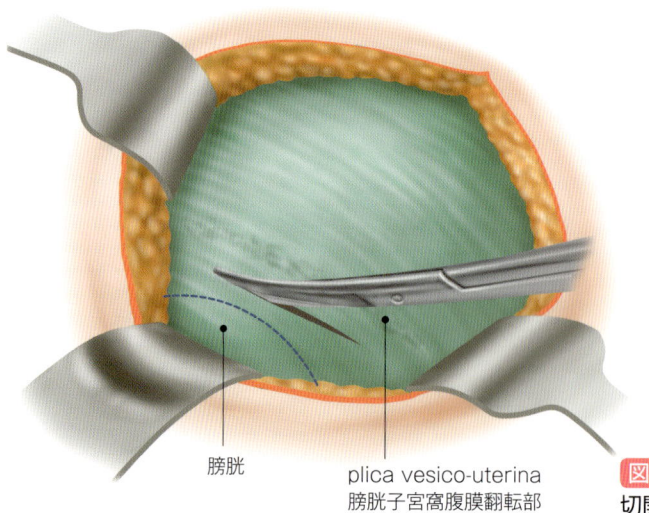

図 4-b クーパー剪刀で膀胱子宮窩腹膜に切開を加えている図

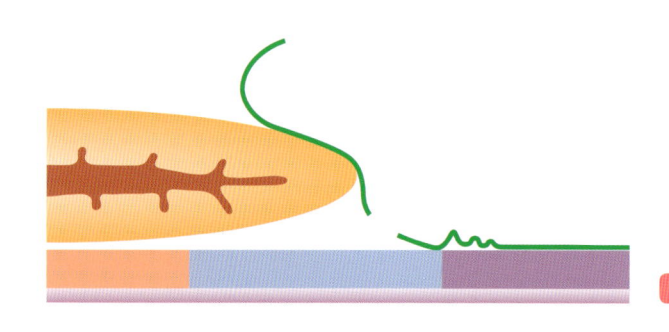

図 4-c 膀胱子宮窩腹膜切開位置の模式図

腹式帝王切開術 ◆ 111

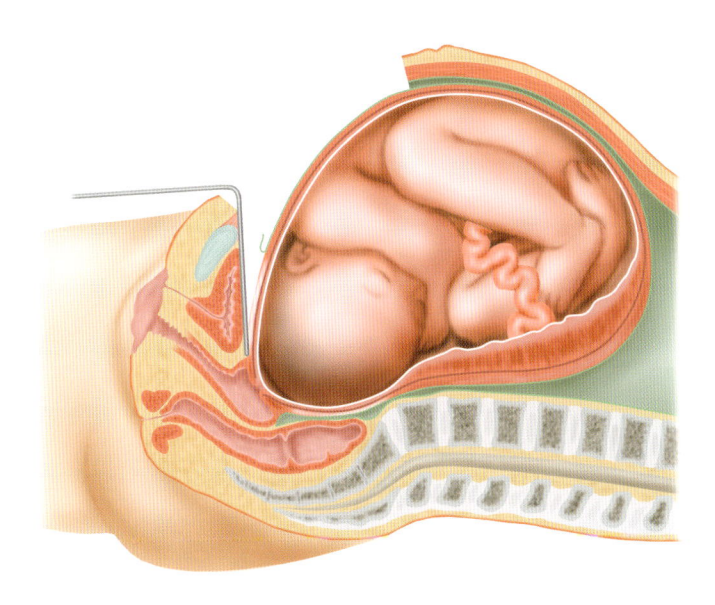

図 5-a　膀胱子宮窩腹膜を切開したのち膀胱を下方に押し下げ子宮下節を露出させた図

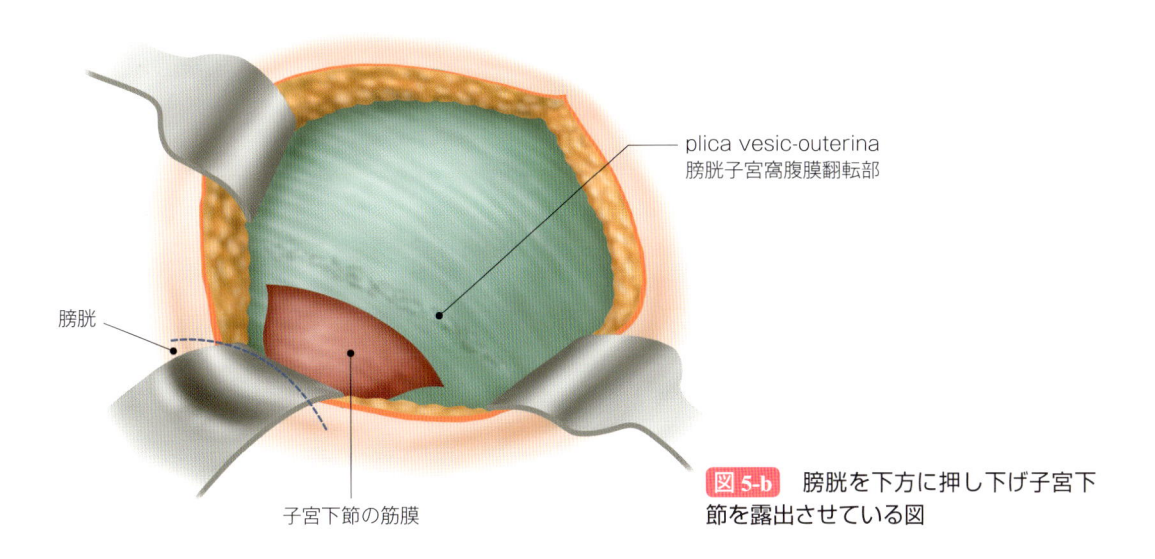

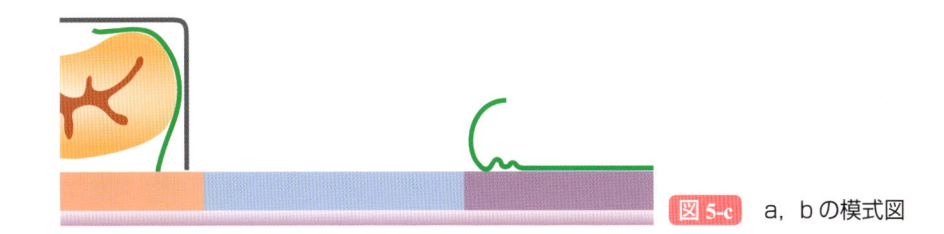

plica vesic-outerina
膀胱子宮窩腹膜翻転部

膀胱

子宮下節の筋膜

図 5-b　膀胱を下方に押し下げ子宮下節を露出させている図

図 5-c　a, b の模式図

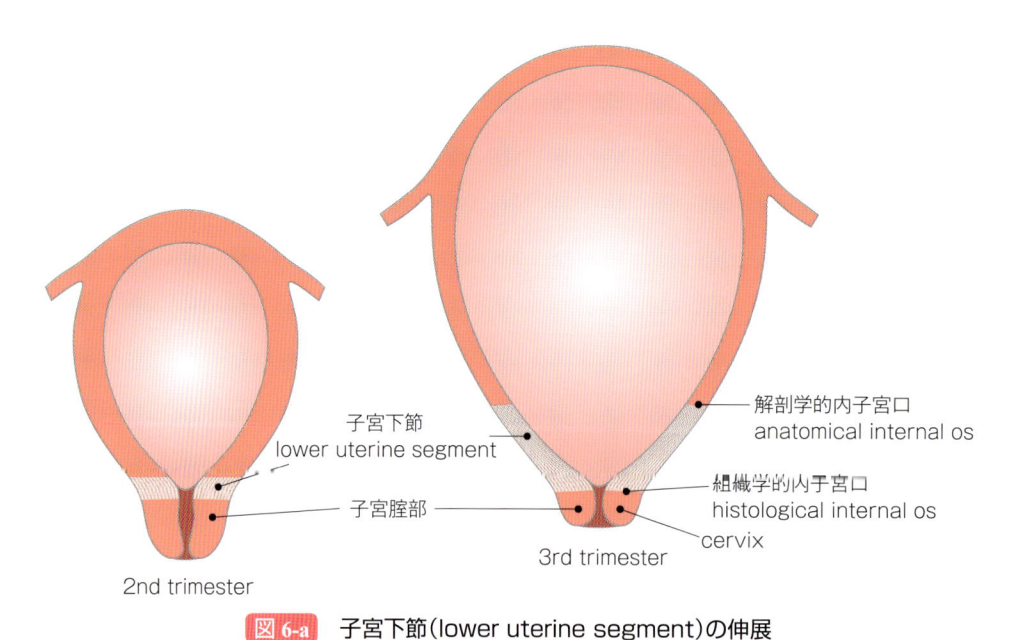

図 6-a 子宮下節(lower uterine segment)の伸展

子宮下節は児の発育とともにその長さが変化する．陣痛が起こっているときはその長さが長くなる．

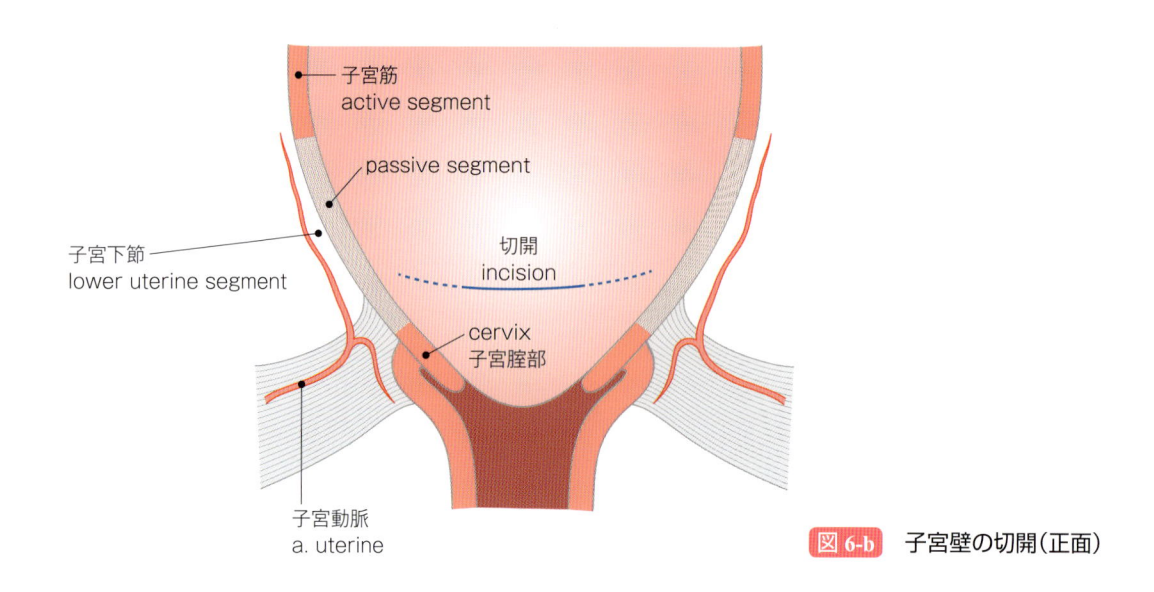

図 6-b 子宮壁の切開(正面)

腹膜翻転部より約1〜2cm下方で膀胱頂部との間に存在し，子宮下部と最も緩く結合している腹膜を長鑷子でつまみ上げ，クーパー剪刀で小切開を加えたのち，その切開口にクーパー剪刀を挿入し，腹膜を子宮下節より剝離しながら，左右側方へ約10cm程度切開を進める（図3，図4-a，b，c）．

次に，膀胱を確認し（鑷子で膀胱自体を腹膜上からつまみ上げると子宮下節との間で粗な結合組織で接している），膀胱と子宮下節との間の結合組織をクーパーで切開しつつ膀胱を下方へ剝離し，切開すべき子宮下節を膀胱圧抵鉤を用いて十分に露出する（図5-a，b，c）．

腹式帝王切開術 ◆ 113

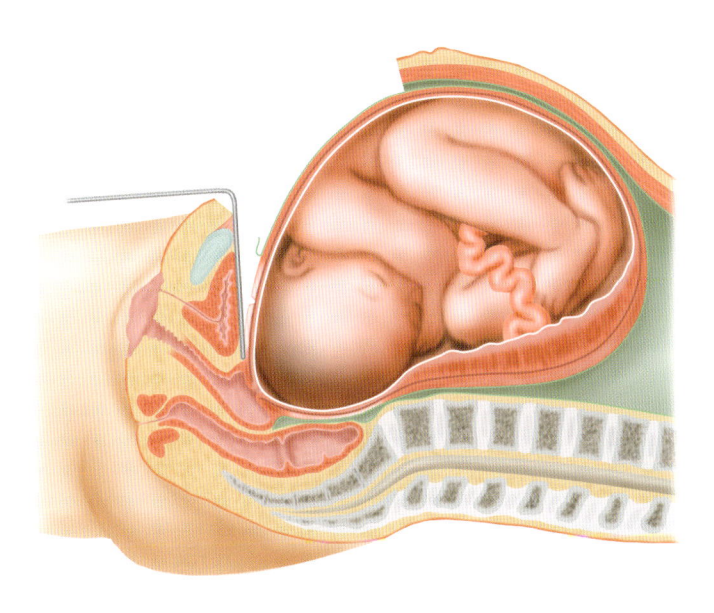

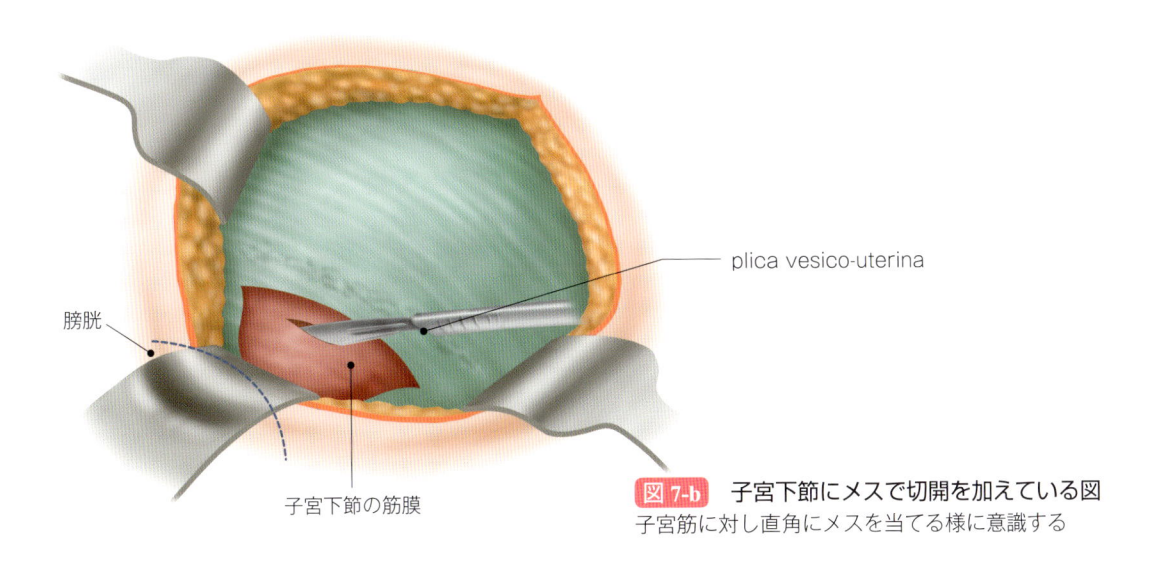

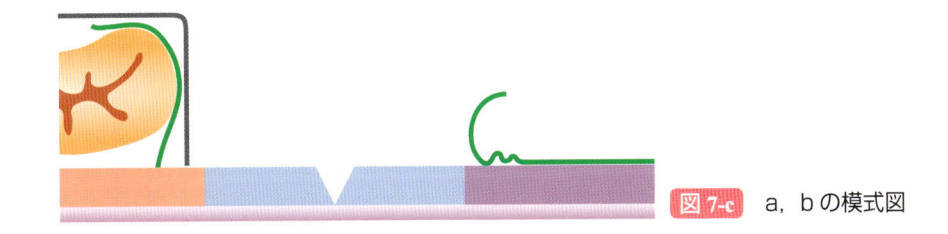

図 7-a 子宮下節に切開を加えた図
膀胱子宮窩腹膜翻転部からみた位置に注意してほしい.

plica vesico-uterina

膀胱

子宮下節の筋膜

図 7-b 子宮下節にメスで切開を加えている図
子宮筋に対し直角にメスを当てる様に意識する

図 7-c a, b の模式図

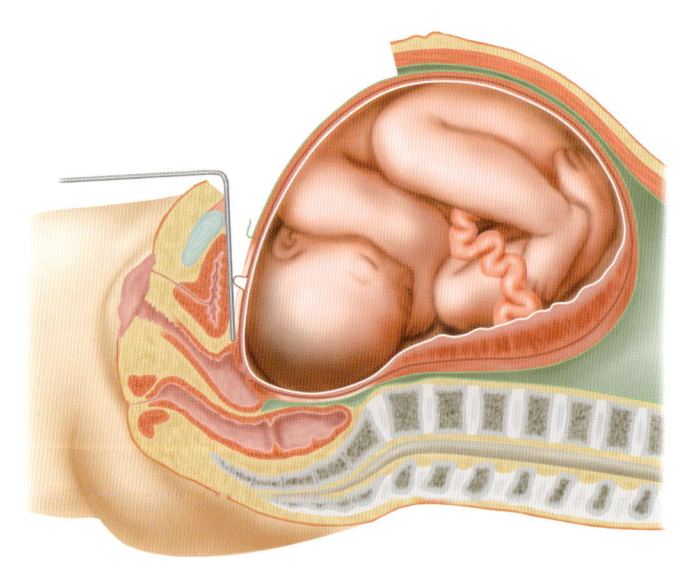

図 8　子宮下節に切開を加えて卵膜が露出される状態を示した図

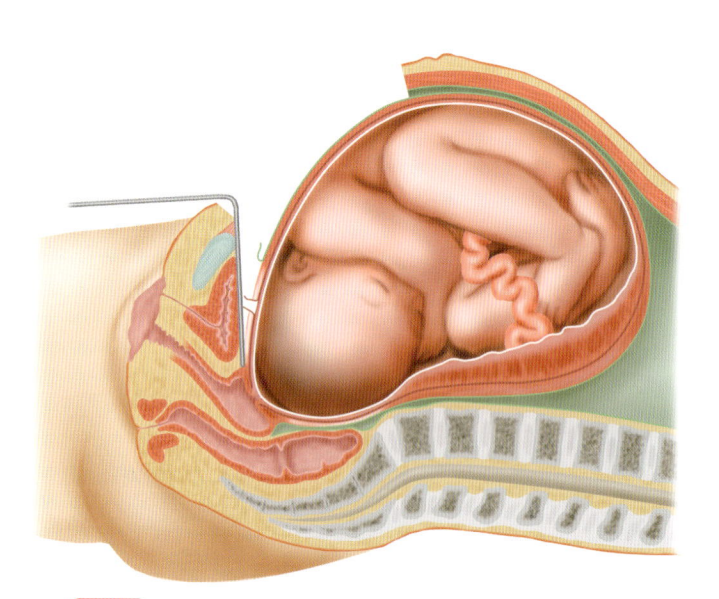

図 9-a　子宮下節に切開を加え卵膜にも切開を加えた図

3　子宮壁の切開

　深部横切開の部位は，必要十分に露出しておいた子宮下節(解剖学的内子宮口と組織学的内子宮口との間)において行う．非妊時には約 1 cm であった子宮下節は，妊娠末期には約 10 cm にまで伸展するが，この長さは妊娠週数や，頸管の開大・展退の程度によって異なる(図 6-a，b)．したがって，横切開を加える高さの指標が必要となる．その指標は膀胱子宮窩腹膜翻転部となる．剝離された子宮下節で膀胱子宮窩腹膜翻転部側に少なくとも 2 cm の腹膜に覆われていない子宮下節を残す高さとなる．陣痛発来前の満期の選択的帝王切開の場合には，膀胱子宮窩腹膜翻転部の約 2〜3 cm 下の部分を目安にして切開を加えると出血は少なく，子宮切開創縁の上下の厚さがほぼ等しくなる(図

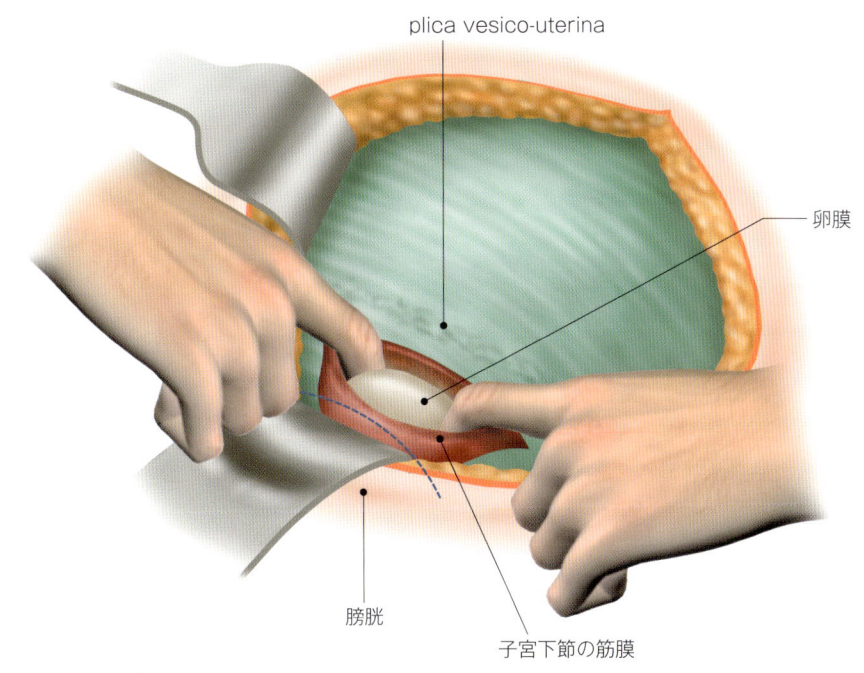

図 9-b 子宮下節の切開創を両示指を用いて左右に鈍的に拡大している図

7-a, b, c）.

　子宮切開に際しては，まず子宮軸が偏位していないかを確認し，円刃刀を用いてこの部位へ約 2〜3 cm の横切開を加える（図 7-b）．児を損傷しないように薄く数回に分けて切開する．この際，子宮筋に対し直角に円刃刀を当てる様に意識しないと，子宮筋が斜めに切れてしまい，なかなか卵膜まで到達しないことがあるので注意する．筋層のほぼ全層を円刃刀で切開し，残りの薄い筋層はペアン鉗子やケリー鉗子などで鈍的にさばいていくと，切開部に卵膜が露出されてくる（図 8）．

　次に，両示指を用いて上下もしくは左右に切開創を鈍的に拡大する（図 9-a, b）．上下に開いたほうが子宮動静脈叢や尿管の損傷が少ないとか，左右に開いたほうが切開創の大きさを指先で実感しやすいなど，それぞれ主張があるが，先に述べたように子宮軸が偏位していないかに十分注意して，筋線維をさばく要領で正しい方向に広げれば，どちらの方法でもかまわない．

　また，クーパー剪刀を用いて子宮切開創を延長してもよいが，その場合は，示指と中指を子宮内膜下に挿入し，胎児を損傷しないようガイドしながら切開を進めると，正しい方向に延長することができる．巨大児などで子宮切開創が拡大されることが予想される場合は，切開創を U 字型に切ると切開創は通常よりも大きくなり，子宮動静脈叢の損傷を防ぐことができる．

4　胎児の娩出（図 10-a, b）

　膨隆した卵膜をコッヘル鉗子や有鉤鑷子で破膜し，流出した羊水を助手に吸引させる．この段階までは，母体・胎盤・胎児循環は保たれているため，胎児仮死などで娩出を急ぐ必要がある場合以外はゆっくりと丁寧に操作を行ったほうがよい．

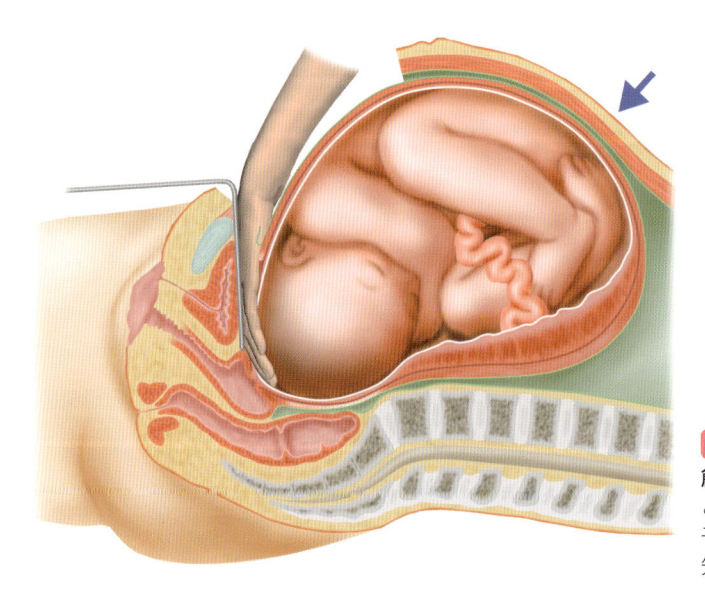

116 ◆ 臨床解剖学に基づいた 新版産婦人科手術シリーズ Ⅰ

図 10-a 子宮下節の広くあけた切開創から児の先進部に手を挿入した図
このとき，先進部を手が包み込んだら子宮底に矢印のように力を加え，児の先進部の娩出に移る．

plica vesico-uterina

子宮下節の筋層

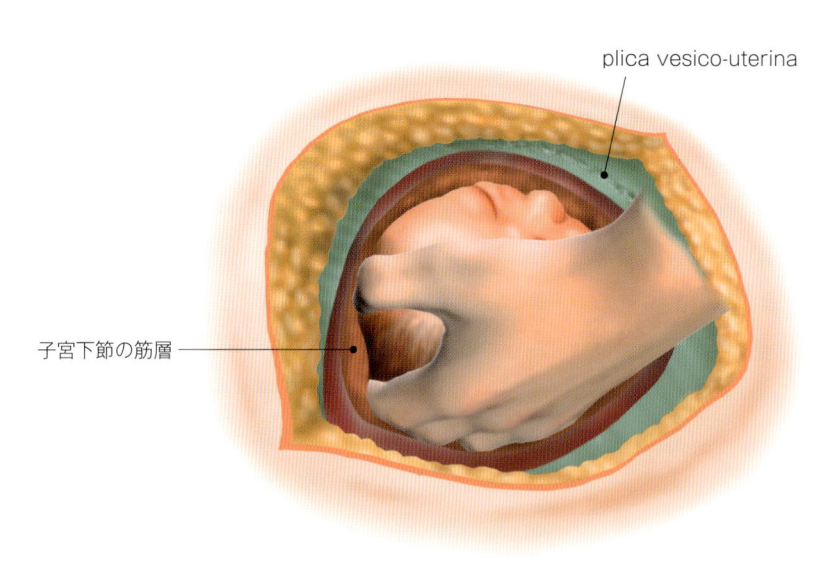

図 10-b 用手的に児頭を娩出させている図

　まず児の損傷を防ぐために金属製の鉤を全て腹壁より外す．ついで，頭位では術者は児頭の娩出を行う．術者が患者の右側に立つ場合は，子宮切開創より術者の右手を児頭をやや挙上するように後在の側頭部まで深く挿入し，助手に子宮底を軽く圧出させながら用手的に児頭を誘導し娩出する．あまり乱暴に行うと子宮切開創が側方に裂け，子宮動静脈叢や尿管の損傷を起こす原因となるので，注意深く愛護的に行うようにする．

　児頭娩出が困難な場合には，手に代わり，帝王切開用の鉗子（内田式，遠藤式など）を用いてもよく，また，吸引カップを装着して娩出することもできる．帝王切開用の鉗子を用いると，腹壁や子宮の切開創が小さくてすみ，児の娩出が容易であるなどの長所があるが，児頭の回旋を確認しないと，児の顔面などに損傷を起こす場合もあるので，十分な習熟が必要である．帝

腹式帝王切開術 ◆ 117

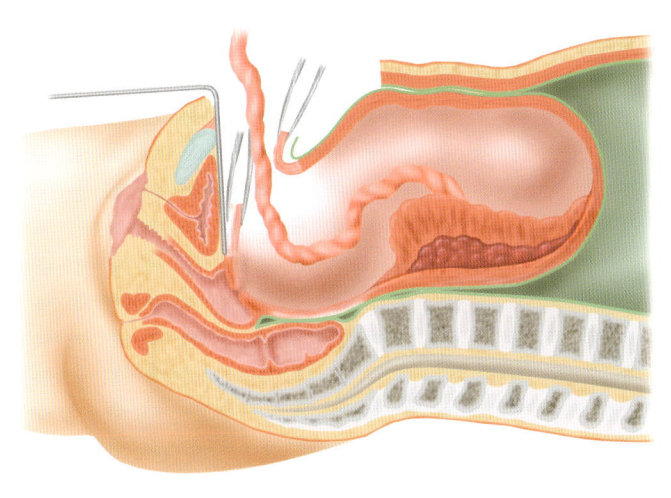

図 11-a 児の娩出後臍帯を切断し，胎盤の娩出を行う段階の図

子宮下節の筋層

膀胱

plica vesico-uterina

子宮下節の筋膜

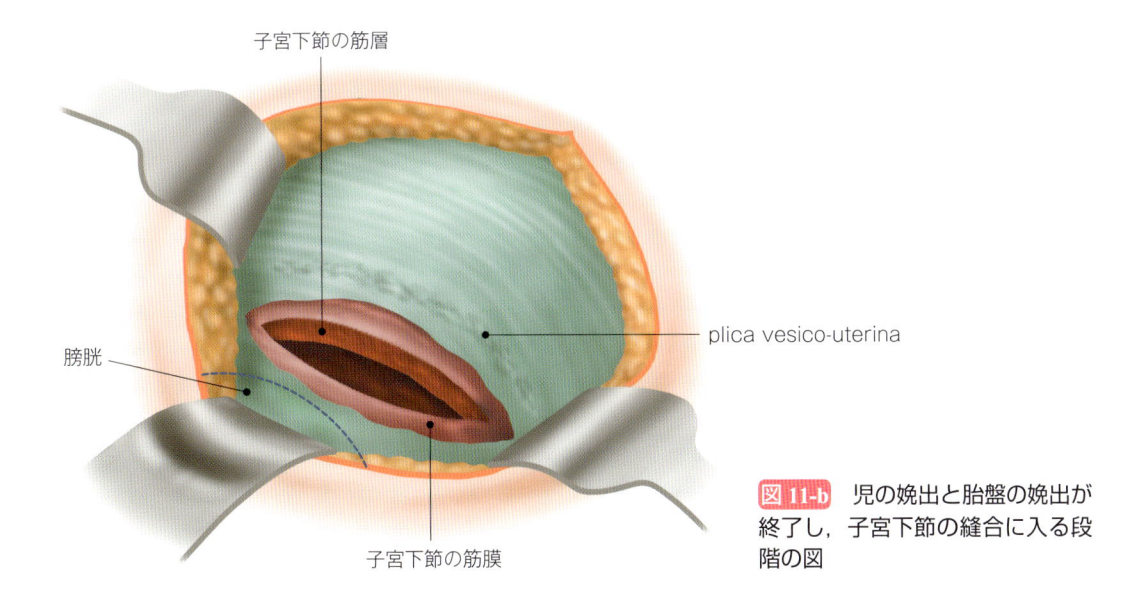

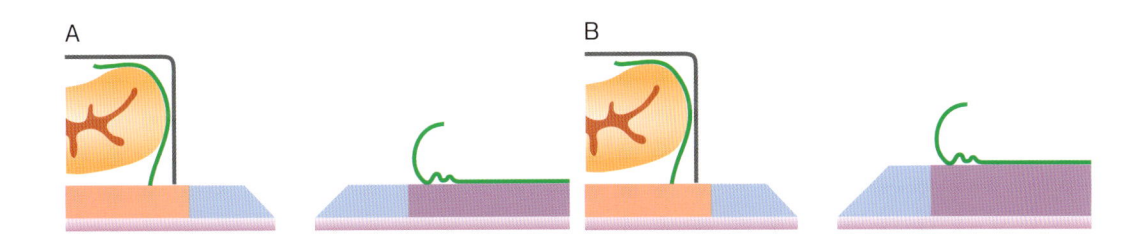

図 11-b 児の娩出と胎盤の娩出が終了し，子宮下節の縫合に入る段階の図

図 11-c 子宮下節に加えた切開面を指で広げ，児を娩出させ胎盤も娩出させた後の切開創
A：子宮の収縮により創面は斜めになる．
B：子宮下節の頭側で切開すると子宮の収縮により頭側の子宮筋が厚くなる．

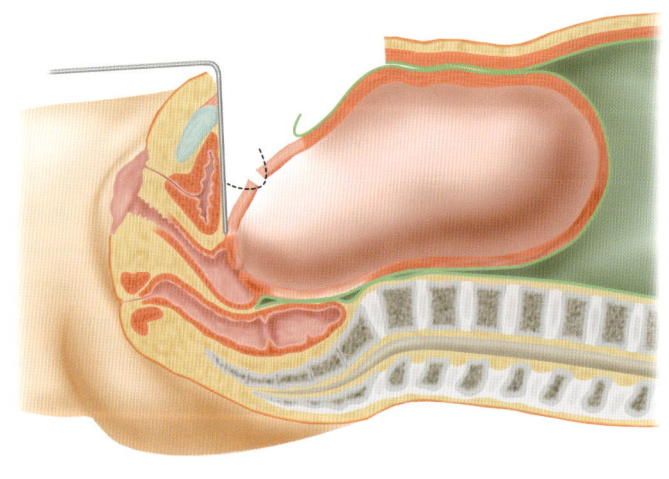

図 12-a　子宮下節の第一層目の縫合

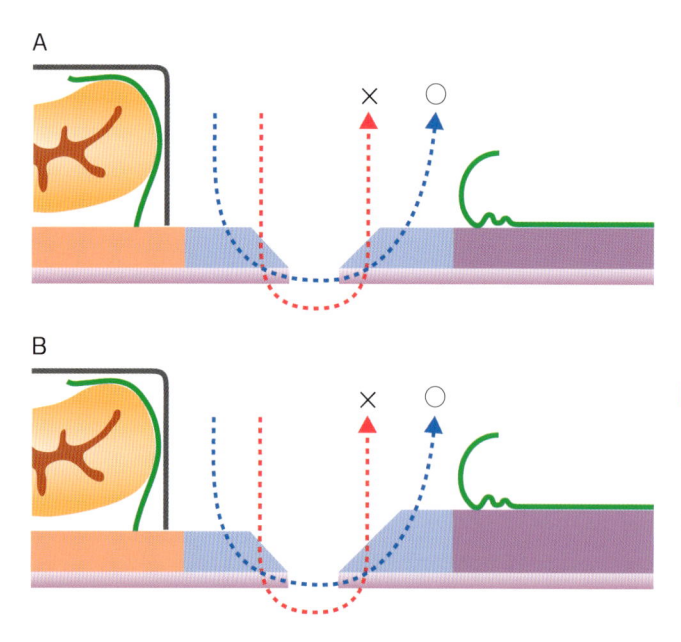

図 12-b　子宮下節の第一層目の縫合
（吸収糸で行う）
A：斜めになった子宮筋の全層をひろい，子宮内膜にかけ過ぎないことを意識する．
B：上下の子宮筋の厚さが異なる時も常に子宮筋の全層をひろうように意識する．

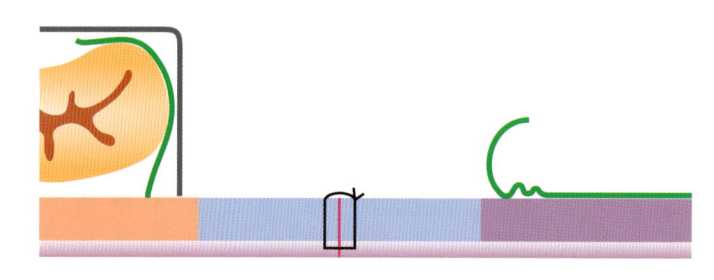

図 12-c　子宮下節の第一層目の縫合を終了したときの図

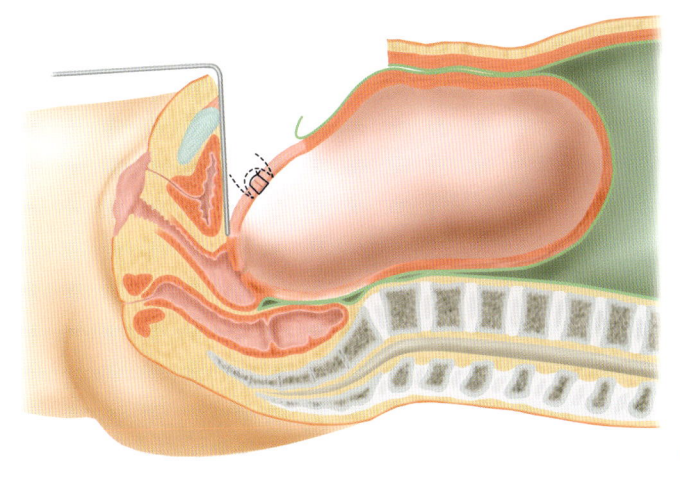

図 13-a 子宮下節の第二層目の縫合

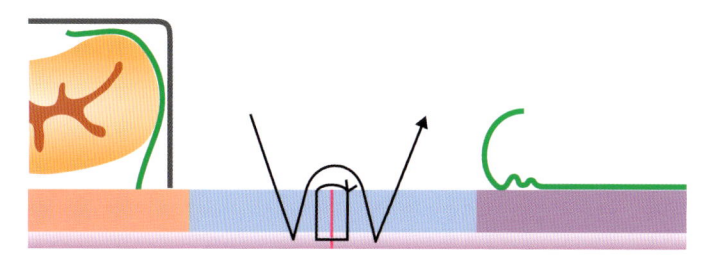

図 13-b 子宮下節の第二層目の縫合の模式図
第一層目の縫合を覆うように縫合していく．

王切開用の鉗子の代用として，ネーゲルや竹岡式の産科鉗子の片葉を用いてもよい．

　吸引カップを使う場合も，帝切鉗子と同様の長所があるが，帝王切開は，より胎児に侵襲の少ない娩出法であるべきなのに，胎児にストレスのかかってしまう可能性があるので，成熟児以外では用いないほうがよい．

　児頭が娩出したら，ガーゼで児の顔をぬぐい，鼻孔の粘液を除去する．続いて術者は両示指を児の腋窩にかけ，軀幹を娩出させる．その際も，切開創が拡大しないように愛護的に娩出させるようにする．

　児が娩出したらコッヘル鉗子で臍帯を2カ所挟鉗し，その中間で切断したのち，外回りの助産師または医師に児をわたす．児が娩出した時点で母体に子宮収縮剤を静注する．

5　胎盤娩出（図 11-a，b，c）

　胎児娩出後，軽く臍帯を牽引しながら卵膜を断裂させないように胎盤を胎児面より娩出させる．子宮腔内，特に頸管部位の卵膜遺残の有無を確認し，必要に応じてガーゼでぬぐって十分に清掃しておく．子宮切開縁をL字，T字，粘膜鉗子などを用いて挟鉗し，一時止血を行う．術前に子宮口が閉鎖していた場合はヘガール頸管拡張器を用いて頸管拡張を行うが，子宮口が一指以上開大している場合はその必要はない．

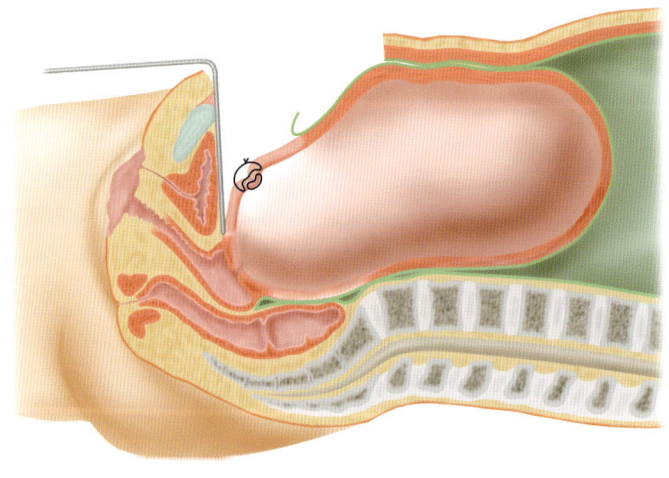

図 14-a　子宮下節の第二層目の縫合が終了した図

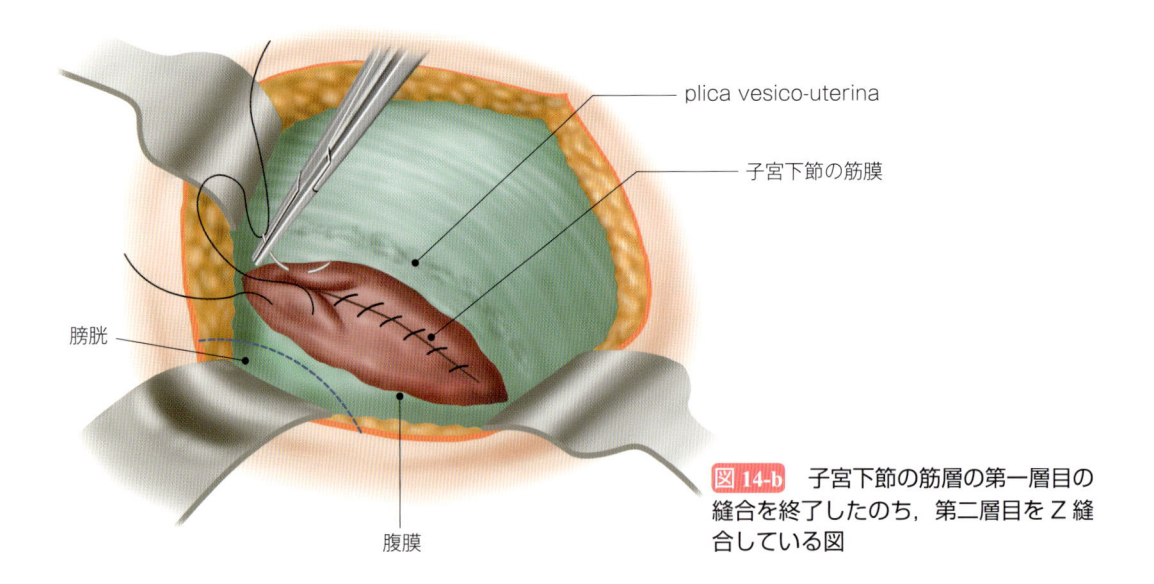

図 14-b　子宮下節の筋層の第一層目の縫合を終了したのち，第二層目をZ縫合している図

plica vesico-uterina
子宮下節の筋膜
膀胱
腹膜

6　子宮切開創の縫合

　子宮切開創は，吸収糸（丸針）を用いて一層または二層に縫合する．一層目は創縁の内膜が正しく接合するように，layer by layer を意識して全層に単結節縫合を，二層目は一層目の縫合部を埋め込むように横Z縫合を行う．切開創の両端は血管が退縮している可能性があるため，切開縁より十分外側で縫合するようにする．子宮切開創の縫合は，上記のほかに横Z-縦Z縫合，連続縫合など種々行われている．どの方法でなければならないということはなく，要は上下の創面を正しく接合させることである（図 12-a, b, c, 図 13-a, b, 図 14-a, b）．

　出血部位に対しては，圧迫しても止血しない場合は 2-0 程度の吸収糸で Z 縫合を行う．原則として絹糸は用いない．縫合が終了したら，縫合部の止血を確認したのち，膀胱腹膜は 2-0 吸収糸を用いて，腹膜面が正しく合うように連続縫合を行う（図 15-a, b, c, 図 16-a, b）．反復帝王切開で膀胱腹膜の瘢痕化が強ければ無理に縫合する必要はない．

腹式帝王切開術　◆　121

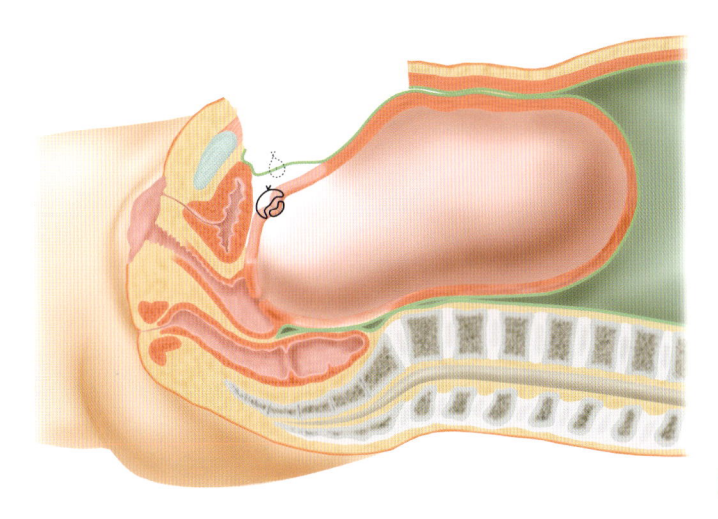

図 15-a　腹膜縫合を行っている図

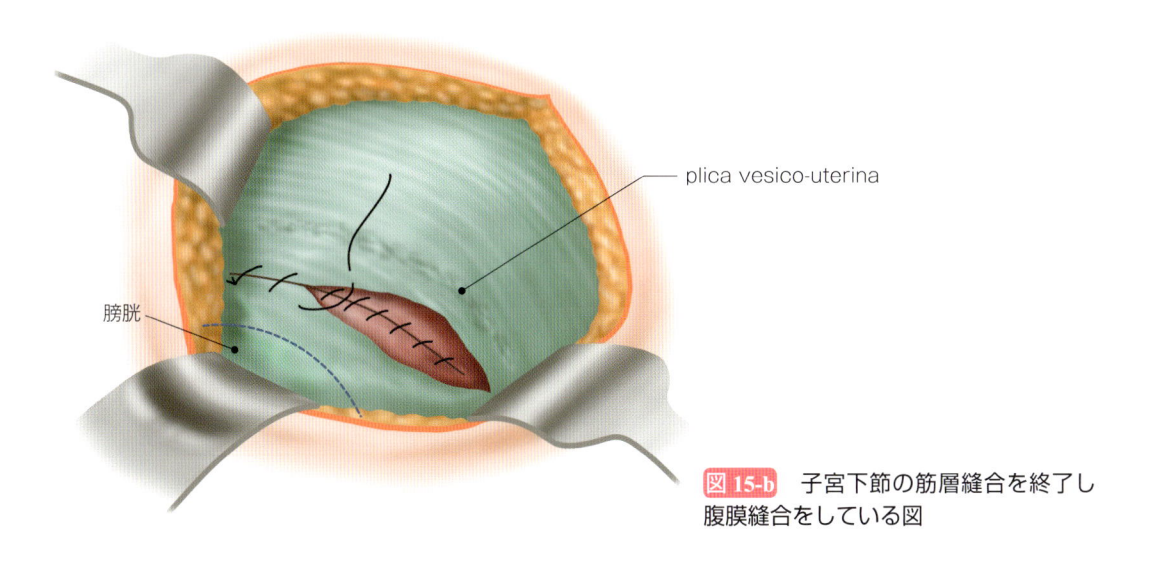

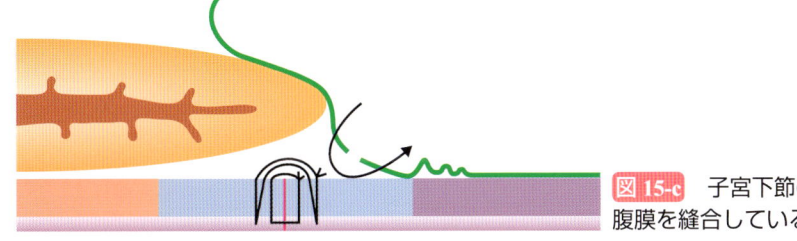

plica vesico-uterina
膀胱

図 15-b　子宮下節の筋層縫合を終了し腹膜縫合をしている図

図 15-c　子宮下節の第二層目の縫合が終了し腹膜を縫合している模式図

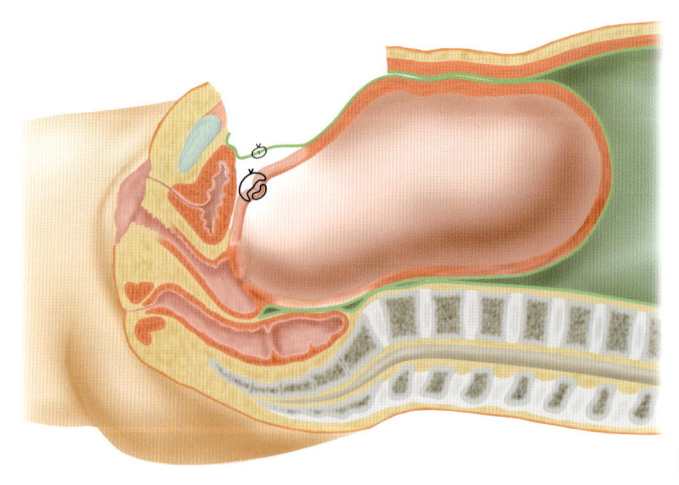

図 16-a　腹膜縫合が終了した図

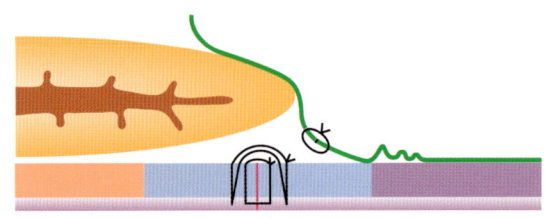

図 16-b　腹膜縫合が終了したときの模式図

　腹膜縫合終了後，開腹鉤をかけている場合はそれをはずし，腸ガーゼなどのパッキングを取り除き，腹腔内に流出した羊水や出血を除去する．必要に応じて温生食で腹腔内を洗浄・吸引する．子宮後面，ダグラス窩，両側付属器の異常の有無，ガーゼカウントを確認したのち閉腹する．閉腹終了後，腟鏡診を行い出血の有無を確認し，手術を終了する．

7　帝王切開時のアクシデント

　子宮切開創が側方に延長して子宮動静脈叢を損傷した場合，思わぬ強出血を起こし，止血が困難であったり，また縫合の際に誤って尿管を結紮してしまう危険がある．大きく裂けて強出血を起こした場合は，子宮傍結合織を十分に展開して解剖学的位置を確認し，止血部位を露出させ，吸収糸を用いて止血する．子宮動脈を損傷した場合は，きちんと子宮動脈を露出して結紮・止血を行う．

　子宮切開創が子宮広間膜内に及んだり，前回帝王切開や常位胎盤早期剝離などで緊急帝王切開になった場合に引き続いて単純子宮全摘術を行う症例では，尿管を損傷するリスクが高いと思われる．したがって，尿管損傷が強く疑われる場合には，閉腹する前に必ず尿管の走行を確認しなければならない．後腹膜を展開して尿管を露出したり，インジゴカルミンを静注して色素の露出の有無を確認するなどして尿管損傷の有無を検索し，実際に損傷が確認された場合には，尿管損傷の程度に応じて直ちに適切な処理を講じる．

頸管縫縮術(cervical cerclage)

　頸管無力症(cervical incompetence)に対して行われる手術療法である頸管縫縮術は，非妊時に行うものとしてLash法，妊娠中に行うものとしてMcDonald法，Shirodkar法がある．Lash法は，腟式に子宮頸管を露出し，子宮頸管前壁の一部を楔状に切除したのちに縫合して頸管を補強する術式であるが，頸管部の瘢痕による術後不妊症の発生率が高く，縫合不全も多いため現在ではほとんど用いられない術式となっている．子宮頸部の巾着縫合(purse string suture)であるMcDonald法は手技も単純であり，ある程度の成功率が得られることからよく用いられる術式であるが，頸管無力症が妊娠中期における産科的内子宮口の無症候性の開大に始まる病態であることを考えると，産科的内子宮口の高さで子宮頸管を縫縮(cervical cerclage)するShirodkar法が最も効果が確実で理にかなった術式であるといえる．これらの点より，ここでは，頸管縫縮術として最も代表的なShirodkar法を中心に述べることにする．

1　Shirodkar法

1)適応と禁忌

　頸管無力症がShirodkar法の第一の適応症となる．その診断法としては，非妊時にはヘガール法，バルーンカテーテル法，子宮卵管造影法，妊娠中には経腟超音波断層法など，各種試みられているものの，実際は非常に客観性に乏しいものであり，厳密な基準にのっとった適応で手術が行われることはむしろ少ない．内診，経腟超音波断層法などによって子宮口が開大し，頸管が軟化・展退を示したため頸管無力症と診断され，その時点で頸管縫縮術を行う場合もあるが，実際には，妊娠中期における流産や早産の既往歴をもとにinformed consentの得られた症例に予防的に施行されることが多い．近年では，円錐切除術後の妊娠例や，不妊治療の進歩にともない増加してきた多胎妊娠において，予防的に頸管縫縮術としてのShirodkar法が行われることも多くなってきているようである．

　頸管縫縮術の禁忌としては，破水，出血，絨毛羊膜炎，常位胎盤早期剝離，前置胎盤，陣痛発来，致死的な胎児奇形などである．

2)麻酔

　腰椎麻酔あるいは硬膜外麻酔で十分麻酔を効かせ，腹部緊満を解き，外陰部の弛緩を図るようにする．麻酔の効果が出現したのちに骨盤高位とした砕石位をとる．患者の殿部が術者側に十分突き出るようにすることが大切である．

3)手術の時期

　予防的に行う場合は，胎児心拍が確認され，胎盤も完成し流産の危険が少なくなった14〜16週に行うのが最も一般的であり，成功率も高い．それ以降は，26週までを限度とし，26週以降は破水や早産のリスクが高くなるため，安静・tocolysisによる保存的治療のほうが予後がよいようである．

図1 子宮腟部前壁の切開

図2 膀胱剥離面に腟鏡の前葉をかけ，示指で左右になぞると膀胱子宮靱帯に触れる

膀胱子宮靱帯

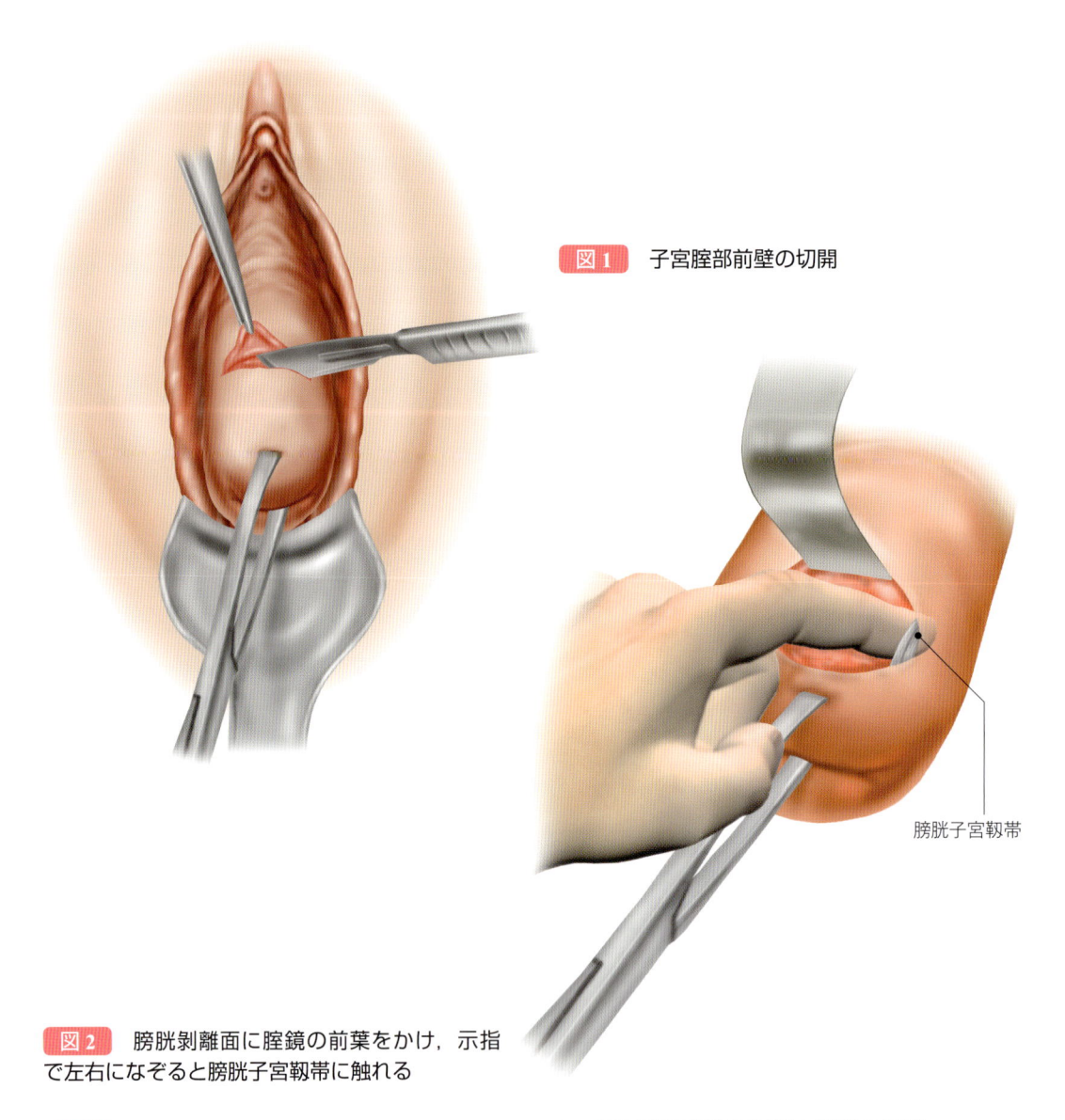

4）手技

a．前処置

　外陰部および腟を消毒したのち，上下の腟鏡をかけて子宮腟部を露出する．子宮腟部の前唇および後唇に塚原鉗子（または双鈎鉗子）を装着し，固定する．

　出血を少なくするため，子宮腟部前・後唇の切開予定線上の腟壁に20万倍ボスミン生食を注入しておいてもよい．生理食塩水のみの注入でも，のちに行う腟壁の切開が深くなりすぎず，組織の剥離が行いやすくなる．

b．子宮腟部前壁の切開と膀胱の剥離

　装着した腟部鉗子を後下方に牽引し，腟前壁を露出する．子宮頸部に接した膀胱下端より1cm程度下方の腟粘膜へ約2cmの横切開を加える．切開の深さは腟粘膜の全層に及ぶようにする（図1）．さらに要すればクーパー剪刀で頸部前壁を縦走する膀胱腟中隔をその走行に対して直角に切断し，膀胱壁を頸部前壁より上方へ剥離する．その部位に腟鏡の上葉を装着し，膀胱を上方へ押し上げると，直下に白色の頸部筋膜が現れる．そこへ示指を挿入し，左右になぞると膀胱子宮靱帯を触れる（図2）．

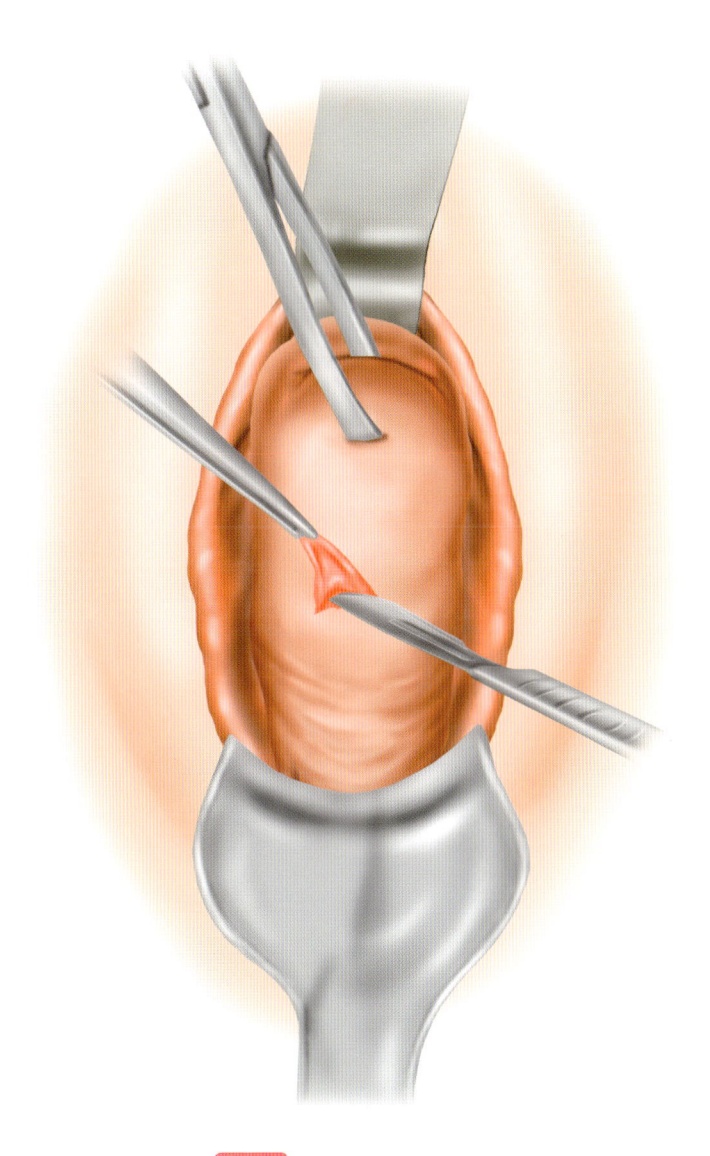

頸管縫縮術(cervical cerclage) 125

図3 子宮腟部後壁の切開

c. 子宮腟部後壁の切開

装着した腟部鉗子を前下方に牽引し，後腟円蓋を露出する．後腟円蓋部で，頸部粘膜と後腟粘膜との境界部に約1cmの横切開(または縦切開)を加える(図3)．切開部へ示指を挿入し，頸部と直腸腟中隔との間を上方へ剝離する．これで，前壁との剝離の高さは同じ，すなわちほぼ内子宮口の高さとなる．

d. 縫縮糸の装着と結紮

縫縮糸はポリエチレンチューブやテフロンテープなど，いろいろな種類のものが用いられるが，ある程度の幅と強度があれば，各自の使い慣れたものでかまわない．縫縮糸の装着は，Cleveland結紮糸誘導器やDeschamps動脈瘤針などで頸管筋膜下を貫通させてチューブやテープを誘導したり，婦人科用鈍針のついたテフロンテープなどを用いる方法がある．これらも，各自慣れ親しんだ方法で行えばよいが，テフロンテープはある程度の幅があり，強度，弾力性，緩みにくいなどの点から縫縮糸の条件をよく満たしている．以下に，婦人科用鈍針つきテフロンテープなどの運針の仕方を示す．

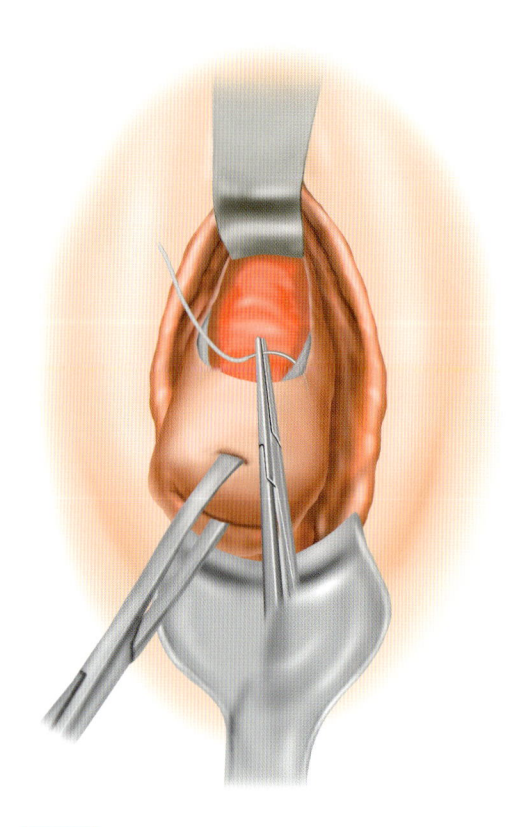

図4　縫縮糸の運針

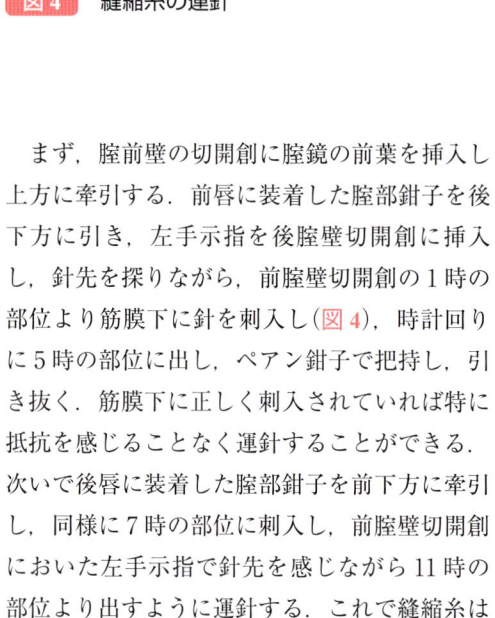

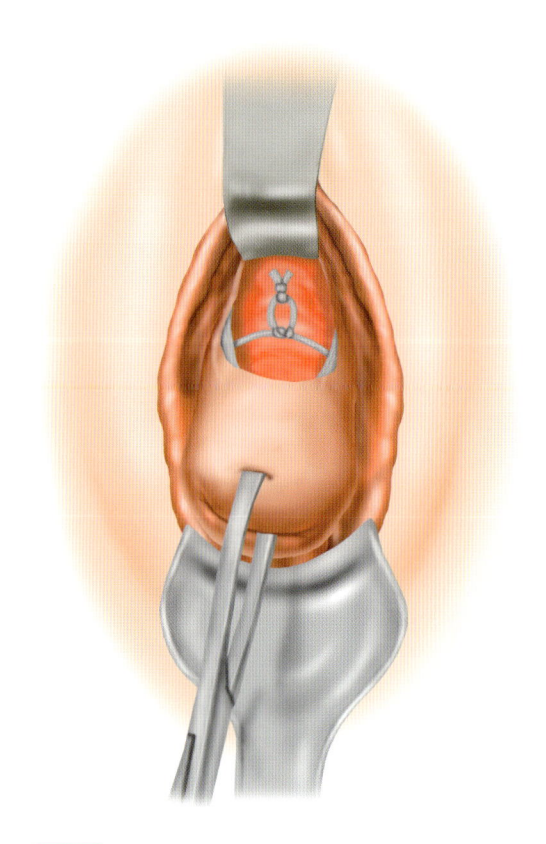

図5　縫縮糸の結紮終了時

　まず，腟前壁の切開創に腟鏡の前葉を挿入し上方に牽引する．前唇に装着した腟部鉗子を後下方に引き，左手示指を後腟壁切開創に挿入し，針先を探りながら，前腟壁切開創の1時の部位より筋膜下に針を刺入し（図4），時計回りに5時の部位に出し，ペアン鉗子で把持し，引き抜く．筋膜下に正しく刺入されていれば特に抵抗を感じることなく運針することができる．次いで後唇に装着した腟部鉗子を前下方に牽引し，同様に7時の部位に刺入し，前腟壁切開創においた左手示指で針先を感じながら11時の部位より出すように運針する．これで縫縮糸は内子宮口の高さで一周したことになる．

　12時方向で縫縮糸の結紮を行う．腟鏡の前葉で膀胱を上方へ圧排しながら，内子宮口が閉鎖するようにゆっくりと，かつ十分強く結紮する．第1結紮は外科結紮で行い，第1結紮後，頸管内に示指を挿入し，内子宮口が完全に縫縮されていることを確認したのち，第1結紮が緩まないように第2，第3結紮を行う．強く締めても，子宮腟部が循環不全に陥ったり浮腫状になったりすることはないので，かなりきつく締めてもかまわない．この結び目より2〜3cm離れた位置で第2の結び目を作っておいてから縫縮糸を切断する（図5）．妊娠末期の抜糸の際に，この第2の結び目をコッヘル鉗子で牽引すると抜糸しやすくなる．

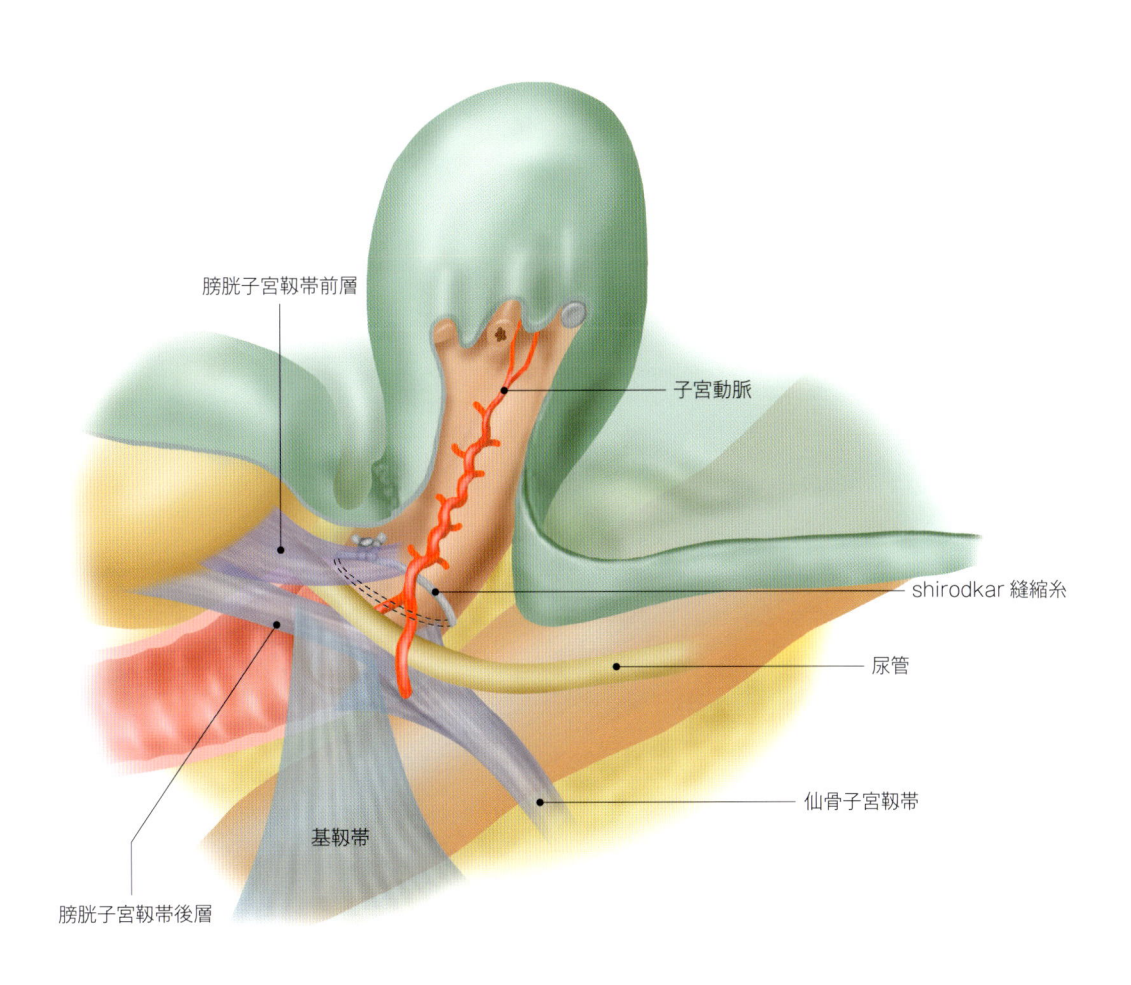

図6　膀胱・尿管・子宮動脈・各靭帯とShirodkar縫縮糸との関係

e. 腟壁切開創の縫合

吸収糸を用いて前腟壁の切開創を単結節縫合する．後腟壁の切開創の縫合は，出血が少なければ省略してもよい．少量の出血があれば必要に応じてガーゼタンポンを挿入する．

正しく行った場合の，Shirodkar縫縮糸と膀胱・尿管・子宮動脈・各靭帯との関係を図6に示した．

内子宮口の位置

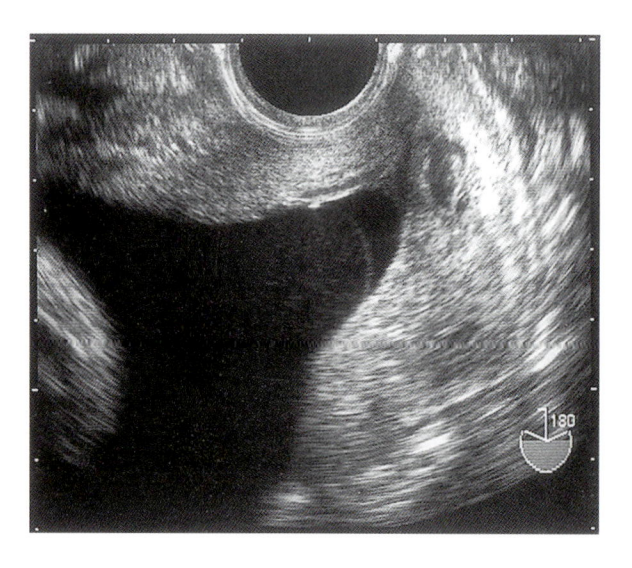

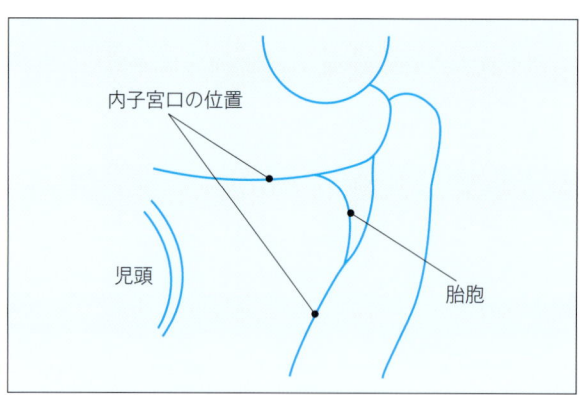

児頭　　胎胞

図7 頸管無力症（妊娠23週）
楔状に頸管が開大し，胎胞も突出してきている．

　妊娠23週の頸管無力症の症例を提示する．入院時の経腟超音波像では，外子宮口では閉鎖しているものの，内子宮口は楔状に肥大し（funneling），胎胞も突出してきている（図7）．Shirodkar法術後では，外子宮口より約2cmの頸管筋膜下Shirodkar縫縮糸により頸管が縫縮され，内子宮口は完全に閉じていることがわかる（図8）．

5）抜糸

　経腟分娩の際は，妊娠36～38週を目安に抜糸する．縫縮糸の結紮の際に作っておいた第2の結び目を十分確認後，剪刀で切断しテープを引き抜く．帝王切開の場合は，手術終了後に抜糸する．前期破水の場合は，原則として妊娠週数に関係なく，破水がわかった時点で抜糸する．

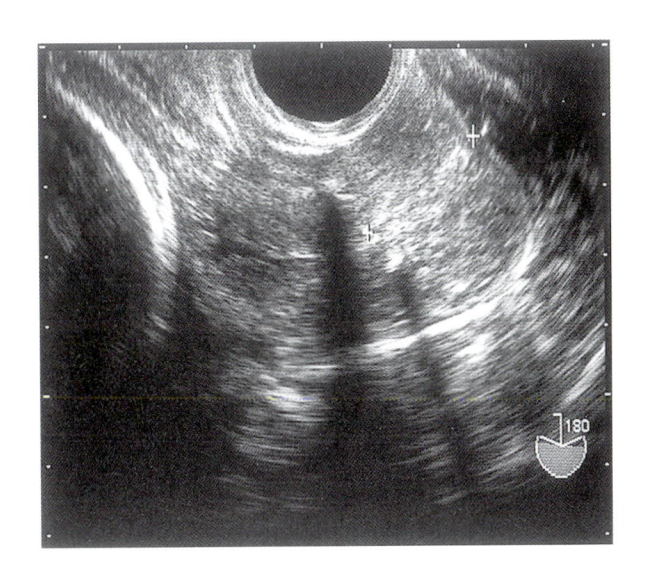

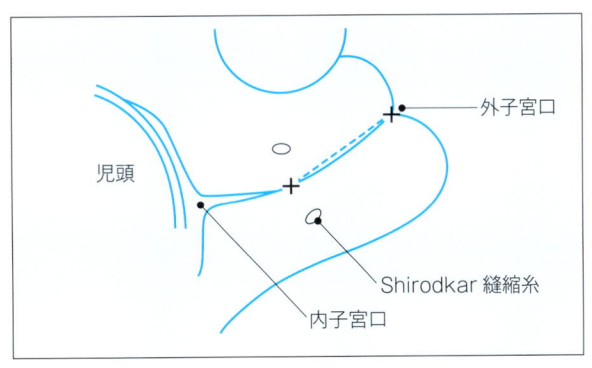

頸管縫縮術(cervical cerclage) ◆ 129

図8 Shirodkar法術後
外子宮口より約2cmの頸管筋膜下で頸管が縫縮されている．

2 McDonald法

　先に述べたように，子宮頸部の巾着縫合であるMcDonald法は手技も簡便でShirodkar法に劣らぬ成功率を示し，欧米ではよく用いられているようである．しかし，膀胱を剥離せず外子宮口に近い部位で縫合するため，頸管の組織が切れて効果が不十分になりがちであり，理論的にも頸管無力症の場合はShirodkar法を第一選択とすべきであると思われる．しかし，週数が進んできて頸管が展退してShirodkar法ができない場合には，緊急避難的に行われることがあり，覚えておかなければならない手技である．

1)適応・麻酔
　Shirodkar法と同様に扱う．

2)手術の時期
　予防的に行う場合はShirodkar法を施行すべきであるが，展退が進行してきた場合や，外子宮口が開大し胎胞が膨隆してきた場合などは，26週以降，32週頃までは手術可能であろう．

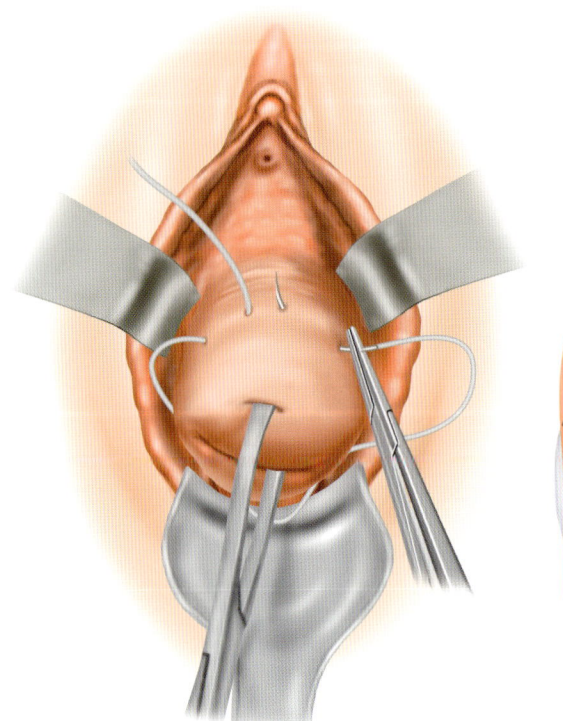

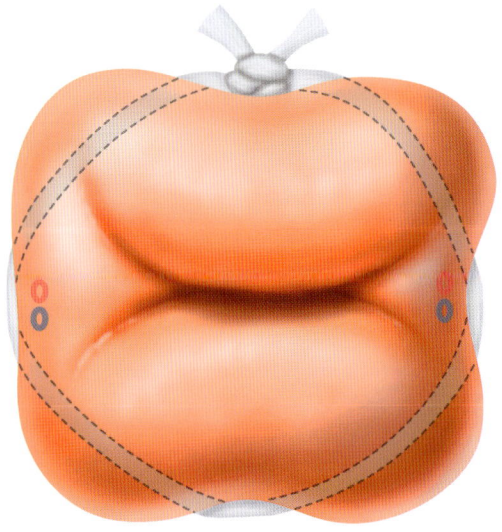

図9 McDonald 法の運針

図10 McDonald 法終了時
3時，9時方向の血管を避けて運針する．

3）手技

　子宮腟部の前唇および後唇に塚原鉗子（または双鉤鉗子）を装着し，後下方に牽引する．針は鋭針とし，縫合糸はShirodkar法と同様のものを用いてよいが，展退が著しい場合は2号程度の太さの絹糸を用いる．子宮腟部前壁の粘膜と可動性のある腟粘膜の境界で，膀胱を損傷しない程度の高さで，なるべく内子宮口に近い部位より，ある程度頸部筋層に到達するように針糸をかける．12時方向より刺入し，9時方向へいったん出し，卵膜を損傷しないよう注意しながら反時計回りに4針程度運針して縫縮糸を一周させ（図9），前壁で結紮・縫合する（図10）．

4）抜糸

　Shirodkar法と同様に扱う．

索 引

和文

お

横筋筋膜　4, 10, 19, 20
　　──の切開　20

か

開腹鉤　22, 23
開腹法　15, 23
下部正中切開　15

き・く

既往手術の開腹　23
基靱帯　32, 37, 45, 76
吸引カップ　116
筋膜の切開　18, 21, 28
筋膜の縫合　89
クモの巣状結合組織　51, 54

け

頸管縫縮術　123
頸管無力症　123, 128, 129
血管　4, 10, 15, 28, 39, 41, 42, 43, 54, 55,
　　66, 69, 91, 120

こ

広間膜腔　32, 36, 37, 38, 40, 41, 42, 43,
　　　　44, 45, 54, 58, 60, 61, 69
　　──結合組織　69
　　──結合組織切断　69
　　──結合組織剝離　69
広間膜後葉　32, 35, 36, 41, 44, 45, 54, 58,
　　　　　59, 76, 82, 89
　　──の切開　83
広間膜前葉　32, 34, 35, 37, 40, 44, 52, 53,
　　　　　61, 62
　　──の切開　52, 61
後腸　33
胡弓法　16
骨盤　23, 33, 34, 35, 38, 42, 61, 109, 123
骨盤内臓器　34, 36
古典的帝王切開術　107

固有卵巣索の結紮　54
　　──の切断　54

さ・し

臍部　13, 14
子宮円索　32, 34, 36, 37, 39, 40, 49, 51,
　　　　52, 54, 56, 61
　　──の結紮　49
　　──の切断　49
子宮近傍組織　40, 42
子宮頸部支持組織　32, 46, 76, 78, 80, 84,
　　　　　　　87, 89
　　──の結紮　46, 76, 87, 89
　　──の処理　91
　　──の切断　76, 83
子宮支配血管群　80
子宮切開創の拡大　115
　　──の縫合　120
子宮動静脈円索枝上行枝　39
　　──の挟鉗　94
　　──の結紮　94
子宮動静脈子宮円索枝　39
子宮動静脈の切断　70, 76
　　──の縫合　94
　　──卵管枝　39
　　──卵巣枝　39
子宮動脈　37, 38, 39, 42, 43, 44, 45, 69,
　　　　70, 71, 76, 83, 91, 122
子宮の牽引　48, 59
子宮壁の切開　107, 114
止血　18, 119, 122
靱帯群　43
深部横切開術　107
深部縦切開術　107

せ

仙骨子宮靱帯　32, 35, 36, 37, 38, 41, 44,
　　　　　　58, 59, 60, 76, 83, 84, 86,
　　　　　　87, 89, 91, 94
　　──の挟鉗　103
　　──の切開　58
浅層　1, 4, 10
浅層腱膜　1, 4, 6

そ

創部管理　27
層別縫合法　23

た

胎児の娩出　115
胎盤晩出　119
体部縦切開術　107
単純子宮全摘術　31, 33, 38, 39, 40, 42, 43, 45, 46, 47, 87, 89, 122

ち・て

腟管の切開　84, 85
　　――の縫合　87
　　――の離断　84
腟断端の止血操作　87
　　――の処理　87
　　――の縫合　87
腟壁切開創　127
中層　1, 6
腸管の圧排　22, 23
腸骨稜　62, 89
帝王切開時のアクシデント　122

に

尿管トンネル　44, 76
　　――の位置関係　58
　　――の移動性　46
　　――の確認法　55
　　――の走行　45, 54, 55, 89, 122

は

白線　7, 13, 19, 28, 47
抜鉤　27
抜糸　27, 130

ひ

皮下組織　1, 4, 10, 13, 15, 16, 18, 24, 27
　　――の切開　15, 16, 27
　　――の縫合　24
泌尿生殖洞　33
皮膚の切開　17
皮膚閉創　25

ふ

腹式開腹術　15
腹式帝王切開術　107
腹直筋鞘後葉　23
腹直筋の離解　19
腹壁　1, 4, 6, 7, 9, 10, 11, 12, 13, 16, 23, 47, 89, 109
　　――の解剖　1
　　――の筋　6
　　――の筋群　8
　　――の筋膜　6
　　――の血管　10
　　――の静脈　10
　　――の神経　12
　　――の層構造　1
　　――の動脈　10
　　――のリンパ管　12
腹膜　4, 9, 10, 14, 19, 20, 22, 23, 33, 34, 36, 38, 42, 47, 52, 61, 89, 107, 110
　　――の切開　20
　　――の縫合　24
　　――閉腹　89
　　――閉腹縫合　89

ほ

膀胱三角部　42, 63, 85, 87
膀胱子宮窩腹膜の切開　109
膀胱子宮靱帯　43, 44, 45, 63, 66, 124
　　――後層　43
　　――前層　43, 44, 66
膀胱子宮ヒダ　38, 42, 61, 62
膀胱臓側腹膜　34, 38
膀胱の剥離　66, 87, 109, 124

よ

横Z縫合　120

ら

卵管の結紮　54
　　――の切断　54
卵巣提索　32, 34, 38, 39, 40, 44, 54, 56, 60, 89
　　――の結紮　59, 60
　　――の切断　59, 60
卵巣動静脈　32, 34, 36, 39, 40, 54
　　――の結紮　54
　　――の切断　54

欧文

celitomy　15
cervical incompetence　123
cristailiaca　62
laparotomy　15
Lash 法　123
layer by layer closure　23
linea alba　7

pfannenstiel incision　27
pfannenstiel 横切開　15, 27
plica vesico-uterina　38
Shirodkar 法　123
　　——の適応と禁忌　123
snapping sensation　55
McDonald 法　129

- JCOPY 〈出版者著作権管理機構 委託出版物〉
本書の無断複写は著作権法上での例外を除き禁じられています．複写される場合は，そのつど事前に，出版者著作権管理機構（電話 03-5244-5088，FAX03-5244-5089，e-mail：info@jcopy.or.jp）の許諾を得てください．

- 本書を無断で複製（複写・スキャン・デジタルデータ化を含みます）する行為は，著作権法上での限られた例外（「私的使用のための複製」など）を除き禁じられています．大学・病院・企業などにおいて内部的に業務上使用する目的で上記行為を行うことも，私的使用には該当せず違法です．また，私的使用のためであっても，代行業者等の第三者に依頼して上記行為を行うことは違法です．

カラーアトラス　臨床解剖学に基づいた　新版産婦人科手術シリーズⅠ

ISBN978-4-7878-1918-5

2012 年 3 月 31 日　初版第 1 刷発行
2016 年 10 月 5 日　初版第 2 刷発行
2024 年 11 月 16 日　初版第 3 刷発行

総監修／責任著者	藤井信吾
共　著　者	落合和徳，関山健太郎
発　行　者	藤実彰一
発　行　所	株式会社　診断と治療社

〒100-0014　東京都千代田区永田町 2-14-2　山王グランドビル 4 階
TEL：03-3580-2750（編集）　03-3580-2770（営業）
FAX：03-3580-2776
E-mail：hen@shindan.co.jp（編集）
　　　　eigyobu@shindan.co.jp（営業）
URL：https://www.shindan.co.jp/

表紙デザイン	株式会社ジェイアイ
イラスト	野口賢司
印刷・製本	広研印刷株式会社

©Shingo FUJII, Kazunori OCHIAI, Kentarō SEKIYAMA, 2012. Printed in Japan.　　　[検印省略]
乱丁・落丁の場合はお取り替えいたします．